Chronik der Kinderradiologie

Gabriele Benz-Bohm
Ernst Richter

Chronik der Kinderradiologie

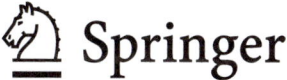

Prof. Dr. med. Gabriele Benz-Bohm
Birresbornerstr. 40
50935 Köln
Ehem. Leiterin des Funktionsbereiches Kinderradiologie
Institut und Poliklinik für Radiologische Diagnostik
Universitätsklinikum Köln

Prof. Dr. med. Ernst Richter
Borsteler Bogen 5
22453 Hamburg
Ehem. Leiter der Abteilung für Kinderradiologie
Klinik und Poliklinik für Diagnostische und Interventionelle Radiologie
Universitätsklinikum Hamburg-Eppendorf

ISBN 978-3-642-25580-9   ISBN 978-3-642-25581-6 (eBook)
DOI 10.1007/978-3-642-25581-6

Die Deutsche Nationalbibliothek verzeichnet diese Publikation in der Deutschen Nationalbibliografie; detaillierte bibliografische Daten sind im Internet über http://dnb.d-nb.de abrufbar.

SpringerMedizin
© Springer-Verlag Berlin Heidelberg 2012

Dieses Werk ist urheberrechtlich geschützt. Die dadurch begründeten Rechte, insbesondere die der Übersetzung, des Nachdrucks, des Vortrags, der Entnahme von Abbildungen und Tabellen, der Funksendung, der Mikroverfilmung oder der Vervielfältigung auf anderen Wegen und der Speicherung in Datenverarbeitungsanlagen, bleiben, auch bei nur auszugsweiser Verwertung, vorbehalten. Eine Vervielfältigung dieses Werkes oder von Teilen dieses Werkes ist auch im Einzelfall nur in den Grenzen der gesetzlichen Bestimmungen des Urheberrechtsgesetzes der Bundesrepublik Deutschland vom 9. September 1965 in der jeweils geltenden Fassung zulässig. Sie ist grundsätzlich vergütungspflichtig. Zuwiderhandlungen unterliegen den Strafbestimmungen des Urheberrechtsgesetzes.

Produkthaftung: Für Angaben über Dosierungsanweisungen und Applikationsformen kann vom Verlag keine Gewähr übernommen werden. Derartige Angaben müssen vom jeweiligen Anwender im Einzelfall anhand anderer Literaturstellen auf ihre Richtigkeit überprüft werden.

Die Wiedergabe von Gebrauchsnamen, Warenbezeichnungen usw. in diesem Werk berechtigt auch ohne besondere Kennzeichnung nicht zu der Annahme, dass solche Namen im Sinne der Warenzeichen- und Markenschutzgesetzgebung als frei zu betrachten wären und daher von jedermann benutzt werden dürfen.

Planung: Diana Kraplow, Heidelberg
Projektmanagement: Dr. Astrid Horlacher, Heidelberg
Lektorat: Thalia Andronis, Köln
Umschlaggestaltung: deblik Berlin
Fotonachweis Umschlag: Albert Anker: Mädchen mit Hampelmann um 1875 (Ausschnitt). 1988 Titelbild des 25. ESPR-Meeting, Montreux

Satz: Fotosatz-Service Köhler GmbH – Reinhold Schöberl, Würzburg

Gedruckt auf säurefreiem und chlorfrei gebleichtem Papier

Springer Medizin ist Teil der Fachverlagsgruppe Springer Science+Business Media
springer.com

»Kinderradiologie in ihrer besten Art heißt an lächerlich kleinen morphologischen Informationsspitzen den gewaltigen untergetauchten Teil des Eisberges aufzuzeigen«

(Prof. Andres Giedion: Zitat aus der Antrittsvorlesung am 13. Juli 1968 in Zürich)

Diese Chronik ist all denen gewidmet,
auf deren Arbeit wir aufbauen konnten.

Vorwort

Sinn und Zweck dieser Chronik ist es, durch Fakten und Daten
- die Entstehung der Kinderradiologie aufzuzeigen und damit die besondere Leistung der Pädiater und Kinderradiologen erster Stunde
- die Entwicklung und den derzeitigen Stand der kinderradiologischen Institutionen in Deutschland, den Niederlanden, Österreich und der Schweiz zu dokumentieren wie auch die Gründung von nationalen und internationalen Arbeitsgemeinschaften und Gesellschaften
- die Beziehung der Kinderradiologen zu Pädiatern und Radiologen ebenso wie die Kooperation mit den europäischen und außereuropäischen Ländern in ihrer geschichtlichen Entwicklung darzustellen
- die Fortschritte aber auch die Rückschritte deutlich zu machen (z. B. in Deutschland: zunehmender Verlust von Eigenständigkeit, Aufhebung von selbstständigen Abteilungen und von Funktionsbereichen, Radiologische Facharztprüfung ohne erforderliche kinderradiologische Kenntnisse).

So gilt unser Dank allen, die an dieser Chronik mitgearbeitet haben durch Ausfüllen des Fragebogens und/oder Beantworten lästiger Fragen. Sollten die Angaben dennoch unvollständig sein, bitten wir um Nachsicht.

Unser besonderer Dank richtet sich an Prof. E. Willich, dessen lebendige Erinnerungen und mit Akribie gesammelte Unterlagen wesentlich zu dieser Chronik beigetragen haben.

Frau Dr. I. Nitz und Prof. D. Hörmann, Dr. C. Staalman, Prof. R. Fotter, und Dr. H. Tschäppeler waren unsere entscheidenden Ansprechpartner für die ehemalige DDR. die Niederlande, Österreich und die Schweiz. Ihnen danken wir sehr. Prof. E. Willich und Prof. D. Färber übernahmen dankenswerterweise das mühsame Korrekturlesen. Dr. C. Hennes stand uns kontinuierlich und geduldig als Informatiker zur Seite.

Herrn Prof. K. Bergdolt, Direktor des Instituts für Geschichte und Ethik der Medizin des Klinikums der Universität zu Köln, danken wir für seine Ratschläge bei der Erstellung des Manuskripts.

Die Entscheidung, diese Chronik zu schreiben, fiel mit der spontanen Zusage des Vorstandes der Gesellschaft für Pädiatrische Radiologie, dieses Projekt nicht nur gedanklich, sondern auch finanziell zu unterstützen.

Prof. G. Adam, Präsident der Deutschen Röntgengesellschaft 2009–2011, motivierte uns von Anbeginn und bewirkte die finanzielle Unterstützung durch die Deutsche Röntgengesellschaft. Ihm und der Deutschen Röntgengesellschaft gilt unser ganz besonderer Dank. Ihrem Geschäftsführer, B. Lewerich, danken wir für die Verhandlungen mit dem Verlag und Frau Dr. A. Horlacher vom Springer-Verlag für ihre gute Beratung und ihren großen Einsatz.

Gabriele Benz-Bohm
Ernst Richter
Februar 2012

Inhaltsverzeichnis

Allgemeine Übersicht 1

Entwicklung der Kinderradiologie in Deutschland 5
Zeittafel der Bundesrepublik Deutschland – BRD 6
Zeittafel der Deutschen Demokratischen Republik – DDR 12
Kinderradiologische Einrichtungen: Ihre Entwicklung und Leitung 14

Entwicklung der Kinderradiologie in den Niederlanden 105
Zeittafel 106
Kinderradiologische Einrichtungen: Ihre Entwicklung und Leitung 108

Entwicklung der Kinderradiologie in Österreich 119
Zeittafel 120
Kinderradiologische Einrichtungen: Ihre Entwicklung und Leitung 123

Entwicklung der Kinderradiologie in der Schweiz 133
Zeittafel 134
Kinderradiologische Einrichtungen: Ihre Entwicklung und Leitung 137

Ausblick 155

Anhang 157
Jahrestagungen der Gesellschaft für Pädiatrische Radiologie – GPR 158
Ehrenmitglieder der GPR 163
GPR und European Society of Pediatric Radiology – ESPR 164

Personenverzeichnis 167

Städteverzeichnis 171

Allgemeine Übersicht

1897 wurde im Anna-Kinderspital Graz unter dem ersten Ordinarius für Kinderheilkunde der Medizinischen Fakultät Graz, Prof. Theodor Escherich, die erste Röntgeneinrichtung in einem Kinderspital in Europa installiert.

Es folgten weitere:
- 1901 im Kinderspital Basel und um 1901 im Sophia Kinderziekenhuis Rotterdam,
- 1902 im Mautner-Markhofschen Kinderspital Wien,
- 1903 in der Charité-Kinderklinik Berlin und in der Universitätskinderklinik Leipzig,
- 1904 im Kinderspital Zürich,
- 1905 im St. Anna Kinderspital Wien,
- 1908 in der Städtischen Kinderklinik Frankfurt/Main-Sachsenhausen,
- 1909 im Kaiserin Auguste Victoria Haus Berlin (KAVH) und um 1909 im Wilhelmina Kinderziekenhuis Utrecht,
- 1916 in der Universitätskinderklinik Innsbruck,
- 1921 in der Universitätskinderklinik Heidelberg,
- Anfang der 20er Jahre in der Kinderklinik Gießen,
- 1923 in der Universitätskinderklinik Köln,
- Mitte der 20er Jahre in der Altstädter Kinderklinik Magdeburg und in der Universitätskinderklinik Freiburg i/Brsg.,
- in den 20er Jahren in der Universitätskinderklinik Tübingen und
- 1928 in der Kinderklinik Bremen.

Diese frühen Röntgeneinrichtungen für Durchleuchtungen und Röntgenaufnahmen bestanden in der Regel aus einem »Röntgenzimmer« mit Dunkelkammer.

Dennoch wurden die ersten Röntgenuntersuchungen oftmals nicht in einer Klinik, sondern im Physikalischen Institut der Universität durchgeführt. Aus den Niederlanden ist bekannt, dass am 28. Januar 1896 die Röntgenaufnahme der Hand einer 22-Jährigen eine Expositionszeit von 75 Minuten erforderte, am 12. März 1896 die erste Röntgenaufnahme der Hand eines 10–11jährigen Kindes eine Expositionszeit von 78 Minuten (S. 108).

So war zunächst unklar, wer die Röntgenuntersuchungen durchführen sollte – ein Physiker oder ein Arzt. Verschiedene führende Pädiater erkannten jedoch die Bedeutung der Röntgendiagnostik für ihr Fachgebiet und nahmen sich dieser Methode an. Dies dokumentieren ihre frühen Mitteilungen über Röntgenuntersuchungen bei Kindern:
- Feilchenfeld: Röntgenaufnahme von Spina ventosa an den Phalangen. Berlin Klin Wschr (1896) 33: 403
- Fahm J: Über congenitale Mißbildungen. In: Festschrift für E. Hagenbach-Burckhardt zu seinem 25jährigen Professoren-Jubiläum. Sallmann, Basel, Leipzig 1897
- Escherich T: Die diagnostische Verwertung des Röntgenverfahrens bei Untersuchung der Kinder. Mittlg. des Vereins der Ärzte in Steiermark (1898) 35: 25 und La valeur diagnostique de la radiographie chez les enfants. Rev mens des mal de l'enf (1898) 16: 233
- 1902 schrieb E. Hagenbach-Burckhardt an die Fa. Klingelfuß: »… die Röntgeneinrichtung im Kinderspital Basel … ist nach allen Richtungen zu unserer vollen Zufriedenheit ausgefallen. Wir bedienen uns derselben beinahe täglich, und die gewonnenen Bilder auf dem Schirm und auf den Platten lassen an Deutlichkeit nichts zu wünschen übrig.« (Kaufmann HJ: Historisches über die Anfänge der Röntgendiagnostik am Basler Kinderspital und Beschreibung eines neuen knöchernen Elementes am Becken eines Kindes. Ann Paediat (1962) 199: 175–186)
- Reyher P: Über die Bedeutung der Röntgenstrahlen für die Kinderheilkunde. Dtsch Med Wschr (1905) 31: 371

Allgemeine Übersicht

- In den Niederlanden hielt der Pädiater Scheltema 1908 einen Vortrag über die Radiologie bei Kindern: »Die Permeation und die Röntgendiagnostik bei der Untersuchung des Magendarmkanales« (4th International Congress on Electrology and Radiology, Amsterdam) (S. 108)

»Von den 20er bis zu den 50er Jahren gehörte das Erlernen der gebräuchlichen Röntgenuntersuchungen, vor allem die Technik der Durchleuchtung, zur Ausbildung eines Kinderarztes« (Schriftenreihe zur Geschichte der Kinderheilkunde aus dem Archiv des KAVH-Berlin. Ballowitz L (Hrsg.), Heft 7, 1990). In dieser Zeit entstanden die ersten wesentlichen kinderradiologischen Buchpublikationen durch Pädiater:
- Reyher P: Das Röntgenverfahren in der Kinderheilkunde. In: Bauer H (Hrsg.) Bibliothek der physikalisch-medizinischen Techniken, Bd. 4. Verlag von Hermann Meusser, Berlin 1912 (S. 19)
- Duken J: Die Besonderheiten der röntgenologischen Thoraxdiagnostik im Kindesalter. Jena 1924 (S. 60)
- Engel St., Schall L (Hrsg.) Handbuch der Röntgendiagnostik und -Therapie im Kindesalter. Thieme, Leipzig 1933 (S. 69).

Die Veröffentlichung des letztgenannten Buches wurde unterbunden, da Prof. Engel Jude war, wie überhaupt der 2. Weltkrieg und seine Folgen in Europa zur totalen Stagnation führten.
Erst allmählich setzten sich die bereits früh gewonnenen Erkenntnisse durch:

» »Das röntgenologische Verfahren ist bei sachgemäßer, kritischer Handhabung für die Pädiatrie von nicht geringerer Bedeutung als für die Innere Medizin« (P. Reyher, S. 19).
»Die Radiologie ist für die Entwicklung der Kinderheilkunde genauso bedeutsam wie die Biochemie« (Prof. G. Fanconi, Kinderspital Zürich (1929–1962), selbst brillianter Interpret von Röntgenbildern, S. 150).
»Ein wesentlicher Teil der pädiatrischen Diagnostik ist eine kindgemäße Röntgenuntersuchung« (Prof. U. Köttgen, 1949 Direktor der Universitätskinderklinik Mainz, der sich in Münster mit der Kinderradiologischen Arbeit »Die Kymographie in der Herzdiagnostik von Kindern« habilitiert hatte, S. 81).
»Die Röntgendiagnostik ist nebenbei ohne Fachkenntnisse nicht mehr zu verantworten« (Prof. F. Meißner, Direktor der Kinderchirurgischen Klinik Leipzig (1958–1988) S. 75). «

Die erste Generation der Kinderradiologen kam mit wenigen Ausnahmen aus der Pädiatrie und erwarb zusätzlich eine kinderradiologische/radiologische Ausbildung im In- oder Ausland. Stellvertretend sind die jeweils ersten hauptamtlichen Kinderradiologen aufgeführt:
- 1951 M.A. Lassrich, Universitätskinderklinik Hamburg (S. 52)
- 1959 A. Giedion, Universitätskinderklinik Zürich (S. 150)
- 1964 Frau I. Nitz, Charité Kinderklinik Ostberlin (S. 22)
- 1967 M. Fink, Universitätskinderklinik Innsbruck (S. 125)
- 1967 ASJ Botenga, Juliana Kinderziekenhuis Den Haag (S. 111)

Das »Zugehörigkeitsproblem« spiegelt sich in der Ausbildung wieder: die nachfolgenden Kinderradiologen hatten überwiegend den Facharzt für Pädiatrie und für Radiologie erworben. Die nächste Generation kam zunehmend aus der Radiologie wie auch die heutige mit dem Schwerpunkt Kinderradiologie.
Die Anerkennung der Pädiatrischen Radiologie als Subspezialität der Radiologie erfolgte bislang
- 1987 in Deutschland und
- 1990 in der Schweiz (die Ordinarien für Radiologie der frühen 70er Jahre hatten sich für das Spezialgebiet bei der FMH und SRG sehr engagiert).

In Österreich ist derzeit das Bundesministerium für Gesundheit mit den seitens der Österreichischen Ärztekammer beschlussreifen Spezialisierungen, u. a. auch der Spezialisierung Kinderradiologie, befasst (S. 122).

Entwicklung der Kinderradiologie in Deutschland

Zeittafel der Bundesrepublik Deutschland – BRD   – 6

Zeittafel der Deutschen Demokratischen Republik – DDR   – 10

Kinderradiologische Einrichtungen: Ihre Entwicklung und Leitung   – 14

Zeittafel der Bundesrepublik Deutschland – BRD

Die nachfolgende ◻ Tab. 2.1 gibt eine Übersicht über die Entwicklung der Kinderradiologie in der BRD.

◻ **Tab. 2.1** Zeittafel der BRD

Historische Daten		
1895 08.11.	W.C. Röntgen Würzburg	Entdeckung der X-Strahlen
1903	Charité-Kinderklinik Berlin O. Heubner	Erste Röntgeneinrichtung einer Kinderklinik in Deutschland
Entwicklung		
1950	M. Krogmann, MTRA, Röntgenabteilung der Universitätskinderklinik Kiel, H. Rost, Ingenieur	Entwicklung der Babixhülle (S. 66)
1955	M.A. Lassrich R. Prévôt K.H. Schäfer	Pädiatrischer Röntgenatlas. Thieme, Stuttgart. Erste Nachkriegspublikation eines Kinderradiologischen Buches in der BRD
1962	L. Schall, E. Willich Bremen (Fa. Koch und Sterzel K.G., Röntgenwerk Essen)	Entwicklung des Paidoskop
1963	M.A. Lassrich	Mitbegründer der ESPR in Paris
1963 17.09	M.A. Lassrich E. Willich K.-D. Ebel F. Schmid	Gründung der **Arbeitsgemeinschaft für Pädiatrische Radiologie** in Köln Jahrestagungen bis 1968 zusammen mit der Deutschen Gesellschaft für Kinderheilkunde
1963–1972	M.A. Lassrich (1. Vorsitzender) E. Willich (2. Vorsitzender) K.-D. Ebel (Schriftführer) F. Schmid (Beisitzer, Pädiater)	Erster Vorstand der AG
1965	K. Bühlmeyer, W. Schuster Fa. Siemens Erlangen	Entwicklung des Thoracomaten
		Pädiatrische Radiologie erstmals Hauptthema auf dem Kongress der Deutschen Röntgengesellschaft in Nürnberg
1968	M.A. Lassrich Hamburg	Erstmals ESPR-Meeting in der BRD
1968 06.06.	48 Mitglieder (Kopie der Originalliste S. 9) Bonn	**Offizielle Gründung der Arbeitsgemeinschaft für Pädiatrische Radiologie als e.V.** mit eigenständigen Jahrestagungen. Entschluss zur Gründung einer Zeitschrift
1968	A. Förster Wuppertal	Entwicklung der »Förster-Flasche« (S. 103)
1969 15./16.11.	E. Willich Heidelberg	Erste eigenständige Jahrestagung der AG. Anlehnung an die Deutsche Röntgengesellschaft durch Bildung einer Sektion

Zeittafel der Bundesrepublik Deutschland – BRD

Tab. 2.1 Zeittafel der BRD (Fortsetzung)

1970 20.–22.11.	A. Giedion Zürich	Jahrestagung der AG. Festlegung des Namens auf **Gesellschaft für Pädiatrische Radiologie – GPR** – für die Kinderradiologen **des gesamten deutschen Sprachraumes**
Seit 1970		Zwei- bis viermal jährlich regionale Kinderradiologen-Treffen in einzelnen Bundesländern
1972–1982	1. Vorsitzender der GPR E. Willich	Weitere Vorstandsmitglieder: M.A. Lassrich, K.-D. Ebel, G. Friedmann
1973		Pediatric Radiology, Springer Verlag, offizielle Zeitschrift
1979	K.-D. Ebel Köln	16. ESPR-Meeting und 4. Postgraduate Course
1982–1992	1. Vorsitzender der GPR W. Schuster	Weitere Vorstandsmitglieder: E. Willich, H. Tschäppeler, D. Färber, H.C. Oppermann, H. Helwig, W. Wenz, R. Fotter
1987	Deutscher Ärztetag Karlsruhe	**Anerkennung der Pädiatrischen Radiologie als Subspezialität der Radiologie**
	Deutsche Krebshilfe	Spende eines Acuson-Ultraschallgerätes für alle kinderonkologischen Abteilungen, das den jeweiligen Kinderradiologien zur Verfügung gestellt wurde oder von ihnen mitbenutzt werden durfte
1988	Weiterbildungsordnung	Teilgebiet Kinderradiologie: 24 Monate bei einem zur Weiterbildung ermächtigten Kinderradiologen (12 Monate Kinderradiologie im Rahmen der Weiterbildung zum Radiologen möglich) 12 Monate im stationären Bereich einer Kinderklinik oder Kinderchirurgie
1990		Zusammenschluss der Kinderradiologen der neuen Bundesländer und der GPR
	H. Fendel München	27. ESPR-Meeting mit Postgraduate Course
1992–1993	1. Vorsitzender der GPR M. Reither	Weitere Vorstandsmitglieder: J. Tröger, H.C. Oppermann, R. Kursawe
1993–1998	1. Vorsitzender der GPR J. Tröger	Weitere Vorstandsmitglieder: R. Kursawe, H.C. Oppermann, C. Fliegel, C. Staalman
1996	G. Benz-Bohm E. Richter Köln	5. European Course of Pediatric Radiology
1998–2004	1. Vorsitzender der GPR A.E. Horwitz	Weitere Vorstandsmitglieder: R. Schumacher, H.C. Oppermann, L.R. Schmidt, E. Rupprecht, G. Benz-Bohm, C. Staalman, P. Weiss-Wichert
2004	Weiterbildungsordnung	Schwerpunkt Kinderradiologie: 36 Monate bei einem zur Weiterbildung ermächtigten Kinderradiologen (12 Monate Kinderradiologie im Rahmen der Weiterbildung zum Radiologen möglich) 12 Monate im stationären Bereich einer Kinderklinik oder Kinderchirurgie werden angerechnet
	J. Tröger Heidelberg	41. ESPR-Meeting mit Postgraduate Course

Tab. 2.1 Zeittafel der BRD (Fortsetzung)

2004–2010	1. Vorsitzende der GPR G. Staatz	Weitere Vorstandsmitglieder: G. Alzen, L.R. Schmidt, R. Tietze, G. Benz-Bohm, C. Schröder, M. Sinzig
2007	R. Schumacher Mainz	16. European Course of Pediatric Radiology
Seit 2010	1. Vorsitzender der GPR M. Riccabona	Weitere Vorstandsmitglieder: H.-J. Mentzel, R. Tietze, W. Hirsch, R. Wunsch
Kinderradiologie innerhalb der Deutschen Röntgengesellschaft – DRG		
1991	E. Willich	Ehrenmitglied der Deutschen Röntgengesellschaft
1997		Einrichtung von Arbeitsgemeinschaften in der DRG und assoziierten Mitgliedern im DRG-Vorstand
1997–2007	B. Stöver	1. Vorsitzende/r der AG Kinderradiologie
2007–2009	V. Klingmüller	
2009–2011	W. Hirsch	
Seit 2011	H.-J. Mentzel	
1997–2001	B. Stöver	Assoziiertes Mitglied im DRG-Vorstand
2001–2009	A.E. Horwitz	
Seit 2009	G. Staatz	

Zeittafel der Bundesrepublik Deutschland – BRD

Die folgende ◘ Abb. 2.1 zeigt die Originalliste der 48 Mitgliedsanträge.

◘ **Abb. 2.1** Liste der 48 Mitgliedschaftsanträge nach der offiziellen Gründung der Arbeitsgemeinschaft für Pädiatrische Radiologie e.V. (die Namen Lassrich, Schuster und Reinwein sind unvollständig bzw. schlecht leserlich)

6.6.1968

Ich beantrage die Mitgliedschaft in der

"Arbeitsgemeinschaft für pädiatrische Radiologie e.V."

Name Vorname	Anschrift	ordentl. / außerordentl. Mitgl
Müller, Willi	672 Speyer, Kinderkr. Haus, Ev. Krankenanstalt	ordentl.
Zwingli, Max	8200 Schaffhausen (Schweiz) Beckengässchen 26	ordentl., korresp.
Bridolighail, Erika	6 Frankfurt/M. Hallcenstr. 51	ordentlich
Stachnik, Heribert	48 Bielefeld Theater-Hanbuch-Str. 18	a.o. ord. M.
Sommerkamp, Barbara	Düsseldorf, Moorenstr. 5, Kinderklinik	ordentlich
Springnauen, Lilli	Köln Univ.-Kinderklinik	ordentl. (geänd. fbr.!)
Kempodick, Helmut	Univ.-Kikl., Moorenstr.	außerordentl.
Leuburg, Peter	Düsseldorf, Moorenstr. 5	außerord.
Hilgenberg, Fritz	44 Münster Univ. Kinderklin.	a.ord. Prof.
Spitz, Jürgen	74 Tübingen Univ. Kinderklinik	ord. Prof. D.
Bäumer, Norbert	46 Dortmund, Trappholstr. 245	ord. oC.
Häusgen, Werner	3 Hannover, DRK-Cecilienstift Geibelstr. 26	ordentl.
Siebert, Günther	33 Braunschweig Kinderklinik Holwedestr.	ordentl.
Ohm, Hans	" " "	"
Förster, Anita	56 Wuppertal-Barmen Schliemannweg 34	"
Ebel K.D.		ord.
Prof. Friedman Jecl	Univ.-Klinik Lüneburg Radiologes Institut	ord.
v.d. Leyen, Ulrich-Eckder	Chefarzt der Chirurgie Abt. der Hannov. Kinderheilanstalt 3 Hannover Ellernstr. 40	außer-ord.

Abb. 2.1 (Fortsetzung)

6.6.1968

Ich beantrage die Mitgliedschaft in der

"Arbeitsgemeinschaft für pädiatrische Radiologie e.V."

Name Vorname	Anschrift	ordentl. / außerordentl. Mitgl.	
Schmid, Franz	Aschaffenburg	ord.	Prof.
KAUFMANN, HERBERT	Basel Ksp.	ord.	Priv.Doz.
DE SOUSA FRANCIS	GIESSEN Kinderklinik	ord.	
Ehnert, F.A.	522 Waldbröl Kreinkrankenh.	ord.	
Schuster, W.	852 Erlangen Kinderkl.	ord.	
Halike, Helmut	53 Bonn, Uni-Kinderkl.	ord.	
Bucke B.	852 Erlangen-Isemh.	ord.	
Katz, T.	Heidelberg, Univ.-Kinderkl.	a.ord.	
Thiel Elisabeth	5353 Mechernich	a-ord.	
Strambach Siegfried	8542 Roth, Sandgasse	ord	
Willich, Eberhard	28 Bremen, Adalbert-Stifter-Weg 2	ord	
LEINWEIN HELMUTH	78 FREIBURG/BR. Mathildenstr. 1.	ord.	
STRUWE, Friedrich Ernst	78 FREIBURG i.Br. Univ.-Kinderklinik, Rö-Abtlg.	ord	✓
FENDEL, Helmut	8 München 15, Lindwurmstr. 4	ord.	✓
		12 + 1	
		38 + 6	

Abb. 2.1 (Fortsetzung)

Zeittafel der Deutschen Demokratischen Republik – DDR

Die nachfolgende ◘ Tab. 2.2 gibt eine Übersicht über die Entwicklung der Kinderrradiologie in der ehemaligen DDR.

◘ **Tab. 2.2** Zeittafel der DDR. (Nach I. Nitz und D. Hörmann)

1964	I. Nitz Ostberlin	Kinderradiologin der Kinderklinik Charité. Für sie als Ausländerin mit chinesischer Staatsangehörigkeit bestand keine Reisebeschränkung und somit die Möglichkeit der Kontaktaufnahme und Zusammenarbeit mit der GPR und ESPR, daher
1965		Teilnahme am 2. ESPR-Kongress in Stockholm
		Mitgliedschaft in der ESPR
1966		Teilnahme am 3. ESPR-Kongress in London
1966	H. Buttenberg Erfurt	Gründung der **Arbeitsgemeinschaft Kinderradiologie,** die sowohl der Gesellschaft für Pädiatrie als auch der Gesellschaft für Medizinische Radiologie angehörte. Zu dieser Zeit gab es 5 hauptamtliche Kinderradiologen
1966–1972	H. Buttenberg	Leitung der AG
1967	H. Buttenberg	Teilnahme am 4. ESPR-Kongress in Basel
Seit 1967		2–3 Kinderradiologen, sog. Reisekader der DDR, können Kongresse der ESPR besuchen. Eine Teilnahme an Kongressen im westlichen Ausland war für die meisten aus politischen Gründen unmöglich oder außerordentlich erschwert. Dagegen entwickelte sich eine gute Zusammenarbeit mit den Kinderradiologen Polens, der CSSR und Ungarns mit wechselseitigem Besuch der Tagungen
1971		Umbenennung der AG in **Interdisziplinäre Arbeitsgemeinschaft Kinderradiologie der Gesellschaften für Pädiatrie und für Medizinische Radiologie** mit dem Ziel der Eigenständigkeit (die Bezeichnung Interdisziplinär wurde wieder gestrichen)
1972–1990		Die AG Kinderradiologie führte mit Unterstützung der Akademie für ärztliche Fortbildung insgesamt 7 Lehrgänge für Radiologen, Pädiater und Kinderchirurgen durch
1973–1980	H.-J. Preuß	Leitung der AG
Seit 1973		Erarbeitung von Standardisierungsempfehlungen für die häufigsten Röntgenuntersuchungen im Kindesalter (Thorax, Magendarmtrakt, ableitende Harnwege) als Basisprogramm mit größtmöglichem Strahlenschutz (S. 22)
Seit 1975 (s. 1986)		Erarbeitung eines für die DDR eigenen Atlas der normalen Handskelettentwicklung unter Beteiligung fast aller Kinderradiologischen Abteilungen. (Das Standardwerk von Greulich und Pyle war in der DDR nicht zu erwerben)
1976		Erste Fassung der Standardisierungsempfehlungen
Nach 1977		2 – 3 Kinderradiologen können Tagungen der GPR besuchen, nachdem I. Nitz die Satzung der GPR bei der Ges. f. Med. Wissenschaften in der DDR vorlegen konnte, aus der kein Alleinvertretungsanspruch für Gesamtdeutschland hervorging

◼ **Tab. 2.2** Zeittafel der DDR. (Nach I. Nitz und D. Hörmann) (Fortsetzung)

1980–1987	D. Hörmann	Leitung der AG
	E. Rupprecht Dresden	Leitung der AG Angeborene Systemerkrankungen des Skeletts in der Gesellschaft für Osteologie. U.a. Erarbeitung eines Syndromregisters
	V. Hofmann Halle	war der erste Ultraschalldiagnostiker für die Pädiatrie in der DDR, nachdem es ihm gelungen war, als Kinderchirurg in einem konfessionellen Haus ein Import-Ultraschallgerät zu erhalten
1981	V. Hofmann	Ultraschalldiagnostik [B-Scan] im Kindesalter, VEB Thieme, Leipzig
1986	L. v. Rohden Magdeburg	Gründung der AG Pädiatrische Sonographie der Gesellschaft für Pädiatrie. Enge Zusammenarbeit mit der AG Kinderradiologie. Nur wenige Kinderkliniken hatten Zugang zu einem Ultraschallgerät
1986 (durch staatl. Instanzen verzögert)	H.-H. Thiemann I. Nitz	Röntgenatlas der normalen Hand im Kindesalter, VEB Thieme, Leipzig
1987–1990	H. Wiersbitzky	Leitung der AG
1987		Amt für Atomsicherheit und Strahlenschutz und Gesundheitsministerium erklären die Standardisierungsempfehlungen als TGL-Norm und damit als verbindlich (Technische Normen, Gütevorschriften, Lieferbedingen = Symbol für DDR-Standards) Diese konnten nur bei fahrbaren Röntgenaufnahmegeräten aus technischen Gründen nicht eingehalten werden (Thoraxaufnahmen auf Intensivstation) Die Mitglieder der AG Kinderradiologie trafen sich regelmäßig zweimal jährlich, einmal zu einer eigenen Weiterbildungsveranstaltung und einmal mit einer Session innerhalb der Jahreskongresse einer der beiden Dachgesellschaften
	D. Hörmann Leipzig	Jahrestagung der Gesellschaft für Medizinische Radiologie mit Hauptthema Kinderradiologie. Die Teilnehmerzahl war mit 700 ungewöhnlich hoch
1987/1988		Aktualisierung der Standardisierungsempfehlungen bzw. TGL-Standards
1989	V. Hofmann K.H. Deeg P.F. Hoyer	Ultraschalldiagnostik in Pädiatrie und Kinderchirurgie, VEB Thieme, Leipzig
	H. Wiersbitzky Greifswald	Erstes Kinderradiologisches Symposium der DDR mit internationaler Beteiligung Die AG Kinderradiologie hatte 56 Mitglieder. Fachärzte für Pädiatrie und Fachärzte für Radiologie zu gleichen Teilen sowie 12 Fachärzte für beide Fachgebiete Die Anerkennung der Kinderradiologie als Teilgebiet konnte in der DDR trotz großer Bemühungen nicht erreicht werden
1990		Nach der Wiedervereinigung Deutschlands wurden die Medizinischen Gesellschaften der DDR und damit auch die AG Kinderradiologie aufgelöst Zusammenschluss der Kinderradiologen der neuen Bundesländer und der GPR

Kinderradiologische Einrichtungen: Ihre Entwicklung und Leitung

Aachen

- **Klinikum der RWTH Aachen, Klinik für Radiologische Diagnostik, Funktionsbereich Kinderradiologie seit 1985**

Geschichtliche Entwicklung

Der Neubau des Klinikums Aachen wurde 1985 eingeweiht. Der Klinik für Radiologische Diagnostik der RWTH Aachen war die Abteilung Neuroradiologie als selbständiger Lehr- und Forschungsbereich angegliedert. Die Kinderradiologie mit etwa dem doppelten Patientenvolumen wurde lediglich als Funktionsbereich in der Zuständigkeit eines Oberarztes mit dem Teilgebiet Kinderradiologie geführt. Dennoch konnten sowohl Oberärzte als auch Assistenten der Radiologie und Pädiatrie in diesen Funktionsbereich rotieren. Die Zuständigkeit des Funktionsbereichs Kinderradiologie erstreckte sich auf alle bildgebenden Verfahren bei Kindern und Jugendlichen (Prof. G. Alzen).

▪▪ Gerhard Alzen, PD Dr. med., 1985–1996

FA für Kinderheilkunde und Radiologische Diagnostik, Schwerpunkt Kinderradiologie
Leitung als OA
1990 Habilitation für das Fach Radiologie unter Prof. R.W. Günther: »Klinische und tierexperimentelle Untersuchungen zur Strahlenexposition bei der digitalen Subtraktions-Angiographie im Kindesalter«

Ausrichtung
- der Ausbildertreffen und der Fortbildungen der DEGUM-Sektion Pädiatrie 1995 und 1996 in Vaals bei Aachen
- des Arbeitstreffens der Kinderradiologen der BRD 1996 in Vaals bei Aachen

Veröffentlichungen (Auswahl)
Alzen G, Banning S, Günther RW: Sonographische Nachweisbarkeit von Betäubungsmittelbehältnissen im Gastrointestinaltrakt. Experimentelle Untersuchung beim Hund. Fortschr Röntgenstr (1987) 146: 544–547
Alzen G, Funke G, Truong S: Pitfalls in the diagnosis of intussusception. J Clin Ultrasound (1989) 17: 481–488
Alzen G, Duque Reina D, Urhahn R, Solbach G: Röntgenuntersuchung bei Traumen im Kindesalter. Klinische und juristische Überlegung bei der Indikationsstellung. Dtsch med Wschr (1992) 117: 363–367
Schmitz-Rode T, Alzen G, Günther RW, Pott H: CO_2 spray mini-injector for digital subtraction angiography versus PC-controlled injection system: experiments in dogs. CVIR (1993) 16: 297–302
Alzen G, Wildberger JE, Ferris EJ, Günther RW: Sonographic detection of vesicoureteral reflux with air: A new method. Eur Radiol (1994) 4: 142–145
Alzen G, Stargardt A: Neues Konzept zur rationellen Notfalldiagnostik polytraumatisierter Patienten. Radiologe (1995) 35: 406–408
Alzen G, Bertram B, Leber M, Günther RW: Sondierung des Ductus nasolacrimalis. Fortschr Röntgenstr (1996) 165: 491–492

Buchbeiträge/Bücher
Alzen G: Perkutane Eingriffe bei Darmobstruktion im Kindesalter. In: Günther RW, Thelen M (Hrsg.) Interventionelle Radiologie. 2. Aufl., Thieme, Stuttgart 1996
Alzen G: Aspekte der Hygiene. In: Günther RW, Thelen M (Hrsg.) Interventionelle Radiologie. 2. Aufl., Thieme, Stuttgart 1996

danach in Gießen S. 46

■■ **Dolores Hübner, geb. Duque-Reina, Dr. med., 1996–2000**
FÄ für Diagnostische Radiologie, Schwerpunkt Kinderradiologie
Veröffentlichungen S. 14 und S. 15
danach in Stolberg S. 95

■■ **Gundula Staatz, PD Dr. med., 2000–2005**
FÄ für Diagnostische Radiologie, Schwerpunkt Kinderradiologie
2002 Habilitation für das Fach Diagnostische Radiologie unter Prof. R.W. Günther: »Interstitielle T1-gewichtete MR-Lymphographie mit Gadolinium-haltigen MR-Kontrastmitteln: experimentelle Entwicklung und Anwendungsmöglichkeiten«
1. Vorsitzende der GPR 2004–2010

Veröffentlichungen (Auswahl)
Staatz G, Wenzl T, Alzen G, Adam G: MRT bei tuberkulöser Gonarthritis im Kindesalter. Fortschr Röntgenstr (1997) 167: 210–212
Staatz G, Alzen G, Heimann G: Darminfektion, die häufigste Invaginationsursache im Kindesalter: Ergebnisse einer 10jährigen klinischen Studie. Klin Pädiatr (1998) 210: 61–64
Staatz G, Hübner D, Wildberger JE, Günther RW: Panorama-Ultraschall des Wirbelkanales mit Höhenlokalisation des Conus medullaris bei Neugeborenen und Säuglingen. Fortschr Röntgenstr (1999) 170: 564–567
Staatz G, Nolte-Ernsting CCA, Adam GB et al.: Interstitial T1-weighted MR-Lymphography: perfluorinated Gadolinium-chelates in pigs. Radiology (2001) 220: 129–134
Staatz G, Nolte-Ernsting CCA, Haage P et al.: Kontrastangehobene T1-gewichtete MR- Urographie versus T2-gewichtete (HASTE) MR-Urographie im Kindesalter. Fortschr. Röntgenstr (2001) 173: 991–996
Staatz G, Spüntrup E, Klosterhalfen B et al.: Hochauflösende T1-gewichtete MR-Lymphographie inguinaler Lymphknoten nach interstitieller Applikation von Gadomer-17 im Tierexperiment. Fortschr Röntgenstr (2005) 177: 968–974

Buchbeiträge/Bücher
Staatz G: Pädiatrische Sonographie. In: Braun, Günther, Schwerk (Hrsg.) Ultraschalldiagnostik – Lehrbuch und Atlas. Ecomed, München, Landsberg, Zürich 2004

danach in Erlangen S. 37 und danach in Mainz S. 83

Amberg

- **Klinikum St. Marien Amberg, Institut für Diagnostische und Interventionelle Radiologie mit Kinderradiologie**

■■ **Volkher Engelbrecht, Prof. Dr. med., seit 2003**
FA für Diagnostische Radiologie, Schwerpunkt Kinderradiologie
1997 Habilitation unter dem Radiologen Prof. U. Mödder, Düsseldorf: »Magnetresonanztomographie und lokalisierte Protonenspektroskopie des cerebralen Marklagers im Kindesalter«
Radiologie up2date, Beiratsmitglied 2001 und 2002

Veröffentlichungen (Auswahl)
Engelbrecht V, Malms J, Kahn T, Grünewald S, Mödder U: Fast spin-echo MR imaging of the pediatric brain. Pediatr Radiol (1996) 26: 259–264
Engelbrecht V, Rassek M, Huismann J, Wendel U: MR and proton MR spectroscopy of the brain in hyperhomocysteinemia caused by methylenetetrahydrofolate reductase deficiency. AJNR (1997) 18: 536–539
Engelbrecht V, Rassek M, Preiss S, Wald C, Mödder U: Age-dependent changes in magnetization transfer contrast of white matter in the pediatric brain. AJNR (1998) 19: 1923–1929

Engelbrecht V, Scherer A, Rassek M, Witsack HJ, Mödder U: Diffusion-weighted MR imaging in the brain in children: findings in the normal brain and in the brain with white matter diseases. Radiology (2002) 222: 410–418

Henneke M, Preuss N, Engelbrecht V, Aksu F, Bertini E, Bibat G, Brockmann K, Hübner C, Mayer M, Mejaski-Bosnjak V, Naidu S, Neumaier-Probst E, Rodriguez D, Weisz W, Kohlschütter A, Gärtner J: Cystic leukoencephalopathy without megalencephaly: a distinct disease entity in 15 children. Neurology (2005) 64: 1411–1416

Augsburg

- Kinderklinik I und II, Kinderchirurgie, Röntgenabteilung,
  seit 1980 (Zentral)-Klinikum Augsburg, Klinik für Diagnostische Radiologie und Neuroradiologie, Funktionsbereich Kinderradiologie

Wolfgang Michl, Dr. med., 1985–2006

FA für Kinderheilkunde und Radiologische Diagnostik, Schwerpunkt Kinderradiologie
Erster hauptamtlich tätiger Kinderradiologe in Augsburg und Schwaben
Schon vor dem Beginn seiner leitenden Tätigkeit war Dr. W. Michl kinderradiologisch tätig, so führte er 1982 die Ultraschall-Diagnostik in beide Kinderkliniken (I und II) und die Kinderchirurgie ein.
Mit dem ersten MRT-Gerät in der Klinik für Diagnostische Radiologie und Neuroradiologie 1995 Beginn der pädiatrischen MRT-Diagnostik, die Dr. W. Michl bis 2009 durchführte.

Ausrichtung
- der 3-Länder-Treffen (Österreich, Schweiz, Süddeutschland) 1995 und 2006 (zusammen mit K. Vollert) in Augsburg
- der Kinderradiologischen Sitzung »Standortbestimmung der urologischen Diagnostik in der Kinderradiologie«, Bayerischer Röntgenkongress 1999

Veröffentlichungen (Auswahl)
Demharter J, Michl W, Bücklein W, Bohndorf K: Sonomorphologisches Spektrum der Meckelschen Diverticulitis – 3 Fallberichte und Literaturübersicht. Röntgenpraxis (1996) 49:145–148

Demharter J, Bohndorf K, Michl W, Vogt H: Chronic recurrent multifocal osteomyelitis: a radiological and clinical investigation of five cases. Skeletal Radiol (1997) 26: 579–588

Buchbeiträge/Bücher
Michl W: Traumatologie. Spezielle Probleme bei Kindern. In: Bohndorf K, Imhof H, Fischer W (Hrsg) Radiologische Diagnostik der Knochen und Gelenke, 2. Aufl. Thieme, Stuttgart 2006 (1. Aufl. 1998, auch englische Auflage)

Michl W: Ischämische Knochenerkrankungen. Morbus Perthes. In: Bohndorf K, Imhof H, Fischer W (Hrsg) Radiologische Diagnostik der Knochen und Gelenke, 2. Aufl. Thieme, Stuttgart 2006 (1. Aufl. 1998, auch englische Auflage)

Michl W: Konstitutionelle Skelettentwicklungsstörungen und Gelenkentwicklungsstörungen. In: Bohndorf K, Imhof H, Fischer W (Hrsg) Radiologische Diagnostik der Knochen und Gelenke, 2. Aufl. Thieme, Stuttgart 2006 (1. Aufl. 1998, auch englische Auflage)

Michl W: Gelenke. Morbus Scheuermann. Kyphose, Skoliose. In: Bohndorf K, Imhof H, Fischer W (Hrsg) Radiologische Diagnostik der Knochen und Gelenke, 2. Aufl. Thieme, Stuttgart 2006 (1. Aufl. 1998, auch englische Auflage)

s. auch S. 17

- Klinikum Augsburg, Klinik für Diagnostische Radiologie und Neuroradiologie, Funktionsbereich Kinderradiologie

■■ **Kurt Vollert, Dr. med., seit 2006**
FA für Diagnostische Radiologie, Schwerpunkt Kinderradiologie

Ausrichtung
des 3-Länder-Treffens zusammen mit W. Michl 2006 in Augsburg

Veröffentlichung (Auswahl)
Oechsle S, Vollert K, Buecklein W, Michl W, Roemer FW: Percutaneous treatment of a ruptured superior mesenteric artery aneurysm in a child. Pediatr Radiol (2006) 36: 268–271

Bad Homburg

- Radiologische Praxen mit Kinderradiologie

■■ **Neshat Madani-Pontius, Dr. med., 1989–2010**
FÄ für Radiologische Diagnostik, Schwerpunkt Kinderradiologie
Kinderradiologische Ausbildung bei Prof. K.-D. Ebel, Köln
In mehreren Radiologischen Praxen auch kinderradiologisch tätig.

Bad Honnef

- Gemeinschaftspraxis für Radiologie und Nuklearmedizin mit Kinderradiologie

■■ **Bernd Sommer, Dr. med., seit 1998**
FA für Kinderheilkunde und Diagnostische Radiologie, Schwerpunkt Kinderradiologie

Veröffentlichungen (Auswahl)
Sommer B, Kaufmann HJ, Kumm M: Pulmonary arteriovenous fistula: Ultrasonographic approach. Pediatr Radiol (1990) 20: 353–354
Sommer B, Peitz HG, Bliesener JA: Technik und Indikation der Sonographie des terminalen Oesophagus bei Säuglingen und Kleinkindern. Ultraschall Klin Prax (1991) 6: 274–279

Buchbeiträge/Bücher
Sommer B: Pädiatrische Ultraschalldiagnostik in der Praxis. Walter de Gruyter, Berlin 1991

Bayreuth

- Städt. Krankenanstalten Bayreuth, Kinderklinik, Kinderradiologie,
- seit 1983 Klinikum Bayreuth, Akademisches Lehrkrankenhaus der Universität Erlangen-Nürnberg, Klinik für Kinder und Jugendliche, Abteilung für Pädiatrische Radiologie

- **Städt. Krankenanstalten Bayreuth, Kinderklinik, Kinderradiologie**

■■ **Hans-Hellmut Berthold, Dr. med., 1958–1980**
FA für Kinderheilkunde
Chefarzt der Klinik und Leiter der Kinderradiologie

- **Städt. Krankenanstalten Bayreuth, Kinderklinik, Kinderradiologie,**
  Klinikum Bayreuth, Akademisches Lehrkrankenhaus der Universität Erlangen-Nürnberg,
  Klinik für Kinder und Jugendliche, Abteilung für Pädiatrische Radiologie

> **Geschichtliche Entwicklung**
> 1988 Neubau der Kinderklinik, weiterhin eigenständige Kinderradiologie mit neuer Geräteausstattung. Ausbau der Sonographie. Durchführung der CT- und MRT-Untersuchungen durch das Radiologische Institut. 1998 Integration der Untersuchungsgeräte der Kinderradiologie in das Institut für Radiologie des Klinikums Bayreuth, so dass die Untersuchung der Kinder, mit Ausnahme der sonographischen, im Institut für Radiologie erfolgte, die Befundung aber durch den Kinderradiologen.

■■ **Gerhard F. Wündisch, Prof. Dr. med., 1980–2003**
FA für Kinderheilkunde
Kinderradiologische Ausbildung bei Prof. D. Färber, München
Chefarzt der Klinik und Leiter der Kinderradiologie
1978 Habilitation unter dem Pädiater Prof. H. Hilber an der Technischen Universität München: »Seitenwirkungen der prophylaktischen ZNS-Therapie und der zytostatischen Dauertherapie bei der akuten lymphoblastischen Leukämie des Kindes«

Ausrichtung
– der Jahrestagung der Süddeutschen Gesellschaft für Kinderheilkunde 1983 in Bayreuth
– der Fortbildung im Rahmen der Tagung des Berufsverbandes für Kinder- und Jugendmedizin 1986 in Bayreuth
– des Bayreuther Pädiatrie-Symposiums mehrere Jahre

- **Klinikum Bayreuth, Akademisches Lehrkrankenhaus der Universität Erlangen-Nürnberg,**
  Klinik für Kinder und Jugendliche, Abteilung für Pädiatrische Radiologie

■■ **Thomas Rupprecht, Prof. Dr. med., Dr. med. habil., seit 2004**
zuvor in Erlangen S. 37
FA für Kinderheilkunde und Diagnostische Radiologie, Schwerpunkt Kinderradiologie
Chefarzt der Klinik und Leiter der Kinderradiologie mit der gesamten bildgebenden Diagnostik

Ausrichtung
von Sonographiekursen 2-mal jährlich (DEGUM-Ausbilder)

Wissenschaftliche Auszeichnung
Wissenschaftspreis der GPR 44. Jahrestagung Kiel 2007

Veröffentlichungen (Auswahl)

Rupprecht T, Scharf J, Zink S, Wagner M: Ascending arterial blood flow velocities during cardiac diastole in critical care patients – a characteristic flow pattern with a bad prognosis. Ultraschall Med (2005) 26: 307–311

Wagner M, Topf, HG, Kuth R, Deimling M, Kreisler P, Rauh M, Geiger B, Chefd'otel C, Rascher W, Rupprecht T: Magnetic resonance lung function – a breakthrough for lung imaging and functional assessment? A phantom study and clinical trial. Respir Res (2006) 7: 106

Rupprecht T: Bildgebende Diagnostik bei schwerem Schädelhirntrauma. Pädiat Prax (2006) 69: 359–368

Buchbeiträge/Bücher

Deeg KH, Rupprecht T, Hofbeck M (Hrsg): Pediatric Doppler Sonography. Springer, Berlin, Heidelberg 2010

Berlin

Geschichtliche Entwicklung

- 6 1/2 Monate nach der Entdeckung der Röntgenstrahlen demonstrierte Feilchenfeld aus der Pädiatrie am 22. Mai 1896 die Röntgenaufnahme einer kindlichen Spina ventosa vor der Berliner Medizinischen Gesellschaft (Feilchenfeld: Röntgenaufnahme von Spina ventosa an den Phalangen. Berlin Klin Wschr (1896) 33: 403). Es folgten weitere Publikationen zur Röntgendiagnostik im Kindesalter:
- Reyher P: Über die Bedeutung der Röntgenstrahlen für die Kinderheilkunde. Dtsch Med Wschr (1905) 31: 371
- Reyher P: Die röntgenologische Diagnostik in der Kinderheilkunde. Ergebn Inn Med und Kinderheilk (1908) 2: 613–654
  und als Erfahrung der siebenjährigen röntgenologischen Tätigkeit an der Universitätskinderklinik:
- Reyher P: Das Röntgenverfahren in der Kinderheilkunde. Band 4, Bauer H (Hrsg.) Bilbliothek der physikalisch-medizinischen Techniken. Verlag von Hermann Meusser, Berlin 1912. (Schriftenreihe zur Geschichte der Kinderheilkunde aus dem Archiv des KAVH Berlin. Ballowitz L (Hrsg.), Heft 7, 1990)

- **Rudolf-Virchow-Krankenhaus**, Kinderklinik, Kinderradiologie
- **Kaiserin Auguste Victoria Haus** (KAVH), Röntgenabteilung, erste Röntgeneinrichtung 1909, 1979 FU Berlin, Universitätsklinikum Rudolf Virchow, Standort Charlottenburg, KAVH, Abteilung für Pädiatrische Radiologie
- **Charité-Kinderklinik**, Kinderradiologie, **erste Röntgeneinrichtung 1903**, Charité-Kinderklinik Neubau für operative Fächer seit 1981, Kinderradiologie, Institut für Röntgendiagnostik,
  nach der Wiedervereinigung Zusammenlegung der beiden Kinderradiologischen Einrichtungen: Universitätsklinikum Charité, Abteilung für Pädiatrische Radiologie
- 1996 Zusammenlegung von Rudolf-Virchow-Krankenhaus, Kinderklinik, und KAVH in das **Universitätsklinikum Charité**: Universitätsklinikum Charité, Campus Virchow-Klinikum, Klinikum für Strahlenheilkunde, Abteilung für Pädiatrische Radiologie
- **Radiologische und Kinderradiologische Gemeinschaftspraxis**
- **Zentrum für Kindersonographie** in der Praxisgemeinschaft Dres. Köpcke, Koch, Kästner, Deres, Huyer
- **Diagnostikum Berlin**, Kinderradiologie

- Rudolf-Virchow-Krankenhaus, Kinderklinik, Kinderradiologie

▪▪ **Rolf-B. Stolowsky, Dr. med., 1966–1985**
FA für Kinderheilkunde und Radiologie
Chefarzt
Zuvor Oberarzt mit kinderradiologischer Betreuung
— der Kinderklinik Mariendorfer Weg Berlin Neukölln 1958–1960
— der Kinderklinik Charlottenburg 1960–1966

Beteiligung an der Organisation der 18. Jahrestagung der GPR 1981 in Berlin

▪▪ **Thomas Riebel, PD Dr. med., 1985–1997**
FA für Kinderheilkunde und Radiologische Diagnostik, Schwerpunkt Kinderradiologie
1986 Habilitation unter Prof. M.A. Lassrich, Hamburg: »Fortschritte in der Röntgendiagnostik des Osteosarkoms im Rahmen neuer Therapieformen bei Kindern und Jugendlichen (Initialbefunde und Verlaufsbeurteilung bei 107 primär konservativ behandelten Patienten)«

Veröffentlichungen (Auswahl)
Weber K, Riebel T, Nasir, R: Hyperechoic lesions in the basal ganglia: an incidental sonographic finding in neonates and infants. Pediatr Radiol (1992) 22: 182–186
Riebel T, Nasir R, Weber K: Choroid plexus cysts: a normal finding on ultrasound. Pediatr Radiol (1992) 22: 410–412
Riebel T, Abraham K, Wartner R: Transient renal medullary hyperechogenicity on ultrasound among neonates: is it a normal phenomenon and what are the causes? J Clin Ultrasound (1993) 21: 25–31
Riebel T, Nasir R, Weber K: Ultrasound-guided hydrostatic reduction of intussusception in children. Radiology (1993) 188: 513–516
Riebel T, Nasir R, Nazarenko O: The value of sonography in the detection of osteomyelitis. Pediatr Radiol (1996) 26: 291–297

Buchbeiträge/Bücher
Riebel T, Delling G: Knochentumoren. In: Schuster W, Färber D (Hrsg.) Kinderradiologie 2 Bildgebende Diagnostik. 2. Aufl., Springer, Berlin, Heidelberg 1996

danach in Berlin S. 25

- Kaiserin Auguste Victoria Haus (KAVH), Röntgenabteilung,

erste Röntgeneinrichtung mit der Eröffnung des KAVH 1909

Geschichtliche Entwicklung

Als Folge des 2. Weltkrieges wurde Berlin in 4 Sektoren eingeteilt, wodurch die alte Humboldt Universität im sowjetischen Sektor lag. Eine freie Universität wurde im amerikanischen Sektor gegründet, so dass das durch seine pädiatrische Forschung bekannte KAVH Universitätsklinik wurde. Bis 1967 Durchführung der Röntgendiagnostik durch Pädiater, u.a. **Prof. H. Schäfer. »Von den 20er bis zu den 50er Jahren gehörte das Erlernen der gebräuchlichen Röntgenuntersuchungen, vor allem die Technik der Durchleuchtung, zur Ausbildung eines Kinderarztes«** (Schriftenreihe zur Geschichte der Kinderheilkunde aus dem Archiv des KAVH-Berlin. Ballowitz L (Hrsg.), Heft 7, 1990).

▪▪ Hans-Jürgen von Lengerke, Assistenz-Prof., PD Dr. med., 1967–1978
FA für Radiologie
Kinderradiologische Ausbildung bei Prof. H.J. Kaufmann, Basel
Erster hauptamtlich tätiger Kinderradiologe
1975 Habilitation: »Craniologie von Frühgeborenen, hydrocephalen Kindern und Craniostenose-Patienten«
Etablierung der Ultraschall-Diagnostik durch Dr. T. Klemm (s. S. 40)

Veröffentlichungen (Auswahl)
von Lengerke HJ, Gattig U: Limitations of 70 mm fluorography. Fortschr Röntgenstr (1972) 117: 599–602
von Lengerke HJ: A method of correcting measurements of the head- circumference when its shape is atypical. Klin Pädiatr (1974) 186: 236–242
von Lengerke HJ, Lucas D: Pneumatosis intestinalis in infants. Mschr Kinderheilkd (1975) 123: 427
von Lengerke HJ: Measurements of growth increase of intracranial space. Mschr Kinderheilkd (1977) 125: 504–505

danach in Münster S. 90

▪ FU Berlin, Universitätsklinikum Rudolf Virchow, Standort Charlottenburg, KAVH, Abteilung für Pädiatrische Radiologie

▪▪ Herbert J. Kaufmann († 2010), Univ.-Prof. Dr. med., 1979–1992
zuvor in Philadelphia und zuvor in Basel S. 139
FA für Kinderheilkunde und Radiologische Diagnostik, Schwerpunkt Kinderradiologie
C3-Professur der FU Berlin für die neu geschaffene Abteilung für Pädiatrische Radiologie

Ausrichtung
– der 18. Jahrestagung der GPR in Berlin 1981. Einführung des ersten pädiatrisch-radiologischen Fortbildungskurses
– der Arbeitstreffen der Kinderradiologen der BRD
  – 1989 in Berlin,
  – 1990 in Nürnberg,
  – 1991 in Fulda,
  – 1992 in Königswinter,
  – 1993 in Weimar
– von Sonographiekursen in Berlin, Brixen (1985–2000) und Dresden

Pediatric Radiology, Editorial Board 1973–1986

Ehrenmitgliedschaften ESPR, GPR und der Röntgengesellschaften von Brasilien, Polen, Spanien und der Tschechoslowakei

Veröffentlichungen (Auswahl)
Rausch HP, Hanefeld F, Kaufmann HJ: Medullary nephrocalcinosis and pancreatic calcifications demonstrated by ultrasound and CT in infants after treatment with ACTH. Radiology (1984) 153: 105–107
Volle E, Hanel D, Beyer P, Kaufmann HJ: Ingested foreign bodies: removal by magnet. Radiology (1986) 160: 407–409
Langer R, Kaufmann HJ: Nonionic contrast media for gastro-intestinal studies in newborns and infants. J Belge Radiol (1987) 70: 211–216
Kaufmann HJ: Pediatric Radiology: quo vadis? J Belge Radiol (1987) 70: 349–350

Langer R, Kaufmann HJ: Ultrasound screening of the hip in newborns for the diagnosis of congenital hip dysplasia. J Belge Radiol (1987) 70: 411–417

Volle E, Treisch J, Claussen C, Kaufmann HJ: Lesions of skull base observed on high resolution computed tomography. A comparison with magnetic resonance imaging. Acta Radiol (1989) 30: 129–134

Buchbeiträge/Bücher
Kaufmann HJ, Ringertz H, Sweet E (Eds.) The First 30 Years of the ESPR. The History of Pediatric Radiology in Europe. Springer, Berlin, Heidelberg 1993

Thomas Riebel, PD Dr. med., Kommissarische Leitung 1992–1997

- Charité-Kinderklinik, Kinderradiologie

Geschichtliche Entwicklung

Erste Röntgeneinrichtung einer Kinderklinik in Deutschland unter dem Pädiatrischen Ordinarius **Prof. O. Heubner** 1903. Bis 1964 Durchführung der Röntgendiagnostik durch pädiatrische Oberärzte. Unter dem Direktor der Charité-Kinderklinik **Prof. Dieckhoff** (1961–1972) wurde erstmals eine im Institut für Röntgendiagnostik (Direktor **Prof. Ließ** 1955–1985) ausgebildete Radiologin mit der Betreuung der Kinderradiologie beauftragt:

Inna Nitz, Dr. med., 1964–1994

FÄ für Radiologie und Kinderheilkunde
Erste hauptamtlich tätige Kinderradiologin
seit 1989 als OÄ

Veröffentlichungen (Auswahl)
Berger G, Fukula E, Genssler W, Hörmann D, Klare B, Nitz I, Otto G, Preuss H-J, Suhrbier P, Thiemann H-H, Trinkauf HH: Empfehlungen zur Standardisierung der Miktionszystourethrographie bei Kindern. Radiol Diagn (Berl) (1975) 16: 301–304

Buttenberg H, Genssler W, Grossmann H, Nitz I, Preuss H-J, Thiemann H-H: Empfehlungen zur Standardisierung der radiologischen Untersuchung der Thoraxorgane im Kindesalter. Radiol Diagn (Berl) (1975) 16: 483–485

Grossmann H, Hörmann D, Nitz I, Preuss HJ, Redlich FH: Empfehlungen zur Standardisierung der radiologischen Untersuchung von Ösophagus, Magen und Dünndarm im Kindesalter. Radiol Diagn (Berl) (1977) 18: 679–684

Berger G, Himmel D, Hörmann D, Nitz I, Preuss HJ, Rupprecht E: Empfehlungen zur Standardisierung der retrograden Kontrastdarstellung des Kolons im Kindesalter. Radiol Diagn (Berl) (1978) 19: 147–151

Nitz I: Roentgenologic evaluation of pulmonary arteries in normal babies and roentgen appearance of pulmonary vascularity in young infants with congenital heart diseases. Ann Radiol (1975) 18: 465–470

Nitz I: Arbeitsgemeinschaft Kinderradiologie der Gesellschaften für Pädiatrie und für Medizinische Radiologie der DDR 1966 – 1990. Mschr Kinderheilkd (1994) 142 (Suppl 2): 40–42

Schmidt S, Nitz I, Schulz R, Schmeling A: Applicability of the skeletal age determination method of Tanner and Whitehouse for forensic age diagnostics. Int J Legal Med (2008) 122: 309–314

Schmidt S, Nitz I, Schulz R, Tsokos M, Schmeling A: The digital atlas of skeletal maturity by Gilsanz and Ratib: a suitable alternative for age estimation of living individuals in criminal proceedings? Int J Legal Med (2009) 123: 489–494

Buchbeiträge/Bücher
Hans-Heinrich Thiemann, Inna Nitz, Andreas Schmeling (Hrsg.) Röntgenatlas der normalen Hand im Kindesalter. 3. Aufl., Thieme, Stuttgart 2006

Nitz, I: Entwicklung der Kinderradiologie. Entwurf zur Festschrift »300 Jahre Charité« 2010

Kinderradiologische Einrichtungen: Ihre Entwicklung und Leitung

Geschichtliche Entwicklung
Der Charité-Kinderklinik Neubau für operative Fächer 1981 machte eine zweite Kinderradiologische Einrichtung erforderlich:

- **Charité-Kinderklinik Neubau, Kinderradiologie, Institut für Röntgendiagnostik**

■■ **Renate Kursawe, Prof. Dr. med., 1981–1994**
FÄ für Radiologische Diagnostik, Schwerpunkt Kinderradiologie
Leitung als OÄ
1989 Habilitation unter dem Radiologen Prof. M. Lüning: »Wert der computertomographischen Diagnostik bei akuter Pankreatitis«
Mitglied im GPR-Vorstand 1992–1996 (S. 7)

Ausrichtung
— des Kurses Pädiatrische Bildgebende Diagnostik, Charité Berlin 1989 und 1991
— des Symposiums Kinderradiologie, Charité Berlin 1992

danach in Berlin S. 25

Geschichtliche Entwicklung
Nach der Wiedervereinigung Zusammenlegung der beiden Kinderradiologischen Einrichtungen der Charité-Kinderklinik:

- **Universitätsklinikum Charité, Abteilung für Pädiatrische Radiologie**

■■ **Brigitte Stöver, Univ.-Prof. Dr. med., 1994–1996**
FÄ für Kinderheilkunde und Radiologische Diagnostik, Schwerpunkt Kinderradiologie
neu eingerichtete C3-Professur
1983 Habilitation unter Prof. F. Ball, Frankfurt/Main: »Cardiovasculäre Veränderungen in Abhängigkeit zur Körperlage beim Kind. Untersuchungen zum Aussagewert der Thoraxübersichtsaufnahme zur Hämodynamik«

Geschichtliche Entwicklung
1996 Zusammenlegung von Rudolf-Virchow-Krankenhaus, Kinderklinik, und KAVH in das Universitätsklinikum Charité:

- **Universitätsklinikum Charité, Campus Virchow-Klinikum, Klinikum für Strahlenheilkunde, Abteilung für Pädiatrische Radiologie**

■ ■ **Brigitte Stöver, Univ.-Prof. Dr. med., 1996–6/2010**

1. Vorsitzende der AG Pädiatrische Radiologie der DRG 1997–2007 und assoziiertes Mitglied im DRG-Vorstand 1997–2001 (S. 8)
Tätigkeit in der Strahlenschutzkommission (SSK) des Bundesministeriums für Umwelt, Naturschutz und Reaktorsicherheit:
- Mitglied des Ausschusses Strahlenschutz in der Medizin 1999–2008,
als Vorsitzende 2001–2008
- Mitglied der SSK 2001–2008,
als stellvertretende Vorsitzende 2003–2008
- weiterhin Mitglied in 3 Arbeitsgruppen

Ausrichtung
- der 35. Jahrestagung der GPR 1998 in Berlin (S. 160)
- der jährlichen Kinderradiologischen Fortbildungsveranstaltung der AG Pädiatrische Radiologie der DRG 2002–2007 in Berlin

Veröffentlichungen (Auswahl)
Sigmund G, Stöver B, Zimmerhakl LB, Frankenschmidt A, Nitsche E, Leititis JU, Struwe FE, Hennig J: RARE-MR-urography in the diagnosis of upper urinary tract abnormalities in children. Pediatr Radiol (1991) 21: 416–420

Stöver B, Laubenberger J, Brandis M, Langer M: Diagnostik der hämatogenen Osteomyelitis beim Kind. Mschr Kinderheilkd (1994) 142: 971–974

Rogalla P, Stöver B, Scheer I, Juran R, Gaedicke G, Hamm B: Low-dose spiral CT: applicability to paediatric chest imaging. Pediatr Radiol (1999) 29: 565–569

Loose R, Stöver B, Müller W-U (Hrsg.) Orientierungshilfe für radiologische und nuklearmedizinische Untersuchungen. Empfehlungen der Strahlenschutzkommission. Heft 51. Hoffmann, Berlin 2006. ISBN 3-87344-130-6

Völker T, Denecke T, Steffen IG, Misch D, Schönberger S, Plotkin M, Ruf J, Furth C, Stöver B, Hautzel H, Henze G, Amthauer H: Positron emission tomography for staging of pediatric sarcoma patients: results of a prospective multicenter trial. J Clin Oncol (2007) 25: 5435–5441

Furth C, Steffen IG, Amthauer H, Ruf J, Misch D, Schönberger S, Kobe C, Denecke T, Stöver B, Hautzel H, Henze G, Hundsdoerfer P: Early and late therapy response with 18F-deoxyglucose positron emission tomography in pediatric Hodgkin's lymphoma: analysis of a prospective multicenter trial. J Clin Oncol (2009) 27: 4385–4391

Buchbeiträge/Bücher
Stöver B, Reinwein H: Les mains et les pieds. In: Ebel K-D, Blickman H, Willich E, Richter E (Eds.) Radiologie pédiatrique de l'image au diagnostic. Flammarion Paris 2001

Stöver B: Bildgebende Diagnostik: CT, MRT. In: Rieger C, von der Hardt H, Sennhauser FH, Wahn U, Zach J (Hrsg.) Pädiatrische Pneumologie. Springer, Berlin, Heidelberg 2004

Stöver B: Bildgebende Diagnostik. In: Gadner H, Gaedicke G, Niemeyer CH, Ritter J (Hrsg.) Pädiatrische Hämatologie und Onkologie. Springer, Berlin, Heidelberg 2005

Stöver B: Bildgebende Diagnostik des battered child-Syndroms. In: Jacobi G (Hrsg.) Kindesmisshandlung und Vernachlässigung. Huber, Bern 2008

Stöver B: Abdominal MRI in Children. In: Hamm B, Krestin GP, Laniado M, Nicolas V, Taupitz M (Hrsg.) MR Imaging of the Abdomen and Pelvis. Thieme, Stuttgart 2010

s. auch S. 42

Kinderradiologische Einrichtungen: Ihre Entwicklung und Leitung

■■ **Birgit Spors, Dr. med., seit 7/2010**
FÄ für Diagnostische Radiologie, Schwerpunkt Kinderradiologie
Kommissarische Leitung

Veröffentlichungen (Auswahl)
Gutberlet M, Spors B, Grothoff M, Freyhardt P, Schwinge K, Plotkin M, Amthauer H, Noeske R, Felix R: Comparison of different cardiac MRI sequences at 1.5 T/3.0 T with respect to signal-to-noise and contrast-to-noise ratios – initial experience. Fortschr Röntgenstr (2004) 176: 801–808

Gutberlet M, Spors B, Thoma T, Bertram H, Denecke T, Felix R, Noutsias M, Schultheiss HP, Kühl U: Suspected chronic myocarditis at cardiac MR: diagnostic accuracy and association with immunohistologically detected inflammation and viral persistence. Radiology (2008) 246: 401–409

Grothoff M, Spors B, Abdul-Khaliq H, Gutberlet M: Evaluation of postoperative pulmonary regurgitation after surgical repair of tetralogy of Fallot: comparison between Doppler echocardiography and MR velocity mapping. Pediatr Radiol (2008) 38:186–191

■ Radiologische und Kinderradiologische Gemeinschaftspraxis

■■ **Renate Kursawe, Prof. Dr. med., seit 1995**
zuvor in Berlin S. 23
Mitglied im GPR-Vorstand 1992–1996 (S. 7)

Veröffentlichungen (Auswahl)
Kursawe R: Bildgebende Diagnostik im Kindesalter. Duale Reihe Radiologie. Thieme, Stuttgart, 2004 und 2006

■ Zentrum für Kindersonographie in der Praxisgemeinschaft Dres. Köpcke, Koch, Kästner, Deres, Huyer

■■ **Thomas Riebel, Prof. Dr. med., seit 2011**
zuvor in Berlin S. 20

■ Diagnostikum Berlin, Kinderradiologie (über Sonderbedarfszulassung)

■■ **Susanne Schmidt seit 2011**
FÄ für Diagnostische Radiologie, Schwerpunkt Kinderradiologie
zuständig für die Kinderradiologie

Bielefeld

— Evangelisches Krankenhaus Bielefeld, Kinderklinik, Kinderradiologie,
— seit 2006 Evangelisches Krankenhaus Bielefeld, Akademisches Lehrkrankenhaus der Universität Münster, Institut für Diagnostische und Interventionelle Radiologie, Neuroradiologie und Kinderradiologie, Abteilung für Kinderradiologie

■ Evangelisches Krankenhaus Bielefeld, Kinderklinik, Kinderradiologie

■■ **Folker Janssen, Dr. med., 1974–2004**
FA für Kinderheilkunde und Teilgebiet Kinderradiologie
Leitung als OA

Veröffentlichungen (Auswahl)
Janssen F, Kemperdick H: Spinal and Costal Abnormalities in Congenital Atresia of the Esophagus. Z. Kinderheilkd (1974) 117: 275–280
Janssen F: Krankheiten durch Arzneimittel beim Neugeborenen. Mschr. Kinderheilkd (1975) 123: 34 –37
Janssen F: Erkrankungen des Herzens. Praxis der Allgemeinmedizin 10. Urban und Schwarzenberg, München, Wien, Baltimore 1985
Janssen F, Reinhardt D: Vergiftungen. In: Reinhardt D (Hrsg.) Therapie der Krankheiten des Kindesalters. 5. Aufl., Springer, Berlin, Heidelberg 1993

s. auch S. 35

- Evangelisches Krankenhaus Bielefeld, Kinderklinik, Kinderradiologie,
  Evangelisches Krankenhaus Bielefeld, Akademisches Lehrkrankenhaus der Universität Münster, Institut für Diagnostische und Interventionelle Radiologie, Neuroradiologie und Kinderradiologie, Abteilung für Kinderradiologie

■ ■ Martin Möllers, Dr. med., seit 2004
FA für Kinder- und Jugendmedizin und Diagnostische Radiologie, Schwerpunkt Kinderradiologie
Leitender Arzt als OA
Beteiligung an den Kursen für Pädiatrische Radiologie der Röntgendiagnostischen Fortbildung Neuss seit 2009

Bochum

- Berufsgenossenschaftliches Universitätsklinikum Bergmannsheil, Klinikum der Ruhruniversität Bochum, Institut für Diagnostische Radiologie, Interventionelle Radiologie und Nuklearmedizin, Kinderradiologie

■ ■ Christoph M. Heyer, PD Dr. med., seit 2006
FA für Diagnostische Radiologie, Schwerpunkt Kinderradiologie
2007 Habilitation unter dem Radiologen Prof. V. Nicolas: »Möglichkeiten einer effektiven Dosisreduktion bei thorakalen Computertomographie-Verfahren im Kindes- und Erwachsenenalter«

Ausrichtung
des 1. Bochumer Symposium: »Bildgebung in der Kinderorthopädie« 2009

Veröffentlichungen (Auswahl)
Heyer CM, Lemburg SP, Kagel T, Mueller KM, Nuesslein TG, Rieger CHL, Nicolas V: Evaluation of Chronic Infectious Interstitial Pulmonary Disease in Children by Low Dose CT-Guided Transthoracic Lung Biopsy. Eur Radiol (2005) 15:1289–1295
Heyer CM, Nuesslein TG, Jung D, Lemburg SP, Peters SA, Rieger CHL, Nicolas V: Tracheobronchial Anomalies and Stenoses: Detection with Low-Dose Multidetector CT with Virtual Tracheobronchoscopy – Comparison with Flexible Tracheobronchoscopy. Radiology (2007) 242: 542–549
Heyer CM, Nüßlein TG, Stephan V, Kuhnen C, Rieger CHL, Nicolas V: Die Niedrigdosis-CT-navigierte transthorakale Lungenbiopsie zur Evaluation chronisch-interstitieller, nicht-infektiöser Lungenerkrankungen bei Kindern. Pneumologie (2007) 61:499–508
Lemburg SP, Lilienthal E, Heyer CM: Growth Plate Fractures of the Distal Tibia – Is CT Imaging Necessary? Arch Orthop Traum Surg (2010) 130: 1411–1417

Bonn

- Universität Bonn, Kinderklinik, Röntgenabteilung,
  später Universität Bonn, Radiologische Klinik, Funktionsbereich Kinderradiologie
- Praxisnetz Bonn Rhein Sieg, Kinderradiologie

Universität Bonn, Kinderklinik, Röntgenabteilung

Helmut Hauke, PD Dr. med., 1965–1969
FA für Kinderheilkunde und Radiologie
Kinderradiologische Ausbildung bei Prof. U. Rudhe, Karolinska-Hospital, Stockholm
1969 Habilitation unter dem Pädiater Prof. H. Hungerland: »Das Extremitätenskelett bei der Thalidomid-Embryopathie«

Veröffentlichungen (Auswahl)
Hauke H, Weicker H: Thalidomid- Embryopathie: Die Nierenfehlbildungen. DMW (1965) 49: 2200–2204

Buchbeiträge/Bücher
Hauke H: Osteofibrose. In: Opitz H, Schmid F (Hrsg.) Handbuch der Kinderheilkunde, Band 6. Springer, Berlin, Heidelberg 1967

danach in Stuttgart S. 96

Universität Bonn, Kinderklinik, Röntgenabteilung,
Universität Bonn, Radiologische Klinik, Funktionsbereich Kinderradiologie

Dieter Emons († 2005), Dr. med., 1974–2002
FA für Kinderheilkunde und Radiologische Diagnostik, Schwerpunkt Kinderradiologie
Neu eingerichtete Ratsstelle, Funktions-OA

Veröffentlichungen (Auswahl)
Emons D, Rotthauwe HW: Dünndarm-Saugbiopsie im Kindesalter: Technik, Komplikationen, Bedeutung für die Diagnose intestinaler Erkrankungen. Klin Wschr (1971) 49: 695–705
Emons D, Bohm ER, Rotthauwe HW: Ergebnisse einer Nachuntersuchung von Coeliakie-Patienten. DMW (1974) 99:1847–1853
Emons D: Semitransparente Dünndarmdarstellung per os. Fortschr Röntgenstr (1981) 135: 446–452
Benz-Bohm G, Emons D, Schickendantz S, Mallmann R, Redel D, Knöpfle G, Mennicken U: Kortikale Hyperostosen unter längerfristiger Prostaglandin E2-Therapie. Radiologe (1984) 24: 72–78

Buchbeiträge/Bücher
Emons D: Untersuchungstechnik des Magen-Darm-Traktes. In: Schuster W, Färber D (Hrsg.) Kinderradiologie 2 Bildgebende Diagnostik. 2. Aufl., Springer, Berlin, Heidelberg 1996
Emons D: Bauchwand. In: Schuster W, Färber D (Hrsg.) Kinderradiologie 2 Bildgebende Diagnostik. 2. Aufl., Springer, Berlin, Heidelberg 1996

s. auch S. 93

- **Universität Bonn, Radiologische Klinik, Funktionsbereich Kinderradiologie**

■■ **Rainer Tietze, Dr. med., 2003–2005**
FA für Kinderheilkunde und Diagnostische Radiologie, Schwerpunkt Kinderradiologie

Ausrichtung
der 42. Jahrestagung der GPR zusammen mit L.R. Schmidt 2005 in Bonn (S. 161)
danach in St. Augustin S. 94

■■ **Mark Born, Dr. med., seit 2005**
FA für Diagnostische Radiologie, Schwerpunkt Kinderradiologie
Leitung als OA

Veröffentlichungen (Auswahl)
Born M, Franke I, Schild HH: Sonografische Harnblasenvolumetrie bei Kindern: Vergleichende Beurteilung von konventioneller B-Bild-Sonographie und automatisierter Volumetrie mit einem sonografischen Handgerät ohne Bildgebung. Fortschr Röntgenstr (2010) 182: 341–347
Born M, Scheef L, Boecker H, Heep A: Erfahrungen mit der MRT des Hirns bei Frühgeborenen. Hinweise auf Schädigung der weißen Substanz in T2- und Diffusionswichtung bei 3 Tesla. Klin Pädiatr (2010) 222: 1–6
Born M, Franke I, Brecher B, Spiller L, Schrading S: Feinnoduläres Milzparenchym, ein häufiger sonographischer Befund bei Kindern und Jugendlichen. Fortschr Röntgenstr (2011) 183: 238–243
Born M, Franke I: Die Schallgeschwindigkeit im menschlichen Gewebe – ein diagnostisch verwertbarer Parameter? Evaluation am Beispiel der Leber bei Kindern und Jugendlichen. Fortschr Röntgenstr (2011) 183: 812–817

- **Praxisnetz Bonn Rhein Sieg, Kinderradiologie**

■■ **Henrike Ebel, Dr. med., seit 2005**
FÄ für Diagnostische Radiologie, Schwerpunkt Kinderradiologie
Alleinige Vertreterin der Kinderradiologie im Praxisnetz

Veröffentlichung (Auswahl)
Ebel H: »Wertigkeit von Klinik und Bildgebung bei der Fremdkörperaspiration im Kindesalter«, Inaugural-Dissertation Köln, 2001

Bremen

— 1958 Städtische Krankenanstalten, Zentralröntgeninstitut, Röntgenabteilung der Kinderklinik,
— später Klinikum Bremen Mitte, Klinik für Radiologische Diagnostik und Nuklearmedizin, Funktionsbereich Kinderradiologie in der Prof. Hess Kinderklinik, St. Jürgen Str.

Geschichtliche Entwicklung

1928 Neubau einer großen Kinderklinik mit über 400 Betten. Es gab einen Röntgenraum für Durchleuchtungen durch radiologisch unausgebildete Pädiater. In der Regel wurden jedoch die Röntgenuntersuchungen in dem ca. 300 m entfernten Zentralröntgeninstitut (**Prof. H. Meyer**) durchgeführt. 1940 übernahm **Prof. L. Schall** die Kinderklinik, wurde aber 1945 suspendiert und erst wieder 1955 als

▼

Kinderradiologische Einrichtungen: Ihre Entwicklung und Leitung

Direktor eingesetzt. Seit seiner röntgenologischen Weiterbildung in den 20er Jahren galt seine besondere Vorliebe der Kinderradiologie (s. S. 98). Er versetzte 1956 seinen damaligen Assistenten **Dr. E. Willich** zur radiologischen Weiterbildung in das Zentralröntgeninstitut, wo dieser die Kinder der Kinderklinik versorgte. 1958 entstand innerhalb der Kinderklinik eine moderne Röntgenabteilung, dem Zentralröntgeninstitut unterstellt (Direktor: Dr. K. Baden), die die 1952 unter Prof. F. Rehbein gegründete Kinderchirurgische Klinik mitversorgte (aus Unterlagen von Prof. E. Willich).
Prof. L. Schall und Dr. E. Willich entwickelten **1962** ein Zusatzgerät für die Röntgenuntersuchung von Kindern, das **Paidoskop** (Fa. Koch und Sterzel KG, Röntgenwerk Essen), das an allen den DIN-Vorschriften entsprechenden Durchleuchtungsgeräten angebracht werden konnte (s. Veröffentlichung S. 29).
Ehrenmitgliedschaften der GPR und der ESPR für Prof. Dr. med. Lutz Schall 1964 (S. 163 und S. 164)

- Städtische Krankenanstalten, Zentralröntgeninstitut, Röntgenabteilung der Kinderklinik

- - Eberhard Willich, Dr. med., 1958–1968

FA für Kinderheilkunde und Radiologie
Gründungsmitglied der AG für Pädiatrische Radiologie 1963 in Köln
Mitglied im 1. Vorstand der AG (S. 6)
zusammen mit Prof. M.A. Lassrich Leitung der Sitzung der AG für Pädiatrische Radiologie auf dem Kinderärztekongress Norderney 1965 (S. 158)

Wissenschaftliche Auszeichnung
Preis der Bremer Stiftung zur Förderung der Wissenschaften und der Universität 1965

Veröffentlichungen (Auswahl)
Willich E: Röntgendiagnostik der Harntraktanomalien im frühen Kindesalter. Mschr Kinderheilkd (1959) 107: 474
Willich E: Der Wandel im Röntgenbild der Kinderpneumonie. Fortschr Röntgenstr (1959) 92: 508–523
Schall L, Willich E: Das Paidoskop. Ein Universalgerät für die Röntgenuntersuchung von Kindern jeden Alters. Fortschr Röntgenstr (1963) 99: 559–564
Willich E, Kerk L, Buschmann O: Nierenangiographie im Kindesalter. Urologe (1967) 6: 88
Willich E: The Roentgenological Appearance of Pulmonary Listeriosis. Progr Pediat Radiol (1967) 1: 160–176
Keutel J, Willich E: Die röntgenologische Differentialdiagnostik zystischer und lokalisierter Lungenaufhellungen im Säuglings- und Kindesalter. Fortschr Röntgenstr (1968) 109: 291–308
Willich E: Röntgendiagnostik der Schädelfrakturen im Kindesalter. Fortschr Röntgenstr 1968) 109: 653–662

Buchbeiträge/Bücher
Ebel K-D, Willich E: Die Röntgenuntersuchung im Kindesalter. Technik und Indikation. Springer, Berlin, Heidelberg 1968 (2. Aufl. 1979)

danach in Heidelberg S. 60

- - Erika Seibel, Dr. med., 1969–1970

FÄ für Kinderheilkunde

- - Hildegard Brinkmann, geb. Müller, Dr. med., 1970–1990

FÄ für Kinderheilkunde und Radiologie

- Klinikum Bremen Mitte, Klinik für Radiologische Diagnostik und Nuklearmedizin, Funktionsbereich Kinderradiologie in der Prof. Hess Kinderklinik, St. Jürgen Str.

▪▪ V. Georges Adjalley, Dr. med., 1990–2006 und 2007
FA für Kinderheilkunde und Diagnostische Radiologie, Schwerpunkt Kinderradiologie

▪▪ Karsten Jablonka, Dr. med., 2006, seit 2008
FA für Diagnostische Radiologie, Schwerpunkt Kinderradiologie
2007 Vervollständigung der Ausbildung zum Kinderradiologen bei Prof. G. Alzen, Gießen

Darmstadt

- Städt. Kinderklinik Darmstadt-Eberstadt, Röntgenabteilung
  Radiologisches Institut des Klinikums, Kinderradiologische Ambulanz

▪▪ Helmut von Kaehne, Dr. med., 1975–1997
FA für Kinderheilkunde und Radiologische Diagnostik, Schwerpunkt Kinderradiologie
1997 nach Fusion beider Darmstädter Kinderkliniken Versetzung in das Radiologische Institut des Klinikums unter Beibehaltung der Kinderradiologischen Ambulanz **bis 2000**
Die Stelle für Kinderradiologie wurde nicht neu besetzt, trotz Weiterbestehens u. a. der Frühgeborenen-Intensivstation. Die Befundung erfolgt digital durch eine Röntgenpraxis ohne Kinderradiologen.

Datteln

— Vestische Kinderklinik, Abteilung für Pädiatrische Radiologie seit 1976,
— 1994 Vestische Kinderklinik, Universität Witten/Herdecke, Abteilung für Pädiatrische Radiologie,
— seit 2002 Vestische Kinder- und Jugendklinik, Universität Witten/Herdecke, Abteilung für Pädiatrische Radiologie

- Vestische Kinderklinik, Abteilung für Pädiatrische Radiologie,
  1994 Vestische Kinderklinik, Universität Witten/Herdecke, Abteilung für Pädiatrische Radiologie

▪▪ Herbert J. Glöbl, Dr. med., 1976–2002
FA für Kinderheilkunde und Radiologische Diagnostik, Schwerpunkt Kinderradiologie
Kinderradiologische Ausbildung bei Prof. H.J. Kaufmann, Basel und Philadelphia und bei J.A. Kirkpatrick, Philadelphia
Chefarzt

Ausrichtung
der Kinderradiologischen Fortbildungsveranstaltung der AG Pädiatrische Radiologie der DRG in Recklinghausen 2000
Jahrzehntelang Beteiligung an Fortbildungskursen für Pädiatrische Radiologie und an Sonographiekursen insbesondere in Brixen

Veröffentlichungen (Auswahl)

Glöbl HJ, Aberdeen E, Kaufmann HJ: Postoperative radiographic findings following systemic-pulmonary arterial anastomosis in the first week of life. Pediatr Radiol (1974) 2: 225–229

Glöbl HJ, Capitanio WA, Kirkpatrick JA: Radiographic findings in children with psychosocial dwarfism. Pediatr Radiol (1976) 4: 83–86

Glöbl HJ: Ausscheidungsurographie und Miktions-Zystourethrographie im Kindesalter. Radiologe (1983) 23: 53–58

Schmidt-Troschke S, Glöbl HJ, Koch G, Aguigah G, Rossa M, Bürk G, Aksu F: Funktionelle Duodenalstenose bei Anorexia nervosa. Mschr Kinderheilkd (1998) 146: 481–483

Buchbeiträge/Bücher

Glöbl HJ, Kaufmann HJ: Shunts and Complications. In: Kaufmann HJ (Ed.) Progr Pediat Radiol, Vol. 6, Karger, Basel 1978

Glöbl HJ: Thorax. In: Benz-Bohm, G. (Hrsg.) RRR Kinderradiologie. Thieme, Stuttgart 1997

Glöbl HJ: Lungenmißbildungen. In: Krahe T. (Hrsg.) RRR Bildgebende Diagnostik von Lunge und Pleura. Thieme, Stuttgart 1998

Übersetzung aus dem Englischen: Oestreich AE: Pädiatrische Radiologie. Enke, Stuttgart 1986

- **Vestische Kinder- und Jugendklinik, Universität Witten/Herdecke, Abteilung für Pädiatrische Radiologie**

■ ■ **Rainer Wunsch, Prof. Dr. med., seit 2002**

FA für Diagnostische Radiologie, Schwerpunkt Kinderradiologie

2005 Installation eines MRT-Gerätes

2007 Habilitation unter dem Radiologen Prof. D. Grönemeyer, Witten/Herdecke: »Sonographische Messungen im Submillimeterbereich: Optimierung des Messverfahrens und Anwendung in klinischen Studien am Beispiel der Intima-Mediadicke«

Mitglied im Vorstand der GPR seit 2010 (S. 8)

2. Vorsitzender der AG Pädiatrische Radiologie der DRG 2009–2011

Ausrichtung

monatlicher Fortbildung in Sonographie

Veröffentlichungen (Auswahl)

Oh J, Wunsch R, Turzer M, Bahner M, Raggi P, Querfeld U, Mehls O, Schäfer F: Advanced Coronary and Carotid Arteriopathy in Young Adults with Childhood-Onset Chronic Renal Failure. Circulation (2002) 106:100–105

Wunsch R, Efinger K: The Interventionel therapy of varicoceles amongst children, adolescents and young men. Eur J Radiol (2005) 53: 46–56

Wunsch R, de Sousa G, Reinehr T: Intima-media thickness in obese children before and after weight loss. Pediatrics (2006) 118: 2334–2340

Reinehr T, Wunsch R: Relationships between cardiovascular risk profile, ultrasonographic measurement of intra-abdominal adipose tissue, and waist circumference in obese children. Clinical Nutrition (2010) 29: 24–30

Buchbeiträge/Bücher

Wunsch R, Glöbl HJ: Thorax. In: Benz-Bohm, G. (Hrsg.) RRR Kinderradiologie, 2. Aufl., Thieme, Stuttgart 2005

Wunsch R, Willich E: Mediastinum. In: Benz-Bohm, G. (Hrsg.) RRR Kinderradiologie, 2. Aufl., Thieme, Stuttgart 2005

Dortmund

- Städtische Kinderklinik, Röntgenabteilung seit 1968, teilverselbständigt 1980
- später Radiologische Klinik, Klinikum Dortmund gGmbH, Kinderradiologie im Westfälischen Kinderzentrum

- **Städtische Kinderklinik, Röntgenabteilung**

■ ■ **Klaus Roggenkamp, Dr. med., 1968–2000**
FA für Kinderheilkunde und Teilgebiet Kinderradiologie
Hauptarbeitsgebiet: Invagination, Skelettveränderungen
Jahrelange Beteiligung an MTRA-Fortbildungen
Veröffentlichungen S. 32

- **Radiologische Klinik, Klinikum Dortmund gGmbH, Kinderradiologie im Westfälischen Kinderzentrum**

■ ■ **Annette Schmitz-Stolbrink, Dr. med., seit 2000**
FÄ für für Kinderheilkunde und Radiologische Diagnostik, Schwerpunkt Kinderradiologie
Leitung als OÄ
DEGUM-Ausbilderin Stufe II
seit 1995 Seminarleiterin der Akademie für Ärztliche Fortbildung: Ultraschallkurs Kinder, Borkum

Veröffentlichungen (Auswahl)
Jaeger HJ, Schmitz-Stolbrink A, Hulde J, Novak M, Roggenkamp K, Mathias KD: The boneless neonate: a severe form of achondrogenesis type1. Pediatr Radiol (1994) 24: 319–321
Jaeger HJ, Schmitz-Stolbrink A, Götz GF, Roggenkamp K, Mathias KD: Invasion of the growth plate by bone tumors and osteomyelitis in childhood. Radiologe (1995) 35: 409–413
Schmitz-Stolbrink A: Gynäkologische Ursachen des akuten Abdomens im Kindesalter. Radiologe (1997) 37: 459–463
Schmitz-Stolbrink A: Sonographie des inneren weiblichen Genitale. Pädiatr Prax (1997) 52: 343–357

Dresden

- Medizinische Akademie Dresden, Kinderklinik, Röntgenabteilung seit 1959,
- 1994 Universitätsklinikum Carl Gustav Carus der Technischen Universität, Institut und Poliklinik für Radiologische Diagnostik, Abteilung für Kinderradiologie,
- seit 2002 Universitätsklinikum Carl Gustav Carus der Technischen Universität, Institut und Poliklinik für Radiologische Diagnostik, Bereich Kinderradiologie

- **Medizinische Akademie Dresden, Kinderklinik, Röntgenabteilung, Universitätsklinikum Carl Gustav Carus der Technischen Universität, Institut und Poliklinik für Radiologische Diagnostik, Abteilung für Kinderradiologie**

Geschichtliche Entwicklung

Seit 1952 Versorgung der nicht transportfähigen Kinder durch ein Halbwellengerät, der transportfähigen durch die 300 m über die Straße entfernte Radiologische Klinik. 1959 unter dem Pädiatrischen Klinikchef **Prof. O. Harnapp** Einrichtung eines Röntgenraumes mit einem 6-Pulsgenerator, einem Durchleuchtungsgerät, einem Flachblendentisch und einem Kassettenstativ.
1959–1971 Betreuung der Abteilung überwiegend durch die Pädiater **Dr. H. Stein, Dr. H. Sonnenkalb** (1962–1963) und **Dr. G. Berger (1964–1971)**. Der in dieser Zeit tätige Klinikchef Prof. H.-J. Dietzsch ermöglichte seinem pädiatrischen OA Dr. E. Rupprecht eine zweite Facharztausbildung in Radiologie (aus Unterlagen von Prof. E. Willich).

■■ **Edgar Rupprecht, Prof. Dr. med. habil., 1972–2002**
FA für Kinderheilkunde und Radiologische Diagnostik, Schwerpunkt Kinderradiologie
Zunächst teilweise zuständig, 1972 zum Leiter der Abteilung ernannt
1985 Habilitation unter dem Pädiater Prof. H.-J. Dietzsch: »Erstellung einer radiologischen Datenbank konstitutioneller Knochenerkrankungen – zugleich ein Beitrag zum Aufbau eines Registers für angeborene Systemerkrankungen des Skeletts in der DDR«
Stellvertretender Vorsitzender der AG Kinderradiologie der DDR bis 1990
Leitung der AG Angeborene Systemerkrankungen des Skeletts in der Gesellschaft für Osteologie mit 20 Arbeitstreffen

Geschichtliche Entwicklung

1994 Angliederung an das Institut und Poliklinik für Radiologische Diagnostik als selbständige Abteilung für Kinderradiologie am Universitätsklinikum Carl Gustav Carus der Technischen Universität.

Mitglied im Vorstand der GPR 1998–2002 (S. 7)

Ausrichtung
— der 31. Jahrestagung der GPR 1994 in Dresden (Dresden damit in den neuen Bundesländern erstmalig Gastgeber für alle deutschsprachigen Kinderradiologen)
— des 11. Bastei-Symposiums mit dem Hauptthema Kinderradiologie 2001 in Dresden
— von Ultraschallkursen (Grund-, Aufbau- und Abschlusskursen) 2-mal jährlich 1990–2007 in Dresden

Veröffentlichungen (Auswahl)
Rupprecht E, Wunderlich P et al.: Einseitige Pulmonalisaplasie und –hypoplasie (komplexe Diagnostik bei einseitig heller Lunge im Kindesalter). Z Erkrank Atem Org (1977) 147: 57–72
Herrmann T, Rupprecht E, Voigtmann W, Kuchheuser W: Kinder präkonzeptionell bestrahlter Eltern – eine Longitudinalstudie (Ergebnisse 1986). Strahlenth u Onkol (1988) 164: 629–637 (**Langendorff-Preis 1991**)

Buchbeiträge/Bücher
Rupprecht E, Tröger J: Bildgebende Verfahren. In: Speer P, Gahr M (Hrsg.) Pädiatrie. Springer, Berlin, Heidelberg 2000
Rupprecht E, Hahn G, Schentke U: Bildgebende Diagnostik von Pankreaserkrankungen im Kindesalter. In: Henker J (Hrsg.) Erkrankungen des exokrinen Pankreas im Kindesalter. Enke, Stuttgart 1996
Kozlowski K, Rupprecht E: Klinik und Röntgenbild der Osteochondrodysplasien und Mukopolysaccharidosen. Akademie Berlin 1972

Veröffentlichungen der Standardisierungsempfehlungen S. 22,
s. auch S. 47

- **Universitätsklinikum Carl Gustav Carus der Technischen Universität, Institut und Poliklinik für Radiologische Diagnostik, Bereich Kinderradiologie**

- **Gabriele Hahn, Dr. med., seit 2002**
FÄ für Kinderheilkunde und Diagnostische Radiologie, Schwerpunkt Kinderradiologie

Ausrichtung
der jährlichen Kinderradiologischen Fortbildungsveranstaltung der AG Pädiatrische Radiologie der DRG seit 2008 in Dresden

Veröffentlichungen (Auswahl)
Hahn G, Sorge I, Gruhn B, Glutig K, Hirsch W, Bhargava R, Furtner J, Born M, Schröder C, Ahlström H, Kaiser S, Moritz JD, Kunze CW, Shroff M, Stokland E, Trnkova ZJ, Schultze-Mosgau M, Reif S, Bacher-Stier C, Mentzel HJ: Pharmacokinetics and safety of gadobutrol-enhanced magnetic resonance imaging in pediatric patients. Invest Radiol (2009) 44: 776–783

s. auch S. 34

Düsseldorf

- Universitätskinderklinik, Funktionsbereich Kinderradiologie seit 1963/1964,
- seit 1987 Institut für Diagnostische Radiologie der Heinrich-Heine-Universität, Funktionsbereich Kinderradiologie

- **Universitätskinderklinik, Funktionsbereich Kinderradiologie**

Geschichtliche Entwicklung
Die Kinderklinik war ehemals getrennt in Czerny-Haus (Infektionsabteilung) und Schlossmann-Haus, daher gab es ursprünglich, seit 1963/1964, zwei Funktionsbereiche Kinderradiologie: Kinderradiologische Betreuung des Czerny-Hauses durch **Dr. med. Elisabeth Brunier** (danach Essen S. 38), des Schlossmann-Hauses durch **Dr. med. Barbara Lemburg.** 1967 übernahm Dr. med. Reinhard D. Schulz die Kinderradiologische Betreuung des Czerny-Hauses, um 1969, nach der Zusammenlegung beider Häuser, auch die des Schlossmann-Hauses.

- **Reinhard D. Schulz, Dr. med., 1967–1971**
FA für Kinderheilkunde, Teilausbildung in Radiologie
Akademischer Oberrat
danach in Stuttgart S. 96 und danach S. 97

- **Universitätskinderklinik, Funktionsbereich Kinderradiologie,
Institut für Diagnostische Radiologie der Heinrich-Heine-Universität,
Funktionsbereich Kinderradiologie**

■ ■ **Helmut Kemperdick, Prof. Dr. med. habil., 1971–2002**
FA für Kinderheilkunde und Radiologische Diagnostik, Schwerpunkt Kinderradiologie
1980 Habilitation für das Fach Kinderheilkunde unter Prof. G.-A. von Harnack: »Die Anwendbarkeit der Bestimmungsmethoden des Skelettalters bei westdeutschen Kindern mit normalem und mit abweichendem Wachstumsverlauf«
1989 Erweiterung der Venia legendi um das Fach Kinderradiologie

Veröffentlichungen (Auswahl)
Kemperdick H, Lemburg B: Der thanatophore Zwergwuchs. Fortschr Röntgenstr (1973) 118: 573
Kemperdick H, Lehr HJ: Die Pyknodysostose. Mschr Kinderheilk (1975) 123: 52
Kemperdick H, Janssen F, Lenz W: Beitrag zum mesomelen Zwergwuchs. Fortschr Röntgenstr (1975) 123: 450
Kemperdick H: Die Skelettalterbestimmung beim Kind. Radiologe (1986) 26: 216

Buchbeiträge/Bücher
Kemperdick H: Skelettentwicklung (Wachstum, Reifung des Skeletts, Knochenalter- und Endgrößenbestimmung). In: Schuster W, Färber D (Hrsg.) Kinderradiologie 1, Bildgebende Diagnostik. 2. Aufl., Springer, Berlin, Heidelberg 1996
Kemperdick H: Skelett. In: Benz-Bohm G. (Hrsg.) RRR Kinderradiologie. Thieme, Stuttgart 1997

s. auch S. 26 und S. 99

- **Institut für Diagnostische Radiologie der Heinrich-Heine-Universität,
Funktionsbereich Kinderradiologie**

■ ■ **Jörg Schaper, Dr. med., seit 2003**
zuvor in Essen S. 39
Mitglied der International Skeletal Dysplasia Society (ISDS)

In Vorbereitung
49. Jahrestagung der GPR 2012 in Düsseldorf

Veröffentlichungen (Auswahl)
Schaper J, Heinen W: Normvarianten und nicht pathologische Befunde des kindlichen Skeletts. Radiologie up2date (2006) 6: 287–310
Christaras A, Schaper J, Strelow H, Laws HJ, Göbel U: Auswirkungen des selbstlernenden G-DRG Systems 2004–2006 auf die Vergütung stationärer Leistungen bei pädiatrisch hämatologisch-onkologischen Patienten am Beispiel einer Universitätsklinik. Klin Pädiatr (2006) 218: 366–378
Horsch S, Schaper J, Roll C: Lesions in congenital nephrotic syndrome. J Pediatr (2007) 151: 221
Weber C, Schaper J, Tibussek D et al.: Diagnostic and therapeutic implications of neurological complications following paediatric haematopoetic stem cell transplantation. Bone Marrow Transplant (2008) 41: 253–259
Sabir H, Mayatepek E, Schaper J, Tibussek D: Baby-walkers: an avoidable source of hazard. Lancet (2008) 372: 2000

Buchbeiträge/Bücher
Schaper J, Kemperdick H: Körperstamm und Extremitäten. In: Benz-Bohm G. (Hrsg.) RRR Kinderradiologie. 2. Aufl., Thieme, Stuttgart 2005
Schaper, J: Kinderradiologische Diagnostik. In: Pädiatrie. Mayatepek E (Hrsg.) Elsevier, München 2007

Erlangen

- 1965 Klinik mit Poliklinik für Kinder und Jugendliche der Universität, Abteilung für Pädiatrische Radiologie,
- später Universitätsklinikum Erlangen, Radiologisches Institut, Abteilung für Pädiatrische Radiologie,
- seit 2011 Universitätsklinikum Erlangen, Radiologisches Institut, Sektion Pädiatrische Radiologie

Geschichtliche Entwicklung

Vor 1941 wurden die Röntgenuntersuchungen der Patienten der Kinderklinik in der Medizinischen Poliklinik durchgeführt. 1941 erste Röntgenuntersuchung in der Kinderklinik, die Röntgeneinrichtung befand sich im sog. Gartenhaus.
1965 Neubau des Bettenhauses mit neuer Röntgenabteilung (aus einer Zusammenstellung von Dr. B. Böwing).

- **Klinik mit Poliklinik für Kinder und Jugendliche der Universität, Abteilung für Pädiatrische Radiologie**

■■ **Werner Schuster, Dr. med., 1966–1974**
zuvor in München S. 86
FA für Kinderheilkunde und Radiologie
Dr. W. Schuster arbeitete in der nicht selbständigen Abteilung als Pädiater und machte als Konsequenz den Zweitfacharzt in Radiologie.
1969 Habilitation unter dem Pädiater Prof. A. Windorfer: »Über Methode und Ergebnis quantitativer Mineralsalzbestimmungen am kindlichen Skelett«
Enge Zusammenarbeit mit Firma Siemens, Bereich Medizintechnik. Das Ergebnis war ein für das Kindesalter optimiertes Obertisch-Durchleuchtungsgerät, das **Infantoskop**. Zuvor war 1965 von K. Bühlmeyer und W. Schuster der **Thoracomat** entwickelt worden, ein Thoraxstativ für Kinder, mit einer Aufhängevorrichtung für Babixhüllen (s. S. 66).
Die Produktion dieser und ähnlicher Spezialgeräte wurde aufgrund der geringen Anzahl an verkauften Geräten eingestellt.
danach in Gießen S. 45

■■ **Bernhard Böwing, Dr. med., 1975–2002**
FA für Kinderheilkunde und Radiologische Diagnostik, Schwerpunkt Kinderradiologie
Akademischer Direktor
Seit Anfang der 80er Jahre eigenständige CT-Untersuchungen,
Mitte der 90er Jahre Installation des MRT-Gerätes Magnetom open

Ausrichtung
von Fortbildungskursen für Radiologen und Kinderärzte

Veröffentlichungen (Auswahl)
Rupprecht T, Kuth R, Böwing B, Gerling S, Wagner M, Rascher W: Sedation and Monitoring of Pediatric Patients undergoing Open Low Field MRI. Acta Paediatr (2000) 89: 1077–1081
Rupprecht T, Böwing B, Wagner M: Niederfeld-Magnetresonanztomographie in der pädiatrischen Radiologie – Möglichkeiten, Limitationen und Perspektiven. Radiologe (2001) 41: 427–433
Wagner M, Böwing B, Rupprecht T: Low Field Thoracic MRI – A Fast and Radiation Free Routine Imaging Modality in Children. Magn Reson Imaging (2001) 19: 975–983

s. auch S. 37

Kinderradiologische Einrichtungen: Ihre Entwicklung und Leitung

▪▪ Thomas Rupprecht, Prof. Dr. med., 2002–2004

FA für Kinderheilkunde und Diagnostische Radiologie, Schwerpunkt Kinderradiologie
1994 Habilitation unter Prof. K. Stehr für das Fach Kinderheilkunde: »Interpretation physiologischer und pathologischer Strömungsprofile in kindlichen Arterien mit Hilfe einfacher und dynamischer Systemsimulationsmodelle«
Leitung als OA der Kinderklinik zunächst der Bereiche Ultraschalldiagnostik und Kernspintomographie, seit Anerkennung der Schwerpunktbezeichnung Kinderradiologie der gesamten bildgebenden Diagnostik der Klinik

Wissenschaftliche Auszeichnungen (Auswahl)
— Jaques-Lefèbvre Award (mit Prof. K.H. Deeg), 25. ESPR-Meeting 1988 Montreux
— Friedrich-Linneweh Preis, 29. Arbeitstagung für Pädiatrische Forschung 1993 Göttingen
— Wissenschaftspreis der GPR (Mitautor), 40. Jahrestagung 2003 St. Gallen

Veröffentlichungen (Auswahl)
Rupprecht T, Wenzel D, Schmitzer E, Hofbeck M, Böwing B, Neubauer U: Diagnosis of moyamoya disease with additional renal artery stenosis by colour coded Doppler sonography. Pediatr Radiol (1992) 22: 527–528
Rupprecht T, Seiler T, Hofbeck M, Wild F, Singer H: Doppler echocardiography assessment of hemodynamic values and additional heart defects in atrial septal defects. Ultraschall Med (1994) 15: 89–94
Rupprecht T, Lauffer K, Storr U, Hofbeck M, Wenzel D, Böwing B: Extracerebral intracranial fluid collections in childhood: differentiation between benign subarachnoid space enlargment and subdural effusion using color-coded duplex ultrasound. Klin Pädiatr (1996) 208: 97–102
Rupprecht T, Hofbeck M, Wenzel D: Impaired compliance of the intracranial vessels in complicated childhood migraine. Demonstration by transcranial Doppler-sonography – a vascular model approach. Ultraschall Med (2001) 22: 122–129
Rupprecht T, Nitz W, Wagner M, Kreissler P, Rascher W, Hofbeck M: Determination of the pressure gradient in children with coarctation of the aorta by low-field magnetic resonance imaging. Pediatr Cardiol (2002) 23: 127–131
Rupprecht T, Böwing B, Kuth R, Deimling M, Rascher W, Wagner M: Steady-state free precession projection MRI as a potential alternative to the conventional chest x-ray in pediatric patients with suspected pneumonia. Eur Radiol (2002) 12: 2752–2756

Buchbeiträge/Bücher
Rupprecht T, Deeg KH, Lauffer H, Wölfel D, Wenzel D: Prognostischer Wert der Doppler-Sonographie beim kindlichen Hirnödem. In: Lütschg J (Hrsg.) Aktuelle Neuropädiatrie 1990. Springer, Berlin, Heidelberg 1991
Rupprecht T: Interpretation physiologischer und pathologischer Strömungsprofile in kindlichen Arterien mit Hilfe einfacher und dynamischer Systemstimulationsmodelle. Theorie und Forschung in der Medizin Bd. 7. Roderer, Regensburg 1995

Zahlreiche veröffentlichte Patentschriften in Pädiatrie und Bildgebender Diagnostik
s. auch S. 36
danach in Bayreuth S. 18

■ **Universitätsklinikum Erlangen, Radiologisches Institut, Abteilung für Pädiatrische Radiologie**

▪▪ Gundula Staatz, Univ.-Prof. Dr. med., 2005–2009

zuvor in Aachen S. 15
Neu eingerichtete W2-Professur für Kinderradiologie
1. Vorsitzende der GPR 2004–2010 (S. 8)
Assoziiertes Mitglied im Vorstand der DRG seit 2009 (S. 8)

Ausrichtung
des Erlanger Kinderradiologie-Symposiums 2008: Digitale Radiographie und moderne Schnittbilddiagnostik
RöFo, Mitherausgeberin seit 2007
Radiologie up2date, Beiratsmitglied seit 2003

Veröffentlichungen (Auswahl)
Staatz G, Honnef D, Kochs A, Hohl C, Schmidt T, Röhrig H, Günther RW: Evaluation of femoral head vascularization in slipped capital femoral epiphysis before and after cannulated-screw fixation with use of contrast-enhanced MRI: initial results. Eur Radiol (2007) 17: 163–168
Staatz G, Alibek S, Knerr I, Blessing H: Bildgebung des Morbus Niemann-Pick. Fortschr Röntgenstr (2008) 180: 947–948

Buchbeiträge/Bücher
Staatz G (Hrsg.) Kinderradiologie. Pareto-Reihe Radiologie. Thieme, Stuttgart 2006 (auch englische, italienische, französische und spanische Auflage)
Staatz G: Foreign Bodies, Aspiration, Children – Dysplasia, Bronchopulmonary – Congenital Malformation, Thymus – Congenital Malformation, Tracheobronchial Tree – Bronchitis, Bronchiolitis, Childhood: Aspects of Childhood, Asthma and Differential Diagnosis – Pneumonia, Childhood: including Abscess, Empyema etc. – Cystic Fibrosis. In: Baert AL (Ed.) Encyclopedia in Diagnostic Imaging. Springer, Heidelberg 2008

danach in Mainz S. 83

- **seit 2011 Universitätsklinikum Erlangen, Radiologisches Institut, Sektion Pädiatrische Radiologie**

- ■ **Oliver Rompel, Dr. med., seit 3/2011**
  zuvor in Nürnberg S. 92
  Leitung als OA

Essen

— Universitätskinderklinik, Kinderradiologie seit 1967,
— später Universitätsklinikum Essen, Institut für Diagnostische und Interventionelle Radiologie, Kinderradiologie,
— später Universitätsklinikum Essen, Institut für Diagnostische und Interventionelle Radiologie und Neuroradiologie, Kinderradiologie

- **Universitätskinderklinik, Kinderradiologie**

- ■ **Elisabeth Brunier, Dr. med., 1967–1993**
  zuvor in Düsseldorf S. 34
  FÄ für Kinderheilkunde und Radiologie
  Erste hauptamtlich tätige Kinderradiologin,
  Akademische Oberrätin
  Gründung des »Kinderradiologischen Schaukastens« (vierteljährliches Treffen der Kinderradiologen Nordrhein-Westfalens) 1970

Veröffentlichungen (Auswahl)

Olbing H, Brunier E: Indikationen zur Infusions-Urographie im Kindesalter. Mschr Kinderheilkd (1969) 117: 292

Otto H, Timmermann J, Brunier E, Ewen K, Löhr E: Gonadendosis bei intravenöser Urographie und Miktionszystourethrographie bei Kindern. Radiologe (1977) 17: 334–337

Tamminen-Möbius T, Brunier E, Ebel KD, Lebowitz R, Olbing H, Seppänen U, Sixt R: Cessation of vesicoureteral reflux for 5 years in infants and children allocated to medical treatment. The International Reflux Study in Children. J Urol (1992) 148: 1662–1666

Buddenbrock B, Müller RD, Brunier E, John V, Voss M, Gocke P, Wegener-Panzer A, Löhr E: Digitale Lumineszenzradiographie in der pädiatrischen Thoraxdiagnostik. Röntgenpraxis (1993) 46: 303–309

■■ **Janusz Winkielman, Dr. med., leitender Arzt ad interim 1993–1994,**
Leiter der Pädiatrischen Sonographie 1983–2005

Veröffentlichungen (Auswahl)

Winkielman J: Ultraschalluntersuchungen der Oberbauchorgane bei zystischer Fibrose. Pädiat Prax (1986) 33: 321–326

Winkielman J, Gottschalk B, Wiesemann H-G, Stephan U: Sonographische Befunde der Gallenblase bei Patienten mit Mukoviszidose. Fortschr Röntgenstr (1987) 147: 632–635

■ **Universitätsklinikum Essen, Institut für Diagnostische und Interventionelle Radiologie, Kinderradiologie**

■■ **Jörg Schaper, Dr. med., 1994–2002**
FA für Kinder- und Jugendmedizin und Diagnostische Radiologie, Schwerpunkt Kinderradiologie

Veröffentlichungen (Auswahl)

Schaper J, König T: Tuberöse Sklerose – seltene pulmonale Manifestation. Mschr Kinderheilkd (1990) 138: 451–453

Lüdecke HJ, Schaper J, Meinecke P, Momeni P, Gross S, von Holtum D, Hirche H, Abramowicz MJ, Albrecht B, Apacik C, Christen HJ, Claussen U, Devriendt K, Fastnacht E et al.: Genotypic and Phenotypic Spectrum in Tricho-Rhino-Phalangeal Syndrome Types I and III. Am J Hum Genet (2001) 68: 81–91

Döll C, Wulff B, Rössler J, Schaper J, Havers W : Primary B-cell lymphoma of bone in children. Eur J Ped (2001) 160: 239–242

Narin B, Schaper J, Herborn CU: Das Gorlin-Goltz-Syndrom als Zufallsbefund in der Pädiatrischen Radiologie. Fortschr Röntgenstr (2004) 176: 258–259

Buchbeiträge/Bücher

Benz-Bohm G, Schaper J: Intracranial Abnormalities. CT and MRI Features of Brain Neoplasms. In: Ebel KD, Blickman H, Willich E, Richter E (Eds.) Differential Diagnosis in Pediatric Radiology. Thieme, Stuttgart 1999

danach in Düsseldorf S. 35

■ **Universitätsklinikum Essen, Institut für Diagnostische und Interventionelle Radiologie und Neuroradiologie, Kinderradiologie**

■■ **Bernd Schweiger, Dr. med., seit 2003**
FA für Diagnostische Radiologie, Schwerpunkt Kinderradiologie

Veröffentlichungen (Auswahl)

Kratz CP, Schweiger B et al.: Childhood Multifocal Skeletal Non-Hodgkin Lymphoma is a Differential Diagnosis of Battered Child Syndrome. Pediatr Hematol Oncol (2003) 20: 575–577

Schönberger S, Schweiger B et al.: Dysmyelination in the brain of adolescents and young adults with maple syrup urine disease. Mol Genet Metab (2004) 82: 69

Nassenstein K, Schweiger B et al.: Distal intestinal obstruction syndrome in the early postoperative period after lung transplantation in a patient with cystic fibrosis: morphological findings on computed tomography. Gut (2005) 54: 1662–1663

Esslingen

- Klinikum Esslingen, Akademisches Lehrkrankenhaus der Universität Tübingen, Klinik für Diagnostische und Interventionelle Radiologie und Nuklearmedizin, Schwerpunkt Kinderradiologie seit 1980

Geschichtliche Entwicklung
1980 neu errichtete Kinderklinik mit Kinderchirurgie

■■ Tilman Klemm, Dr. med., 1980–2009
FA für Radiologische Diagnostik, Schwerpunkt Kinderradiologie
Kinderradiologische Ausbildung bei Prof. H.-J. von Lengerke und Prof. H.J. Kaufmann, Berlin
Erster hauptamtlich tätiger Kinderradiologe
Etablierung der Ultraschall-Diagnostik, Zugriff auf das CT-Gerät

Ausrichtung
der Kinderradiologischen Fortbildung im Rahmen des jährlichen Herbstseminars für MTRA

Veröffentlichungen (Auswahl)
Klemm T, Banzer DH, Schneider U: Proceedings: Bone mineral content of the growing skeleton. Am J Roentgenol (1976) 126: 1283–1284
Klemm T, von Lengerke HJ, Sieper J, Riehm H: Interstitial pneumonia in children with acute lymphoblastic leukemia. Prophylaxis with pentamidine during induction chemotherapy. Radiologe (1978) 18: 213–217
Kunze J, Klemm T: Mesomelic dysplasia, type Langer – a homozygous state for dyschondrosteosis. Eur J Pediatr (1980) 134: 269–272
Sauter R, Klemm T: Spinal sonography of a newborn infant with postpartal paraplegia. Klin Pädiatr (1988) 200: 70–73
Sauter R, Klemm T, Hassler W: Growing septum pellucidum cyst in infancy. Klin Pädiatr (1995) 207: 122–125

■■ Andreas Longin, Dr. med., seit 2009
FA für Diagnostische Radiologie, Schwerpunkt Kinderradiologie
Leitung als OA

Frankfurt a. M.

- Universitätskinderklinik, Röntgenabteilung, erste Röntgeneinrichtung 1908,
- 1972 Universitätsklinikum, Zentrum der Radiologie, Abteilung für Pädiatrische Radiologie,
- 1993 Universitätsklinikum Frankfurt, Institut für Diagnostische und Interventionelle Radiologie, Abteilung für Pädiatrische Radiologie,
- seit 2009 Universitätsklinikum Frankfurt, Institut für Diagnostische und Interventionelle Radiologie, Funktionsbereich Kinderradiologie

Kinderradiologische Einrichtungen: Ihre Entwicklung und Leitung

> **Geschichtliche Entwicklung**
>
> 1908 Eröffnung der Städtischen Kinderklinik Frankfurt/Main-Sachsenhausen mit einem Röntgenzimmer (Chefarzt, später ordentlicher **Prof. H. von Mettenheim**). Überwiegend Thorax- und Skelettdiagnostik. 1914 Status einer Universitätskinderklinik. 1953 Klinik-Neubau mit 2 Röntgenräumen, einer davon zur Durchleuchtung. Durchführung der Untersuchungen durch pädiatrische Oberärzte, u. a. **R. Hess, K.W. Scheer, C. Bennholdt-Thomsen, A. Windorfer, O. Hövels, G. Wilhelm**. Spezielle Untersuchungen wurden später im Röntgendiagnostischen Institut der Chirurgischen Klinik (**Prof. H. Holfelder, Prof. F. Strnad**) durchgeführt. **PD Dr. O. Hövels** hielt regelmäßig eine Vorlesung über »Deutung von Röntgenbildern im Kindesalter«. Als er 1966 den Lehrstuhl übernahm, berief er erstmals einen Kinderradiologen s. u. (aus Unterlagen von Prof. E. Willich).

- **Universitätskinderklinik, Röntgenabteilung,**
  Universitätsklinikum, Zentrum der Radiologie, Abteilung für Pädiatrische Radiologie

▪▪ **Fritz Ball, Univ.-Prof. Dr. med., 1966–1991**
zuvor in Freiburg S. 43
FA für Kinderheilkunde und Radiologie
Erster hauptamtlich tätiger Kinderradiologe
1969 Habilitation für das Fach Kinderheilkunde und Pädiatrische Röntgenologie unter Prof. O. Hövels: »Histoautographische Untersuchungen über den Einfluß von Trijodthyronin auf den DNA-, RNA- und Eiweiß-Stoffwechsel proliferierender Säulenknorpelzellen junger Ratten«
Leitung der Kinderradiologie als OA bis 1970,
Ernennung zum Wissenschaftlichen Rat und Professor als Abteilungsleiter 1970,
C3-Professur 1971

> **Geschichtliche Entwicklung**
>
> Nach Überführung in das neugeschaffene Zentrum für Radiologie 1972 ist die Selbständigkeit der Abteilung erhalten geblieben.

Geschäftsführender Direktor des Zentrums für Radiologie für vier Jahre

Ausrichtung
- der 9. Jahrestagung der GPR 1972 in Frankfurt (S. 158)
- der Pädiatrisch-Radiologischen Fortbildungstagungen im Auftrag der Hessischen Ges. f. Med. Strahlenkunde und der Akademie für Ärztliche Fortbildung der Landesärztekammer Hessen 1974 und 1984 in Frankfurt
- der ganztägigen Sitzung »Bildgebende Verfahren in der Kinderheilkunde« (zweites Hauptthema) der 81. Jahrestagung der Deutschen Gesellschaft für Kinderheilkunde 1985 in Frankfurt

In der Abteilung unter Prof. F. Ball durchgeführte Habilitation
1983 B. Stöver (S. 23)

Ehrenmitgliedschaft

GPR

Veröffentlichungen (Auswahl)

Ball F, Friederiszick FK, Wolf R: Bisherige Erfahrungen mit der Isotopennephrographie und Nierenszintigraphie im Kindesalter. Mschr Kinderheilkd (1964) 112: 224

Ball F, Wolf R: Zur Frage der Strahlenexposition bei der Anwendung von Radioisotopen im Kindesalter. Mschr Kinderheilkd (1967) 115: 581

Ball F: Differentialdiagnose der Harnabflußstörungen im Isotopennephrogramm. Unterscheidung funktioneller und mechanischer Abflußstörungen. Fortschr Röntgenstr (1968) 108: 33

Ball F: Das Lungenröntgenbild beim idiopathischen Atemnot-Syndrom der Früh- und Neugeborenen. Radiologe (1968) 8: 37

Ball F, Vettermann H: Synoptische Darstellungen radiologischer und kardiologischer Befunde bei Kindern mit angeborenen Herzfehlern der Links-Rechts-Shuntgruppe. Aussagewert verschiedener Kriterien der Thoraxaufnahmen und ihre differentialdiagnostische Zuverlässigkeit. Radiologe (1970) 10: 226

Stöver B, Ball F, Vettermann H, Morawe G: The size of the aortic arch: a suitable criterion for differentiating between congenital heart diseases with left to right shunt? Cardiovasc Radiol (1978) 1: 217

Stöver B, Ball F, Hack J: Changes in tracheobronchial width in bronchopulmonary dysplasia. A result of altered transmural pressure? Ann Radiol (1986) 29: 691–696

Ball F, Muessig T, Stöver B, Voegele TW: Optimization in paediatric chest radiography: an experimental study. In: Optimization of Image, Quality and Patient Exposure in Diagnostic Radiology. BIR Report 20, p.101. Moores BM, Wall BF, Eriskat H, Schibilla H (Eds.) 1989

Stöver B, Brägelmann R, Walther A, Ball F: Development of late congenital hip dysplasia. Pediatr Radiol (1993) 23: 19–22

Buchbeiträge/Bücher

Ball F: Aspirationssyndrome und Aspirationspneumonien durch flüssige Fremdstoffe bei Kindern. In: Diethelm L, Heuck F, Olsson O, Strnad F, Vieten H, Zuppinger A (Hrsg.) Handbuch der Medizinischen Radiologie IX/5c. Springer, Berlin, Heidelberg 1988

Ball F: Fremdkörperaspiration im Kindesalter. In: Diethelm L, Heuck F, Olsson O, Strnad F, Vieten H, Zuppinger A (Hrsg.) Handbuch der Medizinischen Radiologie IX/5c. Springer, Berlin, Heidelberg 1988

Ball F: Untersuchungstechnik und Röntgenanatomie der Thoraxorgane. In: Schuster W, Färber D (Hrsg.) Kinderradiologie 2 Bildgebende Diagnostik. 2.Aufl., Springer, Berlin, Heidelberg 1996

Ball F: Lungentuberkulose. In: Schuster W, Färber D (Hrsg.) Kinderradiologie 2 Bildgebende Diagnostik. 2.Aufl., Springer, Berlin, Heidelberg 1996

Ball F: Invasive Lungenmykosen. In: Schuster W, Färber D (Hrsg.) Kinderradiologie 2 Bildgebende Diagnostik. 2.Aufl., Springer, Berlin, Heidelberg 1996

- **Universitätsklinikum Frankfurt, Institut für Diagnostische und Interventionelle Radiologie, Abteilung für Pädiatrische Radiologie**

- **Helga Schmidt († 2010), Univ.-Prof. Dr. med., 1993–2007**

FÄ für Radiologische Diagnostik, Schwerpunkt Kinderradiologie
C3-Professur des Zentrums der Radiologie
1993 Habilitation unter dem Radiologen Prof. M. Thelen, Mainz: »Aussagefähigkeit und Stellenwert von bildgebender Diagnostik und Duplexsonographie bei Neugeborenen mit nekrotisierender Enterocolitis«

Ausrichtung

des Ausbildertreffens und der Fortbildung der DEGUM-Sektion Pädiatrie zusammen mit dem Pädiater H. Hübner 2003 in Frankfurt/Main

Veröffentlichungen (Auswahl)

Schmidt H, Abolmaali N, Vogl TJ: Pneumatosis intestinalis in the first weeks of life. Eur Radiol (2002) 12: 942–945

Anjorin A, Schmidt H, Posselt HG et al.: Comparative evaluation of chest radiography, low- field MRI, the Shwachman-Kulczycki score and pulmonary function tests in patients with cystic fibrosis. Eur Radiol (2008) 18: 1153–1161

s. auch S. 90

- **Universitätsklinikum Frankfurt, Institut für Diagnostische und Interventionelle Radiologie, Funktionsbereich Kinderradiologie**

▪▪ **Sabine Böttger, Dr. med., seit 2009**
FÄ für Diagnostische Radiologie, Schwerpunkt Kinderradiologie

Freiburg i. Br.

— Universitätskinderklinik, Kinderradiologie seit etwa 1925
— seit 1975 Universitätsklinik Freiburg, Radiologische Klinik, Abteilung Röntgendiagnostik, Sektion Kinderradiologie

- **Universitätskinderklinik, Kinderradiologie**

Geschichtliche Entwicklung

Die Kinderradiologie wurde seit etwa 1925 von dem pädiatrischen Assistenten **Dr. A. Viethen** betreut, der früh die TBC-Fürsorge für Kinder und Jugendliche aufbaute und sich 1932 für »Kinderheilkunde und kinderärztliche Radiologie« habilitierte. Nach dessen Weggang erfolgte die Betreuung durch ältere Klinikassistenten, u. a. durch:

▪▪ **Fritz Ball, Dr. med., 1959–1961**
Assistenzarzt der Kinderklinik, damals Autodidakt mit kinderradiologischen Kenntnissen durch Hospitationen. Als Konsequenz radiologische Facharztausbildung in Mainz ab 1961.
danach in Frankfurt S. 41

Geschichtliche Entwicklung

Bei Umstrukturierung des Klinikums 1975 wurde die Röntgenabteilung als Sektion Kinderradiologie der Abteilung Röntgendiagnostik der neu gegründeten Radiologischen Klinik zugeordnet, jedoch vorerst weiterhin von Ärzten der Universitätskinderklinik betreut (aus Unterlagen von Prof. F.E. Struwe).

- **Universitätsklinik Freiburg, Radiologische Klinik, Abteilung Röntgendiagnostik, Sektion Kinderradiologie**

▪▪ **Helmuth Reinwein, Dr. med., 1975–1988**
FA für Kinderheilkunde und Radiologie (speziell Kinderradiologie)
Seit 1956 in der Universitätskinderklinik tätig, zunächst in der Pädiatrie.
Akademischer Direktor

Ein wesentlicher Teil seiner Publikationen entstand aus der intensiven Zusammenarbeit mit den Kollegen des Humangenetischen Instituts, so die Erstbeschreibung des Cri-du-chat Syndroms in Deutschland und des 4p-Syndroms.

Veröffentlichungen (Auswahl)
Bettecken F, Reinwein H, Künzer W, Wolf U, Baitsch H: Klinische und genetische Untersuchungen an einem Patienten mit Cri-du-chat Syndrom. DMW (1965) 90:2008–2013
Wolf U, Reinwein H, Porsch R, Schröter R, Baitsch H: Defizienz an dem kurzen Arm eines Chromosoms Nr. 4. Humangenetik (1965) 1: 397–413
Reinwein H, Schilli W, Ritter H, Brehme H, Wolf U: Untersuchungen an einer Familie mit OFD-Syndrom. Humangenetik (1966) 2:165–177
Reinwein H, Wolf U: Radiological examination of patients with autosomal aberrations. Ann Radiol (1967) 10: 311–316
Reinwein H: Indikationen zur Röntgenuntersuchung im Säuglings- und frühem Kindesalter. Z Allgemeinmed (1974) 10: 32–33
Reinwein H, Pringsheim W, Herfarth C, Haussmann P: A longitudinal radiological study of long range oesophageal atresia bridged without colon transplant. Ann Radiol (1974) 17: 341–344

s. auch S. 24, S. 44 und S. 99

▪▪ Friedrich Ernst Struwe, Univ.-Prof. Dr. med., 1989–1994
FA für Kinderkrankheiten und Teilgebiet Kinderradiologie
C3-Professur, Leitung als OA der Universitätskinderklinik
1970 Habilitation unter dem Pädiater Prof. W. Künzer: »Beitrag zur Klinik und Therapie des Diabetes mellitus im Kindesalter«

Veröffentlichungen (Auswahl)
Reinwein H, Struwe FE, Bettecken F, Wolf U: Deficiency at the short arm of chromosome No. 18 (46, XX, 18p-). A uniform abnormality syndrome. Mschr Kinderheilkd (1968) 116: 511–514
Struwe FE, Reinwein H, Stier R: Cumarin-Embryopathie. Radiologe (1984) 24: 68–71
Abel M, Greiner P, Fiedler L, Farthmann EH, Schümichen C, Struwe FE, Reinwein H, Pringsheim W, Künzer W: Diagnostic procedures leading to successful separation of xipho-omphalopagus twins. Helv Paediatr Acta (1986) 41: 41–48
Struwe FE, v Petrykowski W, Niederhoff H, Brandis M: Akrodysostose als Indikator für eine kombinierte Embryopathie. Zbl Radiol (1992) 146: 764

Geschichtliche Entwicklung
1994–2000 Vakanz der Leitung der Sektion Kinderradiologie. Die Betreuung erfolgte durch Assistenten der Abteilung Röntgendiagnostik der Radiologischen Klinik unter oberärztlicher Aufsicht, auch durch M. Uhl.

▪▪ Markus Uhl, Prof. Dr. med., 2000–2009
FA für Diagnostische Radiologie, Schwerpunkt Kinderradiologie
seit 2009 konsiliarische Betreuung der Sektion Kinderradiologie
1999 Habilitation unter dem Radiologen Prof. M. Langer: »Experimentelle Untersuchungen zur Darstellung des Gelenkknorpels mit hochauflösender Magnetresonanztomographie«

Ausrichtung
der 37. Jahrestagung der GPR 2000 in Freiburg (S. 161)

Veröffentlichungen (Auswahl)

Uhl M, Leichsenring M, Krempien B: Chronically recurring multifocal osteomyelitis. Fortschr Röntgenstr (1995) 162: 527–30

Uhl M, Krauss M, Kern S, Herget G, Hauer MP, Altehoefer C, Darge K, Berner R, Langer M: The knee joint in early juvenile idiopathic arthritis. A ROC study for evaluating the diagnostic accuracy of contrast-enhanced MR imaging. Acta Radiol (2001) 42: 6–9

Kern S, Uhl M, Berner R, Schwoerer T, Langer M: Respiratory syncytial virus infection of the lower respiratory tract: radiological findings in 108 children. Eur Radiol (2001) 11: 2581–2584

Uhl M, Zimmerhackl LB: Radiologic metabolic osteopathy diagnosis in childhood. Radiologe (2002) 42: 916–931

Uhl M, Adler CP, Herget GW: Tumor-like lesions. Radiologe (2004) 10: 1013–1014

Uhl M, Lahm A, Bley T, Mrosek E, Erggelet C: Experimental autologous osteochondral plug transfer for the treatment of focal chondral defects: MRI signs of technical success in sheep. Acta Radiol (2005) 46: 875–880

Uhl M, Saueressig U, Koehler G, Kontny U, Niemeyer C, Reichardt W, Ilyasof K, Bley T, Langer M: Evaluation of tumour necrosis during chemotherapy with diffusion-weighted MR imaging: preliminary results in osteosarcomas. Pediatr Radiol (2006) 36:1306–1311

Munk RD, Strohm PC, Saueressig U, Zwingmann J, Uhl M, Südkamp NP, Kotter E, Langer M, Bley TA: Effective dose estimation in whole-body multislice CT in paediatric trauma patients. Pediatr Radiol (2009) 39: 245–252

Buchbeiträge/Bücher

Uhl M, Herget GW: Knochentumoren. Thieme, Stuttgart 2007

Gießen

— 1972 Klinikum der Justus-Liebig-Universität Gießen, Medizinisches Zentrum für Radiologie, Röntgenabteilung Pädiatrie,
— später Universitätsklinikum Gießen und Marburg GmbH – Standort Gießen, Abteilung Kinderradiologie

Geschichtliche Entwicklung

Erste Röntgeneinrichtung der Kinderklinik in den frühen 20er Jahren. Trotz bedeutender Leistung in der Röntgendiagnostik durch den radiologisch interessierten Pädiater **Prof. Johann Duken** (Duken J: »Die Besonderheiten der röntgenologischen Thoraxdiagnostik im Kindesalter« Jena 1924), der 1937 den Lehrstuhl für Kinderheilkunde in Heidelberg übernahm (S. 60), wurde erst 1972 mit dem Neubau der Universitätskinderklinik unter dem Klinikchef **Prof. Dost** und auch unter **Prof. Rautenburg,** Leiter der Kinderkardiologie, eine großzügige Röntgenabteilung mit Angiographieanlage geschaffen (aus Unterlagen von Prof. E. Willich).

- **Klinikum der Justus-Liebig-Universität Gießen, Medizinisches Zentrum für Radiologie, Röntgenabteilung Pädiatrie**

■■ **Werner Schuster, Univ.-Prof. Dr. med., 1974–1996**
zuvor in Erlangen S. 36 und zuvor in München S. 86
FA für Kinderheilkunde und Radiologische Diagnostik, Schwerpunkt Kinderradiologie
C3-Professur
Prodekan der Medizinischen Fakultät 1977–1983
1. Vorsitzender der GPR 1982–1992,
in diese Zeit fiel die Anerkennung der Pädiatrischen Radiologie als Subspezialität der Radiologie durch den Deutschen Ärztetag (S. 7).

Ausrichtung
- der Sitzung der AG Pädiatrische Radiologie im Rahmen der Kinderärzte-Tagung 1964 in München (S. 158)
- der 14. Jahrestagung der GPR 1977 in Bad Nauheim
- der Jahrestagung der Hessischen Gesellschaft für Medizinische Strahlenkunde, Vereinigung Südwestdeutscher Radiologen und Nuklearmediziner, 1985

Beginn der Ultraschall-Diagnostik mit Vidoson 735 SM 1977

In der Abteilung unter Prof. W. Schuster durchgeführte Habilitationen
- 1980 M. Reither (S. 92)
- 1985 R. Schumacher (S. 82)
- 1990 V. Klingmüller (S. 85)

Ehrenmitgliedschaft
GPR

Veröffentlichungen (Auswahl)
Schuster W, Pesch HJ, Brandt G, Kahle M, Prestele H, Schorn B, Luther R: Vergleichende klinische und pathologisch-anatomische Untersuchungen zur quantitativen Erfasssung des Spongiosaabbaues in Lendenwirbelkörpern und im Schenkelhals mit zunehmendem Lebensalter. Verh Dtsch Ges Path (1975) 59: 322–327
Schuster W, Heinrich H: Reduction of dose by filtration in paediatric fluoroscopy and fluorography. Ann Radiol (1976) 1: 57–66

Buchbeiträge/Bücher
Schuster W, Färber D (Hrsg.) Kinderradiologie 1 und 2, Bildgebende Diagnostik. 2. Aufl., Springer, Berlin, Heidelberg 1996 (1. Aufl.1990)

Weitere Veröffentlichungen aus der Abteilung (Auswahl)
Schumacher R, Klingmüller V, Reither M: Ultraschalldiagnostik oberflächennaher Strukturen im Kindesalter. Fortschr Röntgenstr (1981) 135: 635–640
Reither M: Dosismessungen bei kinderröntgenologischen Untersuchungen. Röntgenpraxis (1981) 34: 475–487
Schumacher R, Klingmüller V, Reither M: Stellenwert der Sonographie gegenüber Röntgen und Computertomographie bei der Diagnose von Nephrokalzinosen. Fortschr Röntgenstr (1984) 141: 75–79

Klinikum der Justus-Liebig-Universität Gießen, Medizinisches Zentrum für Radiologie, Röntgenabteilung Pädiatrie, Universitätsklinikum Gießen und Marburg GmbH – Standort Gießen, Abteilung Kinderradiologie

Gerhard Alzen, Univ.-Prof. Dr. med., 1996–3/2012
zuvor in Aachen S. 14
C3 Professur
Stellvertretender Vorsitzender der GPR 2004–2010 (S. 8)
Mitglied des Vorstandes der AG Pädiatrische Radiologie in der DRG 2001–2007

Ausrichtung
des 16. Pädiatrisch-Radiologischen Fortbildungskurses im Rahmen der 33. Jahrestagung der GPR 1996 in Mainz (S. 160)

Mitherausgeber
— RöFo 1997–2006
— Klinische Pädiatrie 2000–2011

In der Abteilung unter Prof. G. Alzen durchgeführte Habilitation
2007 L.D. Berthold (S. 59)

Veröffentlichungen (Auswahl)
Berthold LD, Moritz JD, Sönksen S, Alzen G: Esophageal foreign bodies: removal of the new Euro coins with a magnet tube. Fortschr Röntgenstr (2002) 174: 1096–1098
Körber F, Scharf M, Moritz J, Dralle D, Alzen G: Die Sonographie des Nervus opticus – Erfahrungen bei 483 Kindern. Fortschr Röntgenstr (2005) 177: 229–235
Berthold LD, Haras G, Mann M, Alzen G: Trabekuläre Knochendichte der Lendenwirbelsäule bei Kindern und Jugendlichen in der Quantitativen CT: Referenzwerte und peak bone mass. Fortschr Röntgenstr (2006) 178: 1235–1242
Alzen G, Benz-Bohm G: Kinderradiologie – Besonderheiten des Strahlenschutzes. Dtsch Arztebl Int (2011) 108: 407-414. DOI: 10.3238/arztebl.2011.0407

Buchbeiträge/Bücher
Alzen G: Urogenitaltrakt. In: Benz-Bohm G (Hrsg.) RRR Kinderradiologie. Thieme, Suttgart 1997 (2. Aufl. 2005)

Görlitz

- Klinikum Görlitz, Kinderklinik, Röntgenabteilung

■ ■ Günther Berger, Dr. med., 1980–2001
zuvor in Dresden S. 33
Chefarzt der Kinderklinik bis 2001, Leiter der Röntgenabteilung bis 1991

> **Geschichtliche Entwicklung**
>
> Nach der Wende wurde die Zahl der Kinderklinikbetten reduziert. Die Röntgenuntersuchungen wurden im »Zentral-Röntgen« gemacht, Dr. G. Berger befundete sie aber weiter bis 2001. **Danach gab es keinen Kinderradiologen mehr.**

Ausrichtung
— der Regionaltagung der AG Kinderradiologie der DDR 1988
— der Fortbildung in Kinderradiologie 1994

Veröffentlichungen (Auswahl)
Rupprecht E, Berger G: Die klinische und röntgenologische Symptomatik der Kindesvernachlässigung und Kindesmisshandlung. Kinderärztl Prax (1976) 43: 247–254

Veröffentlichungen der Standardisierungsempfehlungen S. 22

Göttingen

- Universitätskinderklinik, Röntgenabteilung,
- 1980 Universitätsklinikum, Zentrum Radiologie, Abteilung I, Kinderradiologie,
- seit 2000 Universitätsmedizin Göttingen, Zentrum Radiologie, Abteilung Diagnostische Radiologie, Bereich Kinderradiologie

Universitätskinderklinik, Röntgenabteilung, Universitätsklinikum, Zentrum Radiologie, Abteilung I, Kinderradiologie

Willehard Weigel, Dr. med., 1969–1997
FA für Kinderheilkunde und Radiologische Diagnostik, Schwerpunkt Kinderradiologie
Kinderradiologische Ausbildung bei Prof. H.J. Kaufmann, Philadelphia
Akademischer Direktor

Ausrichtung
der 30. Jahrestagung der GPR 1993 in Göttingen (S. 160)
Beteiligung an Sonographiekursen in Brixen 8 Jahre

Veröffentlichungen (Auswahl)
Weigel W, Kaufmann HJ: The frequency and types of other congenital anomalies in association with tracheoesophageal malformations. Radiologic studies of 83 such infants. Clin Pediatr (Phila) (1976) 15: 819–834
Stubbe P, Weigel W, Feindt R: Nicht schattengebende Fremdkörper im Ösophagus als Ursache von Stridor bei Kindern. Mschr Kinderheilkd (1979) 127: 735–737
Weigel W: Entodermale Zysten im Mediastinum von Kindern. Radiologe (1980) 20: 384–389
Weigel W, Schröter W: Pankreas-Pseudozysten bei Kindern. Mschr Kinderheilkd (1981) 129: 218–223
Weigel W, Imschweiler E, Krtsch H: Os odontoideum. A radiologic indicator for a disease with many facets. Ann Radiol (Paris) (1983) 26: 224–230
Weigel W, Nafz C: Hypopharyngeale oder ösophageale Perforation bei Neugeborenen. Klin Pädiatr (1984) 196: 103–105

Universitätsmedizin Göttingen, Zentrum Radiologie, Abteilung Diagnostische Radiologie, Bereich Kinderradiologie

Andreas Leenen, Dr. med., 2001–2002
FA für Kinderheilkunde und Diagnostische Radiologie, Schwerpunkt Kinderradiologie
Leitung als OA
Veröffentlichungen s. S. 58
danach in Hamburg S. 57

Jan Menke, PD, Dr. med., seit 2004
FA für Kinderheilkunde und Diagnostische Radiologie
Leitung als OA

Veröffentlichungen (Auswahl)
Menke J, Grabbe E: Metastatic Germ-Cell Cancer. N Engl J Med (2007) 357: 391
Menke J: Diagnostic accuracy of multi-detector computed tomography in acute mesenteric ischemia: systematic review and meta-analysis. Radiology (2010) 256: 93–101
Menke J, Larsen J: Meta-analysis: Accuracy of contrast-enhanced magnetic resonance angiography for assessing steno-occlusions in peripheral arterial disease. Ann Intern Med (2010) 153: 325–334
Menke J, Larsen J, Kallenberg K: Diagnosing cerebral aneurysms by computed tomographic angiography: Meta-analysis. Ann Neurol (2011) 69: 646–654
Menke J, Schaefer IM: A large liver tumor in a 3-month-old girl. Gastroenterology (2011) 140 (7): 1883, 2151

Greifswald

- Universitätsklinikum Greifswald, Kinderklinik, Röntgenabteilung,
- 1973 Universitätsklinikum Greifswald, Abteilung für Kinderradiologie an der Klinik für Radiologie,
- jetzt Ernst-Moritz-Arndt Universität Greifswald, Institut für Diagnostische Radiologie und Neuroradiologie

> ### Geschichtliche Entwicklung
> Mit dem Klinikdirektor der Universitätskinderklinik, **Prof. H. Brieger**, begann die Förderung der Kinderradiologie Anfang der 50er Jahre. Kinderärzte in Oberarztposition wurden mit der Röntgendiagnostik beauftragt (aus Unterlagen von Prof. H. Wiersbitzky).

- Universitätsklinikum Greifswald, Kinderklinik, Röntgenabteilung

■■ Eva Spiegelberg, Dr. med., 1960–1965
FÄ für Kinderheilkunde und Radiologie

- Universitätsklinikum Greifswald, Kinderklinik, Röntgenabteilung,
  Universitätsklinikum Greifswald, Abteilung für Kinderradiologie an der Klinik für Radiologie

■■ Helga Wiersbitzky, Prof. Dr. med. habil., 1968–2006
FÄ für Kinderheilkunde und Radiologische Diagnostik, Schwerpunkt Kinderradiologie
1984 Habilitation in Radiologie unter Prof. K. Jährig: »Diagnostische und prognostische Wertigkeit der Thorax-Röntgenaufnahme des Früh- und Neugeborenen in den ersten 24 Lebensstunden«
Leitung der AG Kinderradiologie der DDR 1987–1990 (S. 13)
Vorsitzende der Fachkommission Kinderradiologie bei der Ärztekammer Mecklenburg-Vorpommern, Beisitzerin der Fachkommission Radiologie und Kernspintomographie 1991–2006

Ausrichtung
- der Herbsttagung der AG Kinderradiologie der DDR 1985 in Stralsund
- des ersten Kinderradiologischen Symposiums der DDR mit internationaler Beteiligung 1989 in Greifswald
- der Kinderradiologischen Fortbildungsveranstaltung 1994 in Stralsund
- der regionalen Kinderradiologischen Arbeitstagung 1998 in Neubrandenburg
- der 39. Jahrestagung der GPR 2002 in Greifswald (S. 161)

Veröffentlichungen (Auswahl)
Kienast W, Wiersbitzky H: Double aortic arch – a respiratory emergency. Kinderärztl Prax (1980) 48: 417–423
Wiersbitzky H, Ballke EH, Kirsch G: Examination of the lung function in children with CNSRD by radionuclid methods. Z Erkr Atmungsorgane (1981) 129: 534–536
Wiersbitzky H, Jährig K: Results of roentgenologic thorax diagnosis on the first day of life of newborn infants in an intensive care unit. Kinderärztl Prax (1985) 53: 67–71
Wiersbitzky H, Wiersbitzky S, Ballke EH: Roentgen diagnosis of the esophagus and stomach in children with recurrent and chronic respiratory tract diseases. Radiol Diagn (Berl) (1987) 28: 65–68
Seipelt H, Griefahn B, Wiersbitzky H: Calcinosis of intervertebral discs – relatively rare, heterogenous and mostly benign. Z Ärztl Fortbild (Jena) (1987) 81: 603–605

- Ernst-Moritz-Arndt Universität Greifswald, Institut für Diagnostische Radiologie und Neuroradiologie (ohne Kinderradiologische Abteilung oder Kinderradiologischen Funktionsbereich)

■■ **Sylke Otto, Dr. med., seit 2006**
FÄ für Kinderheilkunde und Diagnostische Radiologie, Schwerpunkt Kinderradiologie
Assistenzärztin (kinderradiologische Tätigkeit unter 50%)

Halle/Saale

- Universitätskinderklinik, Röntgenabteilung,
  seit 1993 Universitätsklinikum der Martin-Luther-Universität Halle-Wittenberg,
  Klinik für Diagnostische Radiologie, Abteilung Kinderradiologie

Geschichtliche Entwicklung

1964 Installation einer neuen Röntgenabteilung durch den Leiter der Kinderklinik **Prof. L. Weingärtner**.
1982 Umzug der Kinderklinik mit eigenständiger Röntgenabteilung vom Altbau in der Innenstadt in das neu erbaute Universitätsklinikum Kröllwitz, heutiger Standort.
1981 erste zusammenfassende Darstellung der Sonographie im Kindesalter im deutschsprachigen Raum durch den **Pionier der Ultraschall-Diagnostik in der ehemaligen DDR, Prof. Dr. med. Volker Hofmann**, Chefarzt der Kinderchirurgie, St. Barbara-Krankenhaus Halle: Hofmann, V: Ultraschalldiagnostik [B-Scan] im Kindesalter. VEB Thieme, Leipzig 1981 (S. 13).

■■ **Hans-Heinrich Thiemann, Prof. Dr. sc. med., 1964–1995**
FA für Kinderheilkunde und Diagnostische Radiologie
Prof H.J. Dietzsch in Dresden und Dr. H.-H. Thiemann in Rostock haben als Erste die Narkose-Bronchoskopie bei Säuglingen und Kleinkindern eingeführt.
Bei Eintritt in die Universitätskinderklinik Halle 1964 wurde Dr. H.-H. Thiemann als FA für Kinderheilkunde mit der Leitung der Röntgenabteilung beauftragt. 1988 bei der Aufteilung des Fachgebietes Röntgenologie in der DDR in Radiotherapie, Diagnostische Radiologie und Nuklearmedizin erhielt Prof. Thiemann den FA für Diagnostische Radiologie.
1975 Habilitation unter dem Pädiater Prof. L. Weingärtner: »Die chronische und rezidivierende Bronchitis im Kindesalter und ihre Auswirkung auf die Lungenfunktion (mit Untersuchungen über die normale Lungenfunktion des Kindes)«

Veröffentlichungen (Auswahl)
Thiemann HH: Zur Differentialdiagnostik scharf begrenzter, sich an den Mittelschatten anschließenden Verschattungen der Lungenfelder im Kindesalter. Z Ärztl Fortbild (1963) 57: 80–90
Thiemann HH: Ösophaguserkrankungen im Kindesalter. Z Ärztl Fortbild (1966) 60: 729–736
Thiemann HH: Lungenveränderungen bei der Listeriose Neugeborener im Röntgenbild. Radiol Diagn (Berl) (1968) 9: 695–700
Dietzsch HJ, Händel D, Plesse R, Thiemann HH: Angeborene Fehlbildungen der Trachea. Diagnose und Operationsindikationen. Bronches (1969) 19: 96–104
Thiemann HH, Schulze P, Nestler U, Teuscher J: Die genetische Strahlenbelastung hallenser Kinder infolge röntgendiagnostischer Maßnahmen. Radiol Diagn (Berl) (1983) 24: 67–75
Thiemann HH: Die Bedeutung der Fehlbildungen des Bronchialbaumes für rezidivierende und chronische unspezifische Erkrankungen der Atmungsorgane bei Kindern. Z Erkr Atmungsorgane (1985) 164: 145–149
Weingärtner R, Schuchardt V, Thiemann HH, Baars HG: Strahlenbelastung Frühgeborener durch Röntgenaufnahmen des Thorax. Kinderärztl Prax (1989) 57: 33–35
Thiemann HH, John M, John V: Investigations of bone density in patients with juvenile chronic arthritis by sonographic method. Acta Univ Carol Med (Praha) (1994) 40: 37–41

Buchbeiträge/Bücher

Hans-Heinrich Thiemann, Inna Nitz (Hrsg.) Röntgenatlas der normalen Hand im Kindesalter. Thieme, Leipzig 1980 (3. Aufl. 2006)

Veröffentlichungen der Standardisierungsempfehlungen S. 22

- **seit 1993 Universitätsklinikum der Martin-Luther-Universität Halle-Wittenberg, Klinik für Diagnostische Radiologie, Abteilung Kinderradiologie**

■ ■ **Wolfgang Hirsch, Dr. med. habil., 1995–2002**

FA für Kinderheilkunde, Teilgebiet Kinder-Lungen- und Bronchialheilkunde, und Diagnostische Radiologie, Schwerpunkt Kinderradiologie
seit 2000 Leitung als OA
2002 Habilitation unter dem Radiologen Prof. R.P. Spielmann: »Magnetresonanztomographische Untersuchungen der Lungenfunktionen Ventilation, Perfusion und Diffusion am Tiermodell«

Ausrichtung
der Arbeitstagung der ostdeutschen Kinderradiologen 1999

Veröffentlichungen (Auswahl)
Hirsch W, Kedar R, Preiss U: Color Doppler in the diagnosis of the gastroesophageal reflux in children: comparison with pH measurements and B-mode ultrasound. Pediatr Radiol (1996) 26: 232–235

Hirsch W, Beck R, Behrmann C, Schobess A, Spielmann RP: Reliability of cranial CT versus intracerebral pressure measurement for the evaluation of generalized cerebral oedema in children. Pediatr Radiol (2000) 30: 439–443

Hirsch W, Schobess A, Eichler G, Zumkeller W, Teichler H, Schluter A: Severe head trauma in children: cranial computer tomography and clinical consequences. Paediatr Anaesth (2002) 12: 337–344

Hirsch W, Hiebsch W, Teichler H, Schlüter A: Transcranial Doppler sonography in children: review of a seven-year experience. Clin Radiol (2002) 57: 492–497

danach in Leipzig S. 76

■ ■ **Christian Kunze, Dr. med., seit 2002**

FA für Diagnostische Radiologie, Schwerpunkt Kinderradiologie
Leitung als OA

Ausrichtung
der Arbeitstagung der ostdeutschen Kinderradiologen 2009
Beteiligung an der Organisation der Arbeitstagung der ostdeutschen Kinderradiologen 1999

Veröffentlichungen (Auswahl)
Surov A, Hess S, Spielmann RP, Kunze C: A delayed diagnosis of an unstable os odontoideum. Eur J Med Res (2008) 13: 136–138

s. auch S. 34

Hamburg

- **Universitätsklinikum Hamburg-Eppendorf** (UKE seit 1889), Universitätskinderklinik (seit 1920) und Poliklinik, Röntgenabteilung, Mitbetreuung des Kinderkrankenhauses Hochallee,
- seit 2000 **UKE, Klinik und Poliklinik für Diagnostische und Interventionelle Radiologie**, Abteilung für Kinderradiologie, seit 2003 zusätzlicher Standort Altonaer Kinderkrankenhaus
- **Altonaer Kinderkrankenhaus** (seit 1859), Kinderradiologie, Altonaer Kinderkrankenhaus, Abteilung für Kinderradiologie seit 1978
- **Kinderkrankenhaus Rothenburgsort**, Kinderradiologische Abteilung, Mitbetreuung der Kinderkrankenhäuser Walddörfer und Borgfelde, zeitweise auch Altona
- **Katholisches Kinderkrankenhaus Wilhelmstift**, Abteilung für Bildgebende Diagnostik, seit 1982 mit Außenstelle Kinderkrankenhaus Walddörfer
- **Asklepios Gesundheitszentrum Nord/Heidberg**, Kinderradiologie
- **Radiologische Gemeinschaftspraxis mit Kinderradiologie** Drs. Hauck/Schaefer
- **Röntgenpraxis Speersort**, Kinderradiologie
- **Conradia Radiologische Praxis**

Geschichtliche Entwicklung

UKE seit 1889, Universitätskinderklinik seit 1920
Prof. H. Kleinschmidt, Direktor der Kinderklinik, (ab 1931 der Universitätskinderklinik Köln) veröffentlichte 1927 »Zur Röntgendiagnostik der Thymushyperplasie« (gegen eine eilfertige Diagnose dieses »Krankheitsbildes« und die therapeutische Radiatio) (Hoyme H: Die Entwicklung der Kölner Universitätskinderklinik bis zum Ende des 2. Weltkriegs. Inaugural-Dissertation, Köln 1983).
1945 hatte u. a. **Dr. M.A. Lassrich** mit der Röntgendiagnostik bei Kindern in Wintermoor bei Hamburg begonnen, wo sich ein Teil der Universitätskinderklinik wegen des 2. Weltkrieges befand.
1951 übernahm **Prof. K.H. Schäfer** den Lehrstuhl für Kinderheilkunde und Dr. M.A. Lassrich die Leitung der vorhandenen Röntgeneinrichtung.
1954 Neubau der Universitätskinderklinik mit eigenständiger Röntgenabteilung.

- UKE, Universitätskinderklinik und Poliklinik, Röntgenabteilung, Mitbetreuung des Kinderkrankenhauses Hochallee

M. Arnold Lassrich († 2000), Prof. Dr. med., 1951–1987
FA für Kinderheilkunde und Radiologie
1959 Habilitation unter dem Radiologen Prof. R. Prévôt: »Zur Entwicklung der motorischen Funktionen des oberen Verdauungstraktes beim Säugling«

Gründungsmitglied
- der European Society of Pediatric Radiology (ESPR) 1963 in Paris
- der AG Pädiatrische Radiologie und Leiter des Gründungstreffens 1963
- von Pediatric Radiology 1973

1. Vorsitzender des Vorstandes der AG Pädiatrische Radiologie bzw. der GPR 1963–1972 (S. 6)
Mitglied des Vorstandes der GPR 1972–1982 (S. 7)
Pediatric Radiology, Editors/Editorial Board 1973–1987

Ausrichtung
des ersten ESPR-Meeting in der BRD 1968 in Hamburg (S. 164)

Ehrenmitgliedschaften
GPR, ESPR, weitere in Asien und Lateinamerika.
»Pioneer of Pediatric Radiology« International Pediatric Radiology (IPR) 1996 in Boston

In der Abteilung unter Prof. M.A. Lassrich durchgeführte Habilitationen
- 1970 H.-A. Bruns († 1970)
- 1977 E. Richter (S. 55)
- 1986 T. Riebel (S. 20)

Veröffentlichungen (Auswahl)
Lassrich MA: Syphilitische Osteomyelitis des Schädels bei einem Säugling. Ann Paediat (1951) 176: 115–121
Lassrich MA: Nichtsklerosierende Ileitis bei Kindern. Z Kinderheilkd (1953) 74: 50–76
Lassrich MA, Keck EW: The congenital isolated mitral stenosis. Ann Radiol (1967) 10: 523–528
Fellows K, Henschel WG, Keck EW, Lassrich MA: Left ventricular angiography in endocardial cushion defects: emphasis on the lateral projection. Ann Radiol (1972) 15: 223–230
Bischoff PF, Boehncke H, Lassrich MA: Dynamics of urinary obstructions. Acta Urol Belg (1972) 40: 764–777
Eklöf O, Lassrich MA, Stanley P, Chrispin AR: Ectopic pancreas. Pediatr Radiol (1973) 1: 24–27

Buchbeiträge/Bücher
Lassrich MA: Zur Entwicklung der motorischen Funktionen des oberen Verdauungstraktes. In: Linneweh F (Hrsg.) Die physiologische Entwicklung des Kindes. Springer, Berlin 1959
Lassrich MA, Richter E : Röntgendiagnostik des Respirationstraktes beim Kind. In: Schinz (Hrsg.) Radiologische Diagnostik in Klinik und Praxis. Band 1, Teil 1. Thieme, Stuttgart 1987
Lassrich MA, Prévôt R, Schäfer KH: Pädiatrischer Röntgenatlas. Thieme, Stuttgart 1955 (auch englische, spanische und italienische Auflage). **Erste Nachkriegspublikation eines Kinderradiologischen Buches in der BRD**
Lassrich MA, Prévôt R: Röntgendiagnostik des Verdauungstraktes bei Kindern und Erwachsenen. Thieme, Stuttgart 1959 (2. Aufl. 1983)

s. auch S. 96

- **UKE, Universitätskinderklinik und Poliklinik, Röntgenabteilung,**
  UKE, Klinik und Poliklinik für Diagnostische und Interventionelle Radiologie,
  Abteilung für Kinderradiologie

■■ **Ernst Richter, Univ.-Prof. Dr. med., 1987–2001**
zuvor in Hamburg S. 55
C3-Professur
Mitglied des Vorstandes der ESPR 1992–1998

Ausrichtung
- des Kinderradiologischen Teiles des Deutschen Röntgenkongresses 1992 in Wiesbaden
- des 5. European Course of Pediatric Radiology (ECPR) der ESPR zusammen mit G. Benz-Bohm 1996 in Köln
- des Symposiums 50 Jahre Kinderradiologie im UKE 2001 in Hamburg
- Regelmäßige Kinderradiologische Arbeitstreffen in Hamburg (Fortsetzung der Holthusen-Abende, S. 56)

Pediatric Radiology, Editors/Editorial Board 1991–2002

Ehrenmitgliedschaft
ESPR

In der Abteilung unter Prof. E. Richter durchgeführte Habilitationen
- 1991 K. Helmke (S. 54)
- 1993 P. Winkler (S. 97)

Veröffentlichungen (Auswahl)
Richter E, Krämer H, Lierse W, Maas R, Höhne KH: Visualisation of Neonatal Anatomy and Pathology with a New Computerized Three-Dimensional Model as a Basis for Teaching, Diagnosis and Therapy. Acta Anat (1994) 150: 75–79.

Buchbeiträge/Bücher
Richter E: Spezielle Anatomie des frühen Kindesalters. In: Benz-Bohm G. (Hrsg.) RRR Kinderradiologie. 2. Aufl., Thieme, Stuttgart 2005 (1. Aufl. 1997)
Richter E: Schädel. In: Benz-Bohm G. (Hrsg.) RRR Kinderradiologie. 2. Aufl., Thieme, Stuttgart 2005 (1. Aufl. 1997)
Richter E: Imaging Anatomy of the Newborn. In: Hilton S, Edwards DK (Eds.) Practical Pediatric Radiology, 3rd Ed., Saunders Elsevier, Philadelphia 2008
Richter E, Lierse W: Radiologische Anatomie des Neugeborenen. Urban & Schwarzenberg München, Wien, Baltimore 1990 (auch englische Auflage)
Ebel K-D, Willich E, Richter E (Hrsg.) Differentialdiagnostik in der Pädiatrischen Radiologie. Band I und II, Thieme, Stuttgart 1995 (auch englische und französische Auflage)

- **UKE, Klinik und Poliklinik für Diagnostische und Interventionelle Radiologie, Abteilung für Kinderradiologie, seit 2003 zusätzlicher Standort Altonaer Kinderkrankenhaus**

- **Knut Helmke, Prof. Dr. med., seit 2001**

FA für Radiologische Diagnostik, Schwerpunkt Kinderradiologie
1991 Habilitation unter Prof. E. Richter: »Pathogenese von Fisteln zwischen der Arteria carotis interna und dem Sinus cavernosus. Entwicklung und Anwendung eines neuen Ballon-Embolisations-Verfahrens«.
Referenzradiologe der Osteosarkom-Studie COSS seit 1993

Ausrichtung
der 46. Jahrestagung der GPR 2009 in Hamburg (S. 162)

Veröffentlichungen (Auswahl)
Helmke K, Hansen HC: Fundamentals of transorbital sonographic evaluation of optic nerve sheath expansion under intracranial hypertension. I: experimental study and II: patient study. Pediatr Radiol (1996) 26:701–710
Broering DC, Kim JS, Mueller T, Fischer L, Ganschow R, Bicak T, Mueller L, Hillert C, Wilms C, Hinrichs B, Helmke K, Pothmann W, Burdelski M, Rogiers X: One hundred thirty-two consecutive pediatric liver transplants without hospital mortality: lessons learned and outlook for the future. Ann Surg (2004) 240: 1002–1012
Regelsberger J, Delling G, Helmke K, Tsokos M, Kammler G, Kränzlein H, Westphal M: Ultrasound in the diagnosis of craniodysostosis. J Craniophag Search (2006) 17: 623–625, discussion 626–628
Krebs-Schmitt D, Briem-Richter A, Grabhorn E, Burdelski M, Helmke K, Broering DC, Ganschow R.: Effectiveness of Rex shunt in children with portal hypertension following liver transplantation or with primary portal hypertension. Pediatr Transplant (2009) 13:540–544
Bielack SS, Kempf-Bielack B, Branscheid D, Carrle D, Friedel G, Helmke K, Kevric M, Jundt G, Kühne T, Maas R, Schwarz R, Zoubek A, Jürgens H: Second and subsequent recurrences of osteosarcoma: presentation, treatment, and outcomes of 249 consecutive cooperative osteosarcoma study group patients. J Clin Oncol (2009) 27: 557–565
Brinkert F, Ganschow R, Helmke K, Harps E, Fischere L, Nashan B, Hoppe B, Kulke S, Müller-Wiefel DE, Kemper MJ: Transplantation procedures in children with primary hyperoxaluria type 1: outcome and longitudinal growth. Transplantation (2009) 87: 1415–1421

Buchbeiträge/Bücher

Hansen HC, Helmke K: Ultraschalluntersuchung des Nervus opticus und der Orbita. In: Huber A, Kömpf D (Hrsg.) Klinische Neuroophthalmologie. Thieme, Stuttgart 1998

Helmke K: Atemwegs- und Lungenerkrankungen im Kindesalter. In: Freyschmidt J, Galanski M (Hrsg.) Handbuch Diagnostische Radiologie. Bd 4, Thorax. Springer, Berlin, Heidelberg 2003

Helmke K: Imaging of the pediatric transplant candidate. In: Bücheler E, Nicolas V, Broelsch CE, Rogiers X, Krupski G (Eds.) Diagnostic and Interventional Radiology in Liver Transplantation. Springer, Berlin, Heidelberg 2003

Helmke K: Sonographic evaluation during and after pediatric liver transplantation. In: Bücheler E, Nicolas V, Broelsch CE, Rogiers X, Krupski G (Eds.) Diagnostic and Interventional Radiology in Liver Transplantation. Springer, Berlin, Heidelberg 2003

Helmke K: Diagnostic radiology of the transplanted pediatric patient with complications. In: Bücheler E, Nicolas V, Broelsch CE, Rogiers X, Krupski G (Eds.) Diagnostic and Interventional Radiology in Liver Transplantation. Springer, Berlin, Heidelberg 2003

Krupski G, Helmke K: Anatomy in Pediatric Liver Transplantation. In: Bücheler E, Nicolas V, Broelsch CE, Rogiers X, Krupski G (Eds.) Diagnostic and Interventional Radiology in Liver Transplantation. Springer, Berlin, Heidelberg 2003

Helmke K, Junge CM: Bildgebung in der Gastroenterologie. In: Rodeck B, Zimmer KP (Hrsg.) Pädiatrische Gastroenterologie, Hepatologie und Ernährung. Springer, Heidelberg 2008

- Altonaer Kinderkrankenhaus, Kinderradiologie,

- - Wilhelm Holthusen († 1993), Dr. med., bis 1978

Hauptamtlich leitete W. Holthusen die Röntgenabteilung im Kinderkrankenhaus Rothenburgsort (S. 56)

Geschichtliche Entwicklung

1978 wurde bei über 300 Betten (zusammen mit der kinderchirurgischen Abteilung) eine eigenständige Abteilung für Kinderradiologie eingerichtet. Zuvor wurden die Röntgenuntersuchungen von Pädiatern, u. a. von **Prof. Dr. med. Hugo Althoff**, und Kinderchirurgen durchgeführt, zeitweise unter Betreuung von Dr. W. Holthusen. Prof. H. Althoff war unter den ersten 48 Mitgliedern der AG Pädiatrische Radiologie e.V. (S. 9).

- Altonaer Kinderkrankenhaus, Abteilung für Kinderradiologie

- - Ernst Richter, PD Dr. med., 1978–1987

FA für Kinderheilkunde und Radiologische Diagnostik, Schwerpunkt Kinderradiologie
Chefarzt
1977 Habilitation unter Prof. M.A. Lassrich: »Ein Beitrag zur Röntgenanatomie des Neugeborenen. Postmortale röntgenologische Untersuchungen an menschlichen Feten und Neugeborenen, unter besonderer Berücksichtigung der Blutgefäße«

Ausrichtung

der 21. Jahrestagung der GPR 1984 in Lübeck-Travemünde (S. 159)

Veröffentlichungen (Auswahl)

Richter E: Genitographie bei Kindern. Fortschr Röntgenstr (1975) 122: 257–262

Richter E: Postmortem Angiocardiography in Newborn Infants with Congenital Malformation of the Heart and Great Vessels. Pediatr Radiol (1976) 4: 133–138

Richter E: Röntgenanatomische Untersuchungen der Nabelvene, des Ductus venosus und der Pfortader bei menschlichen Feten und Neugeborenen. Fortschr Röntgenstr (1976) 124: 552–558

Richter E, Glöbl H, Holthusen W, Lassrich MA: Intrahepatic Calcifications in Infants and Children Following Umbilical Vein Catheterization. Ann Radiol (1984) 27: 117–124

danach in Hamburg S. 53

■■ **Bernd Galle, Dr. med., 1987–2003**
FA für Radiologische Diagnostik, Schwerpunkt Kinderradiologie

Ausrichtung
von Ultraschallkursen »Pädiatrische Sonographie Hamburg« zusammen mit H. Hayek 1991–2001

■■ **Knut Helmke, Prof. Dr. med., seit 2003**
Seit 2003 leitet Prof. Helmke zwei Abteilungen für Kinderradiologie: der Klinik und Poliklinik für Diagnostische und Interventionelle Radiologie des UKE und des Altonaer Kinderkrankenhauses

■ Kinderkrankenhaus Rothenburgsort, Kinderradiologische Abteilung,
Mitbetreuung der Kinderkrankenhäuser Walddörfer und Borgfelde, zeitweise auch Altona

Geschichtliche Entwicklung

Das Kinderkrankenhaus Rothenburgsort wurde 1898 gegründet und im zweiten Weltkrieg schwer beschädigt. Zusammen mit der Kinderchirurgischen Abteilung lag die Bettenzahl Ende der 40er Jahre bereits wieder über 400. 1953 neu eingerichtete Röntgenabteilung, zuvor gab es nur ein »Röntgenzimmer«. Das Krankenhaus wurde 1982 geschlossen (aus Unterlagen von Prof. E. Willich).

■■ **P. Siebert, Dr. med., 1953–1956**
Erster hauptamtlich tätiger Radiologe

■■ **P. H. Koecher, Dr. med., 1956–1963**
FA für Kinderheilkunde und Radiologie mit Ausbildung in Kinderradiologie
Erster hauptamtlich tätiger Kinderradiologe

■■ **Wilhelm Holthusen († 1993), Dr. med., 1963–1982**
FA für Innere Medizin und Radiologie
Kinderradiologische Ausbildung bei P.E. Heikel in Helsinki
Kommissarische Leitung 1963–1965, danach Leitung als Chefarzt
Enge Zusammenarbeit mit Prof. M.A. Lassrich.
Vom Kinderkrankenhaus Rothenburgsort aus betreute er jahrelang die Röntgenabteilungen der drei Hamburger Kinderkrankenhäuser Altona, Borgfelde und Walddörfer.
Beginn der Ultraschall-Diagnostik 1979. Zur Betreuung des entfernter gelegenen Kinderkrankenhauses Walddörfer musste er in seinem PKW das Ultraschall-Gerät transportieren.
Mitorganisation des von Prof. M.A. Lassrich ausgerichteten ersten ESPR-Meeting in der BRD 1968 in Hamburg

Ausrichtung
der 10. Jahrestagung der GPR 1973 in Hamburg (S. 158)
Gründung und Leitung der Kinderradiologischen Arbeitstreffen in Hamburg (sog. Holthusen-Abende)
RöFo, Mitherausgeber 1980–1989

Ehrenmitgliedschaft
ESPR

Veröffentlichungen (Auswahl)

Holthusen W: Über Aneurysmen des Stammes und der Hauptäste der Arteria pulmonalis. Zschr Kreislaufforsch (1955) 44: 447–461

Holthusen W: Zur Röntgenanatomie der Kardiaregion beim Säugling. Fortschr Röntgenstr (1966) 105: 397–405

Holthusen W: Atypische Osteomyelitis. Ein Beitrag zur Differentialdiagnose der metaphysären Dysostose. Mschr Kinderheilkd (1966) 114: 300–301

Menking FW, Schmid WU, Ebel KD, Holthusen W, Schmidt W: Premature Craniosynostosis Associated with Hyperthyroidism. Ann Radiol (1972) 15: 279 – 284

Schmidt H, Holthusen W: Die Schädelform frühgeborener Kinder. Acta Radiol (1972) 13:14–24

Holthusen W, Lassrich MA, Steiner C: Epidermoids and Dermoids in the Calvarian Bones in Early Childhood: their Behaviour in the Growing Skull. Pediatr Radiol (1983) 13: 189–194

Holthusen W, Birtel T, Brinkmann B, Gunkel J, Janneck C, Richter E: Die Currarino-Triade. Fortschr Röntgenstr (1985) 143: 83–89

Buchbeiträge/Bücher

Holthusen W: Fibröse Dysplasie – Albright-Syndrom. In: Schinz (Hrsg.) Radiologische Diagnostik in Klinik und Praxis. VI/2. Thieme, Stuttgart 1991

Holthusen W: Growth and Maturation of the Skeleton. In: Köhler/Zimmer (Eds.) Borderlands of Normal and Early Pathological Findings in Skeletal Radiography. 4th Ed. Thieme, Stuttgart 1993

s. auch Veröffentlichungen S. 151

- **Katholisches Kinderkrankenhaus Wilhelmstift, Abteilung für Bildgebende Diagnostik, seit 1982 mit Außenstelle des Kinderkrankenhauses Walddörfer (dennoch von 1982 bis 1986 Weiterbetreuung durch Dr. W. Holthusen)**

■ ■ **Hubert Hayek, Dr. med., 1973–2002**

FA für Kinderheilkunde und Teilgebiet Kinderradiologie
Chefarzt

Seit 1973 neben der pädiatrischen Oberarzttätigkeit Durchführung der röntgenologischen und später auch der sonographischen Diagnostik im Kinderkrankenhaus Wilhelmstift und nach Ablösung von Dr. W. Holthusen ab 1986 zusätzlich auch im Kinderkrankenhaus Walddörfer. Ab 1990 Leitung der neueingerichteten eigenständigen Abteilung für Bildgebende Diagnostik.
1999 Installation eines MRT-Gerätes

Ausrichtung

von Ultraschallkursen »Pädiatrische Sonographie Hamburg« zusammen mit B. Galle 1991–2001
Seit Jahren ehrenamtliche kinderradiologische Betreuung des Caritas Baby Hospitals in Bethlehem, des einzigen Kinderkrankenhauses Palästinas, zusammen mit seiner Frau Irina

Veröffentlichungen (Auswahl)

Hayek HW, Hayek I (2002) Ultraschallbefunde der Nieren und harnableitenden Wege im Kindesalter. Omnimed, Hamburg

Hayek HW (1996) Schädel. In: Schuster W, Färber D (Hrsg.) Kinderradiologie 1, Bildgebende Diagnostik, 2. Aufl. Springer, Berlin, Heidelberg

■ ■ **Andreas Leenen, Dr. med., seit 2003**

zuvor in Göttingen S. 48
FA für Pädiatrie und Diagnostische Radiologie, Schwerpunkt Kinderradiologie
Chefarzt

Veröffentlichungen (Auswahl)
Leenen A, Brandt GA, Riebel T, Marciniak H: Erfahrungen mit einem neuen Film-Foliensystem in der pädiatrischen Thoraxdiagnostik. Fortschr Röntgenstr (1996) 165: 349–352
Leeren A, Raab B, Hermann HP: Ungewöhnliches »Kontrastmittelextravasat« im Ausscheidungsurogramm. Fortschr Röntgenstr (2001) 173: 159–160
Leenen A, Riebel TW: Testicular microlithiasis in children: sonographic features and clinical implication. Pediatr Radiol (2002) 32: 575–579

- **Asklepios Gesundheitszentrum Nord/Heidberg, Kinderradiologie**

▪▪ **Iris Theobald-Hormann, geb. Theobald, Dr. med., seit 2010**
zuvor in Hamburg S. 58 und zuvor in Münster S. 91

- **Radiologische Praxisgemeinschaft mit Kinderradiologie PD Dr. Hauck/Dr. Schaefer**

▪▪ **Elke Schaefer, Dr. med., 1988–1991**
FÄ für Chirurgie und Radiologie,
Kinderradiologische Ausbildung bei Prof. M.A. Lassrich, Hamburg
Erste niedergelassene, hauptamtlich tätige Kinderradiologin in Deutschland
danach in Aarau S. 137

- **Röntgenpraxis Speersort, Kinderradiologie (über Sonderbedarfszulassung)**

▪▪ **Iris Theobald-Hormann, geb. Theobald, Dr. med., 2004–2010**
zuvor in Münster S. 91
danach in Hamburg S. 58

- **Conradia Radiologische Praxis**

▪▪ **Sabine Sönksen, Dr. med., seit 2006**
zuvor in Lübeck S. 78
unter 12 Radiologen einzige Kinderradiologin, jedoch ohne Sonderbedarfszulassung

Hannover

– Medizinische Hochschule Hannover, Institut für Radiologie, Abteilung Kinderradiologie
– Kinderkrankenhaus auf der Bult (ehem. Hannoversche Kinderheilanstalt), Röntgenabteilung, seit 2001 Abteilung für Bildgebende Diagnostik

- **Medizinische Hochschule Hannover, Institut für Radiologie, Abteilung Kinderradiologie**

▪▪ **Eckart Schirg, Dr. med., 1985–2008**
FA für Kinderheilkunde und Radiologische Diagnostik, Schwerpunkt Kinderradiologie

Ausrichtung
der 36. Jahrestagung der GPR zusammen mit P. Schaefer 1999 in Hannover (S. 161)

Kinderradiologische Einrichtungen: Ihre Entwicklung und Leitung

Veröffentlichungen (Auswahl)

Leonhardt J, Schirg E, Schmidt H, Glüer S: Imaging characteristics of childhood lipoblastoma. Fortschr Röntgenstr (2004) 176: 972–975

Falck C, Mäcker B, Schirg E, Börner AR, Knapp WH, Klein C, Galanski M: Post transplant lymphoproliferative disease in pediatric solid organ transplant patients: a possible role for (18F)-FDG-PET(/CT) in initial staging and therapy monitoring. Eur J Radiol (2007) 63: 427–435

Ringe K, Schirg E, Melter M, Flemming P, Ringe B, Becker T, Galanski M: Congenital absence of the portal vein (CAPV). Two cases of Abernethy malformation type 1 and review of the literature. Radiologe (2008) 48: 493–502

Buchbeiträge/Bücher

Schirg E: Trachea und Bronchien. In: Schuster W, Färber D (Hrsg.) Kinderradiologie 2 Bildgebende Diagnostik. 2. Aufl., Springer, Berlin, Heidelberg 1996

▪▪ Lars D. Berthold, Univ.-Prof. Dr. med., seit 2010

FA für Diagnostische Radiologie, Schwerpunkt Kinderradiologie
W2-Professur
2007 Habilitation unter Prof. G. Alzen, Gießen: »Klinische Bedeutung der Knochendichtemessung an der Lendenwirbelsäule bei Kindern und Jugendlichen mittels quantitativer Computertomographie«.
Mitglied im Vorstand der AG Pädiatrische Radiologie der DRG seit 2011

Veröffentlichungen (Auswahl)

Berthold LD, Peter A, Ishaque N, Mauermann F, Böhringer G, Klose KJ: Measurement of torsion angles of long finger bones using computed tomography. Skeletal Radiol (2001) 30: 579–583

Jödicke A, Berthold LD, Scharbrodt W, Schroth I, Reiss I, Neubauer BA, Böker DK: Endoscopic surgical anatomy of the paediatric third ventricle studied using virtual neuroendoscopy based on 3-D ultrasonography. Childs Nerv Syst (2004) 19: 325–331

Kraus R, Berthold LD, v Laer L: Effiziente Bildgebung von Ellenbogenverletzungen bei Kindern und Jugendlichen. Klin Päd (2007) 219: 202–287

s. auch S. 47

▪ Kinderkrankenhaus auf der Bult (ehem. Hannoversche Kinderheilanstalt), Röntgenabteilung

▪▪ Peter Schaefer, Dr. med., 1979–2001

FA für Kinderheilkunde und Radiologische Diagnostik, Schwerpunkt Kinderradiologie

Ausrichtung
der 36. Jahrestagung der GPR zusammen mit E. Schirg 1999 in Hannover (S. 161)

▪ Kinderkrankenhaus auf der Bult (ehem. Hannoversche Kinderheilanstalt), Abteilung für Bildgebende Diagnostik

▪▪ Gabriele H. A. Engelcke, Dr. med., seit 2001

zuvor in Basel S. 140
Chefärztin
Veröffentlichungen s. S. 140

Heidelberg

– Universitätskinderklinik, Röntgenabteilung, erste Röntgeneinrichtung 1921,
– später Radiologische Universitätsklinik Heidelberg, Abteilung Pädiatrische Radiologie,
– später Universitätsklinikum Heidelberg, Abteilung Diagnostische und Interventionelle Radiologie, Sektion Pädiatrische Radiologie

- **Universitätskinderklinik, Röntgenabteilung**

Geschichtliche Entwicklung

1921 Installation des ersten Röntgengerätes in der Universitätskinderklinik (Fa. Koch und Sterzel, Dresden). 12 Jahre später Umstellung auf Drehstrom und Umbau der Röntgenabteilung, veranlasst durch den pädiatrischen **Oberarzt Dr. W. Keller**.
Prof. J. Duken übernahm 1937 den Lehrstuhl für Kinderheilkunde. (Duken J: Die Besonderheiten der röntgenologischen Thoraxdiagnostik im Kindesalter. Jena 1924). Trotz seiner radiologischen Ausbildung bei Prof. Rieder in München blieb er bei der Pädiatrie wegen der erlittenen Strahlenschäden an den Extremitäten. Die Spätschäden führten nach mehrfachen Operationen 1954 zum Tode. Sein Name wurde in das Ehrenbuch der Röntgenologen aller Nationen in Hamburg aufgenommen.
1948–1967 betreute **Prof. Dr. med. Franz Schmid** als Pädiater die Röntgenabteilung. (Schmid, F: Die Röntgenologie im Kindesalter, 1955). Er war unter den ersten 48 Mitgliedern der AG Pädiatrische Radiologie e.V. (S. 11) und im ersten Vorstand der AG (S. 6).
1956 wurde eine neue Röntgenabteilung im Infektionshaus, 1965 im Neubau der Universitätskinderklinik eingerichtet. 2 Jahre nach Übernahme der Klinik durch **Prof. H. Bickel** übernahm erstmals ein Kinderradiologe die Röntgenabteilung (aus Unterlagen von Prof. E. Willich):

■ ■ **Eberhard Willich, Univ.-Prof. Dr. med., 1969–1984**
zuvor in Bremen S. 29
Erster hauptamtlich tätiger Kinderradiologe
1970 Habilitation unter dem Pädiater Prof. H. Bickel: »Kardiafunktion im Kindesalter. Manometrische, kinematographische und pharmakoradiographische Untersuchungen«.
1973 C3-Professur
Gründungsmitglied der AG für Pädiatrische Radiologie 1963
Mitglied im ersten Vorstand der AG 1963–1972
1. Vorsitzender der GPR 1972–1982 (S. 7)

Ausrichtung
– der ersten eigenständigen Jahrestagung der AG für Pädiatrische Radiologie e.V. 1969 in Heidelberg (S. 158)
– des Kinderradiologischen Kurses im Rahmen der Jahrestagung der Gesellschaft für Kinderheilkunde 1982

Pediatric Radiology, Editors/Editorial Board und Erstellung der Literaturliste 1973–1987

Redaktionsmitglied
– Zentralblatt Kinderheilkunde
– Der Radiologe

Ehrenmitgliedschaften
ESPR, GPR, DRG, Polnische Röntgengesellschaft und Ungarische Radiologengesellschaft

In der Abteilung unter Prof. E. Willich durchgeführte Habilitation
1983 H.-C. Oppermann (S. 67)

Veröffentlichungen (Auswahl)
Willich E, Halsband H: Subvesikale Harnabflußstörungen im Kindesalter und ihre Folgen für die harnableitenden Wege. Urologe (1969) 8: 279–288

Willich E, Kundert JG: Chylothorax in the Newborn. Radiological Features. Ann Radiol (1971) 14: 155–160

Willich E, Englert M: Das Metakarpalzeichen. Fortschr Röntgenstr (1973) 119: 443–450

Benz G, Brandeis WE, Willich E: Radiological Aspects of Leukaemia in Childhood. An Analysis of 89 Children. Pediatr Radiol (1976) 4: 201–213

Benz G, Willich E, Schärer K: Segmental Renal Hypoplasia in Childhood. Pediatr Radiol (1976) 5: 86–92

Benz G, Willich E: Upper Calyx Reno-Vascular Obstruction in Children: Fraley's Syndrome. Pediatr Radiol (1977) 5: 213–218

Willich E, Fuhr U, Kroll W: Die Skelettveränderungen beim Down-Syndrom. Korrelation röntgenologischer und zytogenetischer Befunde. Fortschr Röntgenstr (1977) 127: 135–142

Manz F, Jaschke W, van Kaick G, Walther R, Willich E: Nephrocalcinosis in radiographs, computed tomography, sonography, and histology. Pediatr Radiol (1980) 9: 19–26

Klare B, Geiselhardt B, Wesch H, Schärer K, Immich H, Willich E: Radiological kidney size in childhood. Pediatr Radiol (1980) 9: 153–160

Buchbeiträge/Bücher
Willich E, Benz-Bohm G: Die gynäkologische Röntgendiagnostik in der Pädiatrie. In: Diethelm L, Heuck F, Olsson O, Strnad F, Vieten H, Zuppinger A (Hrsg.) Handbuch der Medizinischen Radiologie XIII/2. Springer, Berlin, Heidelberg 1980

Willich E: Ösophagus. In: Schuster W, Färber D (Hrsg.) Kinderradiologie 2, Bildgebende Diagnostik. 2. Aufl., Springer, Berlin, Heidelberg 1996 (1. Aufl. 1990)

Willich E: Mediastinum. In: Benz-Bohm G. (Hrsg.) RRR Kinderradiologie. Thieme, Stuttgart 1997 (2. Aufl. 2005)

Willich E, Georgi P, Kuttig H, Wenz W (Hrsg.) Radiologie und Strahlenschutz einschließlich neuer bildgebender Verfahren. 4. Aufl. Springer, Berlin, Heidelberg 1988

Walter E, Willich E, Webb WR (Eds.) Medical Radiology. The Thymus. Diagnostic Imaging, Functions, and Pathologic Anatomy. Springer, Berlin, Heidelberg 1992

Ebel KD, Willich E, Richter E (Hrsg.) Differentialdiagnostik in der Pädiatrischen Radiologie. Band I und II, Thieme, Stuttgart 1995 (auch englische und französische Auflage)

Weitere Veröffentlichungen aus der Abteilung
Oppermann HC, Wille L, Bleyl U, Obladen M: Bronchopulmonary dysplasia in premature infants: a radiological and pathological correlation. Pediatr Radiol (1977) 5: 137–141

Oppermann HC, Wille L, Obladen M: Systemic air embolism in the respiratory distress syndrome of the newborn. Pediatr Radiol (1979) 8: 139–145

Oppermann HC, Greinacher I, Ball F, Schuster W: Die Knochenlymphangiomatose im Kindesalter. Fortschr Röntgenstr (1979) 131: 60–66

Buchbeiträge/Bücher
Mehls O, Oppermann HC: Renale Osteopathien im Kindesalter. In: Diethelm L, Heuck F, Olsson O, Strnad F, Vieten H, Zuppinger A (Hrsg.) Handbuch der Medizinischen Radiologie V/5.1. Springer, Berlin, Heidelberg 1982

Oppermann HC, Wille L, Ulmer HE: Der Neugeborenenthorax. Springer, Heidelberg 1982

- **Radiologische Universitätsklinik Heidelberg, Abteilung Pädiatrische Radiologie**

■ ■ **Jochen Tröger, Univ.-Prof. Dr. med., 1984–2008**
zuvor in Mainz S. 82
FA für Radiologische Diagnostik, Schwerpunkt Kinderradiologie
C3-Professur
1. Vorsitzender der GPR 1993–1998 (S. 7)
Vorstandsmitglied der ESPR 1999–2005

Ausrichtung
— der 24. Jahrestagung der GPR 1985 in Heidelberg (S. 159)
— des 20. Pädiatrisch-Radiologischen Fortbildungskurses im Rahmen der 37. Jahrestagung der GPR 2000 in Freiburg i/Br. (S. 161)
— des 41. ESPR-Meeting mit Postgraduate Course 2004 in Heidelberg

Prorektor für Forschung und Medizin 1999–2007
Pediatric Radiology, Editors 1986–1989

Ehrenmitgliedschaft
ESPR

In der Abteilung unter Prof. J. Tröger durchgeführte Habilitationen
— 2000 W. K. Rohrschneider (S. 77)
— 2001 K. Darge (S. 102)
— 2005 J.-P. Schenk (S. 63)

Veröffentlichungen (Auswahl)
Darge K, Ghods S, Zieger B, Rohrschneider W, Tröger J: Reduction in voiding cystourethrographies after the introduction of contrast enhanced sonographic reflux diagnosis. Pediatr Radiol (2001) 31: 790–795
Wunsch R, Darge K, Rohrschneider W, Zieger B, Tröger J: Akute hämatogene Osteomyelitis – Ausschluss mit Turbo-STIR Sequenz? Radiologe (2001) 41: 439–441
Darge K, Zieger B, Ghods S, Wunsch R, Tröger J: Contrast-Enhanced Harmonic Imaging for the Diagnosis of Vesicoureteral Reflux in Pediatric Patients. AJR (2001) 177: 1411–1415
Bussmann H, Koen E, Arhin-Tenkorang D, Munyadzwe G, Tröger J: Feasibility of an ultrasound service on district health care level in Botswana. Trop Med Int Health (2001) 12: 1023–1031
Rohrschneider W, Haufe S, Wiesel M, Tönshoff B, Wunsch R, Darge K, Clorius J, Tröger J: Functional and Morphologic Evaluation of Congenital Urinary Tract Dilatation by Using Combined Static-Dynamic MR Urography: Findings in Kidneys with a Single Collecting System. Radiology (2002) 224: 683–694
Alt CD, Engelmann D, Schenk JP, Tröger J: Qualitätskontrolle von Röntgenthoraxaufnahmen bei Kindern in diagnostischen Zentren mit und ohne kinderradiologische Kompetenz. Fortschr Röntgenstr (2006) 178: 191–199

Poster
Günther P, Ley S, Bär C, Autschbach F, Waag KL, Schenk JP, Tröger J: 3 D-MR-Perfusion und virtuelle Operationsplanung embryonaler Tumore im Kindesalter. **Posterpreis der Deutschen Gesellschaft für Kinderchirurgie 2006**

Buchbeiträge/Bücher
Tag B, Tröger J, Taupitz J: Drittmitteleinwerbung – Strafbare Dienstpflicht? Springer, Berlin, Heidelberg 2004
Tröger J, Seidensticker P (Hrsg.) Paediatric imaging manual. Springer, Heidelberg 2008

s. auch S. 34 und S. 77

- **Universitätsklinikum Heidelberg, Abteilung Diagnostische und Interventionelle Radiologie, Sektion Pädiatrische Radiologie**

■■ **Jens-Peter Schenk, PD Dr. med., seit 2008**
FA für Diagnostische Radiologie, Schwerpunkt Kinderradiologie
2005 Habilitation unter Prof. J. Tröger: »Das therapiebezogene diagnostische Konzept des Neuroblastoms: Differenzialdiagnose, Diagnosegenauigkeit, Therapiemonitoring und bildgebende Operationsplanung«

Veröffentlichungen (Auswahl)
Schenk JP, Herweh Ch, Günther P, Rohrschneider W, Zieger B, Tröger J: Imaging of congenital anomalies and variations of the caudal spine and back in neonates and small infants. Eur J Radiol (2006) 58: 3–14
Schenk JP, Schrader C, Zieger B, Furtwängler R, Leuschner I, Ley S, Graf N, Tröger J: Referenzradiologie des Nephroblastoms: Diagnosegenauigkeit und Bedeutung für die präoperative Chemotherapie. Fortschr Röntgenstr (2006) 178: 38–45
Schenk JP, Friebe B, Ley S, Baudendistel K, Schoebinger M, Hähnel S, Mehrabi A, Tröger J, Hallscheidt P: Visualisation of intrarenal vessels by 3,0-T MR angiography in comparison with digital subtraction angiography using renal specimens. Pediatr Radiol (2006) 36: 1075–1081
Ko HS, Schenk JP, Rohrschneider W, Tröger J: Current radiological management of intussusception in children. Eur Radiol (2007) 17: 2411–2421
Ley S, Ley-Zaporozhan L, Schenk JP: Whole-body MRI in the pediatric patient. Eur J Radiol (2009) 70: 442–451
Ley-Zaporozhan L, Ley S, Sommerburg O, Komm N, Müller FM, Schenk JP: Clinical application of MRI in children for the assessment of pulmonary diseases. Fortschr Röntgenstr (2009) 181: 419–432

Heilbronn

- **SLK-Klinikum Heilbronn am Gesundbrunnen,**
  Klinik für Radiologie, Minimal-invasive Therapien und Nuklearmedizin, Kinderradiologie

Geschichtliche Entwicklung
Versorgung der Kinderradiologie bis 1998 durch die Radiologie (Prof. Dr. P. Prager)

■■ **Gunther Lemm, Dr. med., seit 1998**
FA für Diagnostische Radiologie
Bereichsleitung Kinderradiologie als OA 1998–2008, seit 2008 auch Leitender OA der Klinik

Geschichtliche Entwicklung
2006 Neubau Kinderradiologie,
2010 Ausbau zu Kinder- und Neuroradiologie und Installation eines MRT-Gerätes in der Kinderradiologie

Jena

– Kinderklinik (seit 1916), Röntgenabteilung,
– seit 1991 Universitätsklinikum Jena, Institut für Diagnostische und Interventionelle Radiologie, Arbeitsbereich Kinderradiologie

Geschichtliche Entwicklung

1916 Gründung der Kinderklinik (Carl-Zeiss-Stiftung). Frühzeitige Förderung der Kinderradiologie u.a. durch **Prof. E. Häßler**, Direktor der Kinderklinik, unter dem der Neubau mit der Röntgenabteilung erfolgte, der einzigen Einrichtung ihrer Art in Thüringen. Zu dieser Zeit wurde die Kinderradiologie von Kinderärzten unter der Leitung von **Dr. med. Heinz Friedrich 1967–1992** und **Dr. med. Susanna Vogt 1992–2006** betrieben, wobei Letztere die Schwerpunktsbezeichnung Kinderradiologie erwarb (s. u.). 1990, nach der Wiedervereinigung, beendete die Carl-Zeiss-Stiftung ihre Beteiligung an der Kinderklinik und übergab sie der Friedrich-Schiller-Universität. So wurde 1991 die Kinderradiologie an das Institut für Diagnostische und Interventionelle Radiologie angegliedert. Dadurch wurde es möglich, die Schwerpunktsbezeichnung Kinderradiologie zu erwerben (kind & radiologie 2009, 3).

■ **Universitätsklinikum Jena, Institut für Diagnostische und Interventionelle Radiologie, Arbeitsbereich Kinderradiologie**

■ ■ **Hans-Joachim Mentzel, Univ.-Prof. Dr. med. habil., seit 2006**
FA für Diagnostische Radiologie, Schwerpunkt Kinderradiologie
2006 Habilitation unter dem Radiologen Prof. W.A. Kaiser: »Evaluierung alternativer osteodensitometrischer Verfahren für das Kindesalter«
2008 neu eingerichtete W2-Professur für Pädiatrische Radiologie
Mitglied im Vorstand der GPR seit 2010
1. Vorsitzender der AG Pädiatrische Radiologie der DRG seit 2011 (S. 8)

Ausrichtung
– der Arbeitstagung ostdeutscher Kinderradiologen 2003 und 2005
– der Arbeitstagung Kinderradiologie 2007
– der Kursreihe »Fit für den Facharzt« (FFF) seit 2009

Veröffentlichungen (Auswahl)
Mentzel HJ, Gaser C, Volz HP, Rzanny R, Häger F, Sauer H, Kaiser WA: Cognitive stimulation with the Wisconsin Card Sorting Test: functional MR imaging at 1.5 T. Radiology (1998) 207: 399–404
Mentzel HJ, Kentouche K, Kosmehl H, Gruhn B, Vogt S, Sauerbrey A, Behrendt W, Fuchs D, Zintl F, Kaiser WA: US and MRI of gastrointestinal graft-versus-host disease. Pediatr Radiol (2002) 32:195–198
Mentzel HJ, John U, Boettcher J, Malich A, Pfeil A, Vollandt R, Misselwitz J, Kaiser WA: Evaluation of bone-mineral density by digital X-ray radiogrammetry (DXR) in pediatric renal transplant recipients. Pediatr Radiol (2005) 35: 489–494
Mentzel HJ, Vilser C, Eulenstein M, Schwartz T, Vogt S, Böttcher J, Yaniv I, Tsoref L, Kauf E, Kaiser WA: Assessment of skeletal age at the wrist in children with a new ultrasound device. Pediatr Radiol (2005) 35: 429–433
Mentzel HJ, Reusch R, Kaiser WA: Seasonal dependence of the parameters of quantitative ultrasonic measurements on the peripheral skeleton. Fortschr Röntgenstr (2009) 181: 760–766

s. auch S. 34

Poster
Comparison of whole body STIR MRI and ^{99m}Tc-methylene diphosphonate scintigraphy in the examination of children with suspected multifocal bone lesions. **Poster award der ESPR 2004**

Karlsruhe

- Städtisches Klinikum Karlsruhe GmbH, Zentralinstitut für Bildgebende Diagnostik, Sektion Kinderradiologie

▪▪ **Erika Hueck, Dr. med., bis 1994**
FÄ für Kinderheilkunde und Radiologische Diagnostik, Schwerpunkt Kinderradiologie
Kinderradiologische Ausbildung bei Prof. E. Willich, Heidelberg
Beginn ihrer Ausbildung im Städtischen Klinikum 1964
Leitende OÄ

Veröffentlichungen (Auswahl)
Hueck E: Funktioneller Dünndarmileus. Z Kinderchir (1977) 21: 391
Heller M, Jend HH, Bücheler E, Hueck E, Viehweger G: The role of CT in diagnosis and follow-up of osteosarcoma. J Cancer Res Clin Oncol (1983) 106: 43–48
Hueck E: Specification of radiologic diagnosis by computed tomography in childhood tumor. Mschr Kinderheilkd (1983) 131: 368–371

▪▪ **Ulrike Heise, Dr. med., 1995–2005**
FÄ für Radiologische Diagnostik, Schwerpunkt Kinderradiologie

▪▪ **Maren Asmussen, Dr. med., seit 2005**
FÄ für Diagnostische Radiologie, Schwerpunkt Kinderradiologie
Leitende OÄ

Kassel

- Kinderkrankenhaus Park Schönfeld, Abteilung für Pädiatrische Radiologie,
- später Klinikum Kassel, Abteilung für Kinderradiologie am Zentrum für Radiologie

- Kinderkrankenhaus Park Schönfeld, Abteilung für Pädiatrische Radiologie

▪▪ **Margarete Braune, Dr. med., 1977–1997**
FÄ für Kinderheilkunde und Radiologische Diagnostik, Schwerpunkt Kinderradiologie
Chefärztin

Veröffentlichungen (Auswahl)
Welte W, Kaulhausen H, Braune M: Angeborene Zwerchfellhernien bei Kindern älter als 3 Monate. Mschr Kinderheilkd (1972) 120: 413–420
Welte W, Braune M: Knochentumoren im Kindesalter. Mschr Kinderheilkd (1974) 122: 65–68
Reither M, Peltner HU, Weigel W, Braune M, Heiming E: Die angeborene zystisch adenomatoide Lungenfehlbildung des Neugeborenen. Fortschr Röntgenstr (1980) 132: 628–632
Braune M, Herberg HP, Sörensen N: Myelographie bei Säuglingen und Kleinkindern mit lumbosakraler Dysraphie. Röntgenpraxis (1982) 35: 221–226
Braune M: Okkulte Frakturen bei Säuglingen und Kindern. Radiologe (1985) 25: 97–103

s. auch S. 72 und S. 149

- - **Marbod Reither, Prof. Dr. med., 1997–2008**

zuvor in Nürnberg S. 92

Chefarzt

Veröffentlichungen (Auswahl)

Reither M, Tuerkay S: Funktionell-anatomische Diagnostik dilatierter Uropathien bei Kindern mit kombinierter MR-Nephrographie und MR-Urographie im Vergleich zur renalen Isotopennephrographie. Fortschr Röntgenstr (2004) 176: 203–214

Buchbeiträge/Bücher

Reither M: Bildgebende Diagnostik – Strategien und Trends. In: Sitzmann FC (Hrsg.) Pädiatrie. MLP, Duale Reihe. 3. Aufl. Thieme, Stuttgart 2007

Reither M: Magnetresonanztomographie in der Pädiatrie. Springer, Berlin, Heidelberg 2000

s. auch S. 46 und S. 65

- **Klinikum Kassel, Abteilung für Kinderradiologie am Zentrum für Radiologie**

- - **Karoly Lakatos, Dr. med., 2008–2010**

zuvor in Ravensburg S. 93

Chefarzt

danach in Wien S. 130

- - **A. Eldad Horwitz, Dr. med., seit 6/2011**

zuvor in Krefeld S. 73 und zuvor in Würzburg S. 101

Chefarzt

Kiel

— Universitätskinderklinik Kiel, Röntgenabteilung,
— später Christian-Albrechts-Universität Kiel, Klinik für Radiologische Diagnostik, Abteilung Pädiatrische Radiologie und Sonographie,
— seit 2004 Universitätsklinikum Schleswig-Holstein, Campus Kiel, Klinik für Diagnostische Radiologie, Bereich Pädiatrische Radiologie/Sonographie
— Medizinisches Versorgungszentrum (MVZ) – Radiologie, Prüner Gang

- **Universitätskinderklinik Kiel, Röntgenabteilung**

- - **Karin Aeissen, Dr. med., 1965–1985**

FÄ für Innere Medizin, Kinderheilkunde und Radiologie

Leitende Ärztin

> **Geschichtliche Entwicklung**
>
> »Ich übernahm eine mühelos laufende Röntgenabteilung von dem Pädiater Prof. H.-G. Hansen dank der beiden Röntgenassistentinnen, Frau Krogmann und Frau Dibbern«. **Frau Mathilde Krogmann** hatte bereits 1950 zusammen mit dem Kieler Ingenieur **Hugo Rost** Fixierungshilfen aus Cellon (»**Babix-Hüllen**«) für Säuglinge und Kleinkinder entwickelt, die vielerorts bis heute benutzt werden (M. Krogmann: Kinder kommen zum Röntgen. Ein Beitrag zur modernen Röntgendiagnostik beim Kinde. Fischer, Stuttgart 1965).

Kinderradiologische Einrichtungen: Ihre Entwicklung und Leitung

- **Universitätskinderklinik Kiel, Röntgenabteilung,**
  Christian-Albrechts-Universität Kiel, Klinik für Radiologische Diagnostik,
  Abteilung Pädiatrische Radiologie und Sonographie

■■ **Hans-C. Oppermann, PD Dr. med., 1985–2004**
FA für Kinderheilkunde und Radiologische Diagnostik, Schwerpunkt Kinderradiologie
1983 Habilitation unter Prof. E. Willich, Heidelberg: »Die Lungengefäßstruktur bei der Bronchopulmonalen Dysplasie – Angiographische Studien«
Mitglied im Vorstand der GPR als Schriftführer und Kassenwart 1991–2001 (S. 7)

Ausrichtung
der 25. Jahrestagung der GPR 1988 in Kiel (S. 159)
Beteiligung an der Organisation der 44. Jahrestagung der GPR 2007 in Kiel

Veröffentlichungen (Auswahl)
Reuter M, Oppermann H-C, Ankermann T, Biederer J, Heller M: Hochauflösende Computertomographie der Lunge im Kindesalter. Fortschr Röntgenstr (2002) 174: 684–695

Buchbeiträge/Bücher
Oppermann HC: Die Thoraxerkrankungen des Neugeborenen. In: Diethelm L, Heuck F, Olsson O, Strnad F, Vieten H, Zuppinger A (Hrsg.) Handbuch der Medizinischen Radiologie IX/5b. Springer, Berlin, Heidelberg 1989
Oppermann HC: Thoraxdiagnostik in der Neonatalen Intensivmedizin. In: Schuster W, Färber D (Hrsg.) Kinderradiologie 2, Bildgebende Diagnostik. 2. Aufl. Springer, Berlin, Heidelberg 1996
Oppermann HC: Fehlbildungen. In: Freyschmidt J, Galanski M (Hrsg.) Handbuch Diagnostische Radiologie. Thorax. Springer, Berlin, Heidelberg 2001

s. auch S. 61 und S. 68
danach in Kiel S. 68

- **Universitätsklinikum Schleswig-Holstein, Campus Kiel, Klinik für Diagnostische Radiologie,**
  Bereich Pädiatrische Radiologie/Sonographie

■■ **Jörg D. Moritz, Dr. med., seit 2004**
FA für Diagnostische Radiologie, Schwerpunkt Kinderradiologie

Ausrichtung
der 44. Jahrestagung der GPR zusammen mit C. Schröder 2007 in Kiel

Veröffentlichungen (Auswahl)
Moritz JD, Berthold LD, Sönksen SF, Alzen G: Ultrasound in diagnosis in fractures in children: unnecessary harassment of useful addition to X-ray? Ultraschall Med (2008) 29: 267–274
Moritz JD: MRT-Untersuchungen bei Kindern. Radiologie up2date (2009) 9: 143–160
Moritz JD, Hoffmann B, Meuser S, Sehr D, Caliebe A, Heller M: Ist die Sonographie der Röntgendiagnostik in der pädiatrischen Frakturdiagnostik gleichwertig? Fortschr Röntgenstr (2010) 182: 706–714

- **Kinderradiologische Praxis im Medizinischen Versorgungszentrum (MVZ) – Radiologie, Prüner Gang**

▪▪ **Cornelia Schröder, Dr. med., seit 1995**
FÄ für Radiologische Diagnostik, Schwerpunkt Kinderradiologie
Praxisgemeinschaft mit dem Medizinischen Versorgungszentrum (MVZ): als Kinderradiologin über Sonderbedarf in eigener Praxis niedergelassen, nach 5 Jahren Umwandlung in einen Kassenarztsitz.
Mitglied im Vorstand der GPR als Beisitzerin 2007–2010
Mitbegründerin und Erste Vorsitzende des 2009 gegründeten Fördervereins Kind und Radiologie e.V. (www.kind-und-radiologie.eu)

Ausrichtung
— der 44. Jahrestagung der GPR zusammen mit J.D. Moritz 2007 in Kiel
— von zwei vierteljährlich stattfindenden Qualitätszirkeln: Ultraschalluntersuchungen von Kindern/ Kindermedizin und Bildgebung

Herausgeberin von kind & radiologie (Erstausgabe 2004)

Veröffentlichungen (Auswahl)
Schröder C, Oppermann HC: Schädel- und Rückenmarksonographie. In: Schuster W, Färber D (Hrsg.) Kinderradiologie 1 Bildgebende Diagnostik, 2. Aufl. Springer, Berlin, Heidelberg 1996
Schröder C, Oppermann HC: Pädiatrische Sonographie. Urban & Schwarzenberg, München, Wien, Baltimore 1997

- **Medizinisches Versorgungszentrum (MVZ) – Radiologie, Prüner Gang**

▪▪ **Hans-C. Oppermann, PD Dr. med., seit 2005**
zuvor in Kiel S. 67
Konventionelle Röntgendiagnostik

Köln

— Universitätskinderklinik Köln, Röntgenabteilung, erste Röntgeneinrichtung 1923,
— seit 1967 Universitätsklinik Köln, Radiologisches Institut und Poliklinik, Funktionsbereich Kinderradiologie
— Kinderkrankenhaus der Stadt Köln, Amsterdamer Straße, Radiologische Abteilung seit 1962

- **Universitätskinderklinik Köln, Röntgenabteilung**

Geschichtliche Entwicklung

Erste Röntgeneinrichtung in der Universitätskinderklinik (Lindenburg) 1923 unter dem Ordinarius für Pädiatrie **Prof. F. Siegert**, der 1935 den »Atlas der normalen Ossifikation der menschlichen Hand« veröffentlichte. Zwei ehemalige Assistenten der Kinderklinik, **E. Conradi** und **C. Hünermann**, hatten bereits 1914 bzw. 1931 die Chondrodysplasia punctata als nur röntgenologisch diagnostizierbare Krankheit beschrieben. **Prof. H. Kleinschmidt**, der 1931 die Universitätskinderklinik übernahm, habilitierte 1938

Dr. L. Schall (s. S. 98) für das Fach Kinderheilkunde aufgrund seiner jahrelangen Forschungsarbeit und zahlreicher grundlegender Veröffentlichungen auf dem Gebiet der Pädiatrischen Radiologie. Zusammen mit **Prof. S. Engel**, Leiter der Kinderklinik der Städt. Krankenanstalten Dortmund, hatte er 1933 im Thieme Verlag Leipzig **das erste »Handbuch der Röntgendiagnostik und -therapie im Kindesalter«** herausgegeben. Die Veröffentlichung des Buches wurde unterbunden, da Prof. Engel Jude war (aus Unterlagen von Prof. E. Willich und folgenden Veröffentlichungen:
- Huttmann G-V: Die Entwicklung der Röntgenologie in Köln von 1896 bis 1944: Anfänge, Bürgerhospital, Lindenburg. Inaugural-Dissertation, Köln 1984
- Hoyme H: Die Entwicklung der Kölner Universitätskinderklinik bis zum Ende des 2. Weltkriegs. Inaugural-Dissertation, Köln 1983
- Schall H: Die Kinderheilkunde am Landeskrankenhaus Homburg. In: Prof. Sitzmann (Hrsg.) Festschrift für die Universitätskinderklinik Homburg/Saar 1995 anlässlich ihres Neubaus.)

■■ **Klaus-Dieter Ebel, Dr. med., 1957–1960**
innerhalb seiner Pädiatrischen Facharztzeit

Veröffentlichungen (Auswahl)
Ebel K-D: Die Magenentleerungszeit von normaler und homogenisierter Kuhmilch im Säuglings- und Kindesalter. Z Kinderheilk (1953) 72: 342
Ebel K-D: Das Röntgenbild der Keuchhustenlunge im Säuglingsalter. Z Kinderheilk (1961) 86: 233

danach in Köln S. 71

Geschichtliche Entwicklung

Dr. H. Ewerbeck, leitender OA unter dem Ordinarius für Pädiatrie, Prof. C. Bennholdt-Thomsen, nahm bei Übernahme des Kinderkrankenhauses der Stadt Köln Dr. K.-D. Ebel mit.
Die Stelle wurde nicht neu besetzt, sondern mitversorgt durch Pädiater und Radiologen der Medizinischen Poliklinik (Prof. W. Höffken) bis zur Einrichtung des Lehrstuhls für Klinische Radiologie 1967 (Prof. G. Friedmann), dem dann die Versorgung der Kinderklinik oblag. Prof. Dr. med. Gerd Friedmann war unter den ersten 48 Mitgliedern der AG Pädiatrische Radiologie e.V. (S. 10) und Vorstandsmitglied der GPR von 1972–1982 (S. 7). Er hat während seiner Amtszeit drei Kinderradiologen habilitiert.

■ **Universitätsklinik Köln, Radiologisches Institut und Poliklinik, Funktionsbereich Kinderradiologie**

■■ **Hans Otto Bützler († 2004), Dr. med., 1972–1977**
FA für Radiologie, mehrwöchiger Aufenthalt in London zur Kinderradiologischen Ausbildung

Veröffentlichungen (Auswahl)
Friedmann G, Bützler HO, Weidtmann V: Das Thoraxübersichtsbild isolierter angeborener Herzfehler bei Säuglingen und Kleinkindern. Fortschr Röntgenstr (1973) 119: 147–150
Bützler HO, Ebel K-D, Braune M: Angeborene ösophago-tracheale Fisteln. Röntgenbl (1975) 28: 1–17

1977 Chefarzt der Röntgenabteilung des Heilig Geist-Krankenhauses Köln

■ ■ **Gabriele Benz-Bohm, geb. Benz, Prof. Dr. med., 1977–2007**
FÄ für Kinderheilkunde und Radiologische Diagnostik, Schwerpunkt Kinderradiologie
Akademische Direktorin, Leitung als OÄ
1982 Habilitation für das Fach Pädiatrische Radiologie unter Prof. G. Friedmann: »Szintigraphische und radiologische Befunde bei Skelettaffektionen im Kindesalter«

Mitglied
- im Vorstand der GPR als Beisitzerin 2001–2007 (S. 7 und S. 8)
- im Vorstand der AG Pädiatrische Radiologie der DRG 2001–2007

Ausrichtung
- des 4. Pädiatrisch-Radiologischen Fortbildungskurses im Rahmen der 21. Jahrestagung der GPR 1984 in Lübeck-Travemünde (S. 159)
- des Symposiums Aktuelle Aspekte bildgebender Diagnostik im Kindesalter im Rahmen der 86. Jahrestagung der Deutschen Gesellschaft für Kinderheilkunde 1990 in Köln
- der 28. Jahrestagung der GPR und des 11. Pädiatrisch-Radiologischen Fortbildungskurses 1991 in Köln (S. 160)
- des 5. European Course of Pediatric Radiology (ECPR) der ESPR zusammen mit E. Richter 1996 in Köln
- des Categorical Course Pediatric Radiology, European Congress of Radiology (ECR), als Chairperson Subcommittee Pediatric Radiology 2004 in Wien
- des Kinderradiologischen Symposium 2007 in Köln

Referenzradiologin der GPOH für Neuroblastom bis 2007
Pediatric Radiology, Editorial Board 1990–2003
Radiologie up2date, Beiratsmitglied 2001–2007

Ehrenmitgliedschaften
ESPR und GPR

Veröffentlichungen (Auswahl)
Benz-Bohm G: Leukämie im Kindesalter: Krankheits- und therapiebedingte Veränderungen im Röntgenbild. Fortschr Röntgenstr (1982) 137: 394–397
Gückel C, Benz-Bohm G, Widemann B: Mycoplasmal pneumonias in childhood. Roentgen features, differential diagnosis and review of literature. Pediatr Radiol (1989) 19: 499–503
Benz-Bohm G, Gross-Fengels W, Widemann B, Linden A: Knochenmarkmetastasierung bei Neuroblastom: MRT im Vergleich zur Knochenmarkzytologie und mIBG-Szintigraphie. Fortschr Röntgenstr (1990) 152: 523–527
Bohndorf K, Benz-Bohm G, Gross-Fengels W, Berthold F: MRI of the knee region in leukemic children. Part I. Initial pattern in patients with untreated disease. Pediatr Radiol (1990) 20: 179–183
Benz-Bohm G, Gross-Fengels W, Bohndorf K, Gückel C, Berthold F: MRI of the knee region in leukemic children. Part II. Follow up: responder, non-responder, relaps. Pediatr Radiol (1990) 20: 272–276
Jung, G, Benz-Bohm G, Kugel H, Keller KM, Querfeld U: MR cholangiography in children with autosomal recessive polycystic kidney disease. Pediatr Radiol (1999) 29: 463–466
Benz-Bohm G, Hero B, Gossmann A, Simon T, Körber F, Berthold F: Focal nodular hyperplasia of the liver in longterm survivors of neuroblastoma. How much diagnostic imaging is necessary? Eur J Radiol (2010) 74: e1–e5. Epub 2009 Apr 14.

Buchbeiträge/Bücher
Benz-Bohm G, Horwitz AE: Besonderheiten akuter Abdominalerkrankungen im Kindesalter. In: Beyer D, Mödder U (Hrsg.) Diagnostik des akuten Abdomens mit bildgebenden Verfahren. Springer, Berlin, Heidelberg 1985 (auch englische Auflage)
Benz-Bohm G: Urinary Tract Embryologie, Anatomy and Anatomical Variants. In: Fotter R (Ed.) Pediatric Uroradiology, 2nd Ed. Springer, Berlin, Heidelberg 2008 (1st Ed. 2001)
Benz-Bohm G: Anomalies of Kidney Rotation, Position and Fusion. In: Fotter R (Ed.) Pediatric Uroradiology, 2nd Ed. Springer, Berlin, Heidelberg 2008 (1st Ed. 2001)
Benz-Bohm G, Hoppe B: Urolithiasis and Nephrocalcinosis. In: Fotter R (Ed.) Pediatric Uroradiology, 2nd Ed. Springer, Berlin, Heidelberg 2008 (1st Ed. 2001)
Benz-Bohm G (Hrsg.) RRR Kinderradiologie, Thieme, Stuttgart 2005 (1. Aufl. 1997)

s. auch S. 27, S. 47 und S. 61

■■ Friederike Körber, geb. Speckamp, Dr. med., seit 2007
FÄ für Diagnostische Radiologie, Schwerpunkt Kinderradiologie
Leitung als OÄ

Veröffentlichungen (Auswahl)
Speckamp F, Vorwerk D, Schürmann K, Risse JH, Günther RW: Farbkodierte Duplexsonographie in der Erkennung von Nierenarterienstenosen. Fortschr Röntgenstr (1995) 162: 412–419
Körber F, Schönau E, Horwitz AE, Benz-Bohm G: Isolated femoral hypoplasia: an intrauterine differential diagnosis to campomelia. Pediatr Radiol (2005) 35: 641–646
Körber F, Demant AW, Kabbasch C, Lackner K: Der linksseitige Pfortaderverschluß des Neugeborenen. Ultraschall Med (2011) 32: 472–478
Körber F, Semmler O, Demant AW, Koerber S, Schönau E, Lackner KJ: Standard zur Befundung von Röntgenaufnahmen der Wirbelsäule bei Patienten mit Osteogenesis imperfecta. Fortschr Röntgenstr (2011) 183: 1–8

s. auch S. 47 und S. 70

■ Kinderkrankenhaus der Stadt Köln, Amsterdamer Straße, Radiologische Abteilung

> **Geschichtliche Entwicklung**
>
> Seit der Eröffnung des Kinderkrankenhauses **1962 selbständige Radiologische Abteilung**, seit 1981 auch Abteilung für Pädiatrische Nuklearmedizin.
> Der erste Ärztliche Direktor des Kinderkrankenhauses, **Prof. Dr. med. Hans Ewerbeck († 1987), wurde auf Grund seiner Verdienste um die Kinderradiologie Ehrenmitglied der GPR.**

■■ Klaus-Dieter Ebel, Prof. Dr. med., 1962–1989
zuvor in Köln S. 69
mit Pädiatrischer Nuklearmedizin ab 1981 (mehrwöchiger Aufenthalt bei Prof. S.T. Treves, Boston)
FA für Kinderheilkunde und Radiologische Diagnostik, Schwerpunkt Kinderradiologie
Chefarzt
1970 Habilitation unter dem Radiologen Prof. G. Friedmann: »Röntgenologische Semiotik und Craniometrie bei Dyscranien«
Gründungsmitglied der AG für Pädiatrische Radiologie 1963
Mitglied im Vorstand der AG für Pädiatrische Radiologie und späteren GPR als Schriftführer und Kassenwart 1963–1982 (S. 6 und S. 7)

Ausrichtung
- der 8. Jahrestagung der GPR 1971 in Köln (S. 158)
- der jährlichen Fortbildungskurse im Kinderkrankenhaus in Kinderheilkunde, Kinderchirurgie und Kinderradiologie zusammen mit Prof. H. Ewerbeck und Prof. D. Helbig 1968–1978
- des 16. ESPR-Meeting und des 4. Postgraduate Course 1979 in Köln
- des Symposiums Pädiatrische Nuklearmedizin mit internationaler Beteiligung 1982 in Köln

Röntgenblätter, Beiratsmitglied
Pediatric Radiology, Editors/Editorial Board 1973–1990

Ehrenmitgliedschaften
GPR und ESPR

Veröffentlichungen (Auswahl)
Ebel K-D, Fendel H: The roentgen changes of pneumocystis pneumonia and their anatomic basis. Progr Pediat Radiol (1967) 1: 177
Braune M, Ebel K-D: Die »streifige Zeichnung« der oberen Harnwege im Röntgenbild. Fortschr Röntgenstr (1967) 107: 752–757
Ebel K-D: Die Röntgen-Kinematographie des Schluckaktes im Kindesalter. Fortschr Röntgenstr (1967) 107: 794–798
Olbing H, Bruns HA, Ebel K-D, Lassrich MA: Zur Indikation und Methodik der Miktionszystourethrographie beim Mädchen. Urologe (1970) 10: 161
Hegenbarth R, Ebel K-D: Roentgen Findings in Fractures of the Vertebral Column in Childhood. Pediatr Radiol (1976) 5: 34–39
Ebel K-D, Bliesener JA, Gharib M: Imaging of uretero-pelvic junction obstruction with stimulated diuresis. With consideration of the reliability of ultrasonography. Pediatr Radiol (1988) 18: 54–56
Holschneider AM, Gharib M, Ebel K-D: Das Common-Channel-Syndrom – Pathogenese, Diagnostik, Therapie. Chir Gastroenterol (1991) 1: 31–40

Buchbeiträge/Bücher
Ebel K-D: Das Schädelwachstum bei Kraniostenosen. In: Wiedemann H-R (Hrsg.) Dysostosen. Fischer, Stuttgart 1966
Ebel K-D, Treves S: Pädiatrische Nuklearmedizin. In: Diethelm L, Heuck F, Olsson O, Strnad F, Vieten H, Zuppinger A (Hrsg.) Handbuch der Medizinischen Radiologie XV/3. Springer, Berlin, Heidelberg 1985
Ebel K-D: Nuklearmedizinische Untersuchungen in der Kinderradiologie. In: Schuster W, Färber D (Hrsg.) Kinderradiologie 1, Bildgebende Diagnostik, 2. Aufl. Springer, Berlin, Heidelberg 1996
Ebel K-D: Fehlbildungen des Dickdarms. In: Schuster W, Färber D (Hrsg.) Kinderradiologie 1, Bildgebende Diagnostik, 2. Aufl. Springer, Berlin, Heidelberg 1996
Ebel K-D, Willich E: Die Röntgenuntersuchung im Kindesalter. Technik und Indikation. Springer, Berlin, Heidelberg 1968 (2. Aufl. 1979)
Friedmann G, Wenz W, Ebel K-D, Bücheler E: Dringliche Röntgendiagnostik. Traumatologie und akute Erkrankungen. Thieme, Stuttgart 1974 (2. Aufl. 1983) (auch englische Auflage)
Ebel K-D, Willich E, Richter E (Hrsg.) Differentialdiagnostik in der Pädiatrischen Radiologie. Band I und II, Thieme, Stuttgart 1995. (auch englische und französische Auflage)

In den 90er Jahren Lehrtätigkeit in Nairobi, Kampala und Dar es Salaam (vom DAAD gefördert).

■ ■ **J. Artur Bliesener-Harzheim, Prof. Dr. med., 1989–2000**
mit Pädiatrischer Nuklearmedizin
FA für Kinderheilkunde und Radiologische Diagnostik, Schwerpunkt Kinderradiologie
Chefarzt
1984 Habilitation unter dem Radiologen Prof. G. Friedmann: »Sonographie der normalen und pathologischen Hirnanatomie bei Neugeborenen und Säuglingen, ihre klinische Anwendbarkeit im Vergleich zu anderen bildgebenden Untersuchungsmethoden«
Pädiatrische Ultraschallkurse bei Sono pro Medico 1983–1998
Pediatric Radiology, Editorial Board 1986–1989

Veröffentlichungen (Auswahl)
Bliesener JA, Wieners H: Diagnose zystischer Fehlbildungen der Gallenwege im Kindesalter. Fortschr Röntgenstr (1977) 126: 577–580
Bliesener JA, Kellermann K: Ventriculography with positive contrast medium in early infancy. Pediatr Radiol (1979) 24: 133–137
Bliesener JA, Schmidt LR: Normal and pathological growth of the foramen occipitale magnum shown in the plain radiography. Pediatr Radiol (1980) 10: 65–69
Bliesener JA: Intrakranielle Veränderungen im frühen Kindesalter. Technik und Ergebnisse der Sonographie. Mschr Kinderheilkd (1981) 129: 200–215

Buchbeiträge/Bücher
Benz-Bohm G, Bliesener-Harzheim JA, Schaper J: Intrakranielle Veränderungen. In: Ebel K-D, Willich E, Richter E (Hrsg.) Differentialdiagnostik in der Pädiatrischen Radiologie. Thieme, Stuttgart 1995 (auch englische und französische Auflage)

s. auch S. 17 und S. 72

■■ **Maximilian W. Kellner, Dr. med., Dipl. Chem., seit 2000**
zuvor in Würzburg S. 102

Krefeld

— Städtisches Klinikum Krefeld, Kinderklinik, Kinderradiologie,
— seit 2008 Helios-Klinikum Krefeld, Institut für Diagnostische und Interventionelle Radiologie, Funktionsbereich Kinderradiologie

■ Städtisches Klinikum Krefeld, Kinderklinik, Kinderradiologie

> **Geschichtliche Entwicklung**
>
> **Prof. W. Kosenow** († 2006), Direktor der Kinderklinik Krefeld 1961–1986, war als OA an der Universitätskinderklinik Münster u. a. auch für die Kinderradiologie zuständig. So betreute er selbst in den ersten Jahren die Kinderradiologie in Krefeld. 1965 hat er diese Funktion seinem Leitenden OA, Herrn Dr. R. Ritter, übertragen. **Prof. Dr. med. Wilhelm Kosenow wurde auf Grund seiner Verdienste um die Kinderradiologie Ehrenmitglied der GPR.**

■■ **Raimo Ritter († 1999), Dr. med., 1965–1997**
FA für Kinderheilkunde und Teilgebiet Kinderradiologie

Ausrichtung
der 16. Jahrestagung der GPR durch **Prof. Dr. med. Wilhelm Kosenow** 1979 in Krefeld (S. 158)

■ Städtisches Klinikum Krefeld, Kinderklinik, Kinderradiologie,
Helios-Klinikum Krefeld, Institut für Diagnostische und Interventionelle Radiologie, Funktionsbereich Kinderradiologie

■■ **Eldad Horwitz, Dr. med., 1997–5/2011**
zuvor in Würzburg S. 101
FA für Kinderheilkunde und Diagnostische Radiologie, Schwerpunkt Kinderradiologie
Leitung als OA
1. Vorsitzender der GPR 1998–2004 (S. 7)
Assoziiertes Mitglied im DRG-Vorstand 2001–2009 (S. 8)

Ausrichtung
des Ausbildertreffens und der Fortbildung der DEGUM-Sektion Pädiatrie 2007 in Krefeld
Beteiligung an den Kursen für Pädiatrische Radiologie der Röntgendiagnostischen Fortbildung Neuss 2001–2009

Veröffentlichungen (Auswahl)
Horwitz AE: Bildgebende Verfahren bei Atemwegs- und Lungenerkrankungen bei Kindern – konventionelle Diagnostik. Atemw Lungenkrh (2010) 36: 266–279

Buchbeiträge/Bücher
Horwitz AE, Schindler G: Wachsendes Handskelett. In: Schmitt R, Lanz U (Hrsg.) Bildgebende Diagnostik der Hand. Thieme, Stuttgart 2004
van Schoonhoven J, Schmitt R, Horwitz AE, Rosenthal H, Lanz U: Fehlbildungen und Deformitäten. In: Schmitt R, Lanz U (Hrsg.) Bildgebende Diagnostik der Hand. Thieme, Stuttgart 2004
Horwitz AE: Differentialdiagnostische Tabellen bei Erkrankungen der Hand: kongenitale und erworbene Form- und Strukturveränderungen an den Epiphysen und Metaphysen. In: Schmitt R, Lanz U (Hrsg.) Bildgebende Diagnostik der Hand. Thieme, Stuttgart 2004
Schindler G, Horwitz AE: Dysplasien (Osteochondrodysplasien). In: Schmitt R, Lanz U (Hrsg.) Bildgebende Diagnostik der Hand. Thieme, Stuttgart 2004
Schindler G, Horwitz AE: Primäre Stoffwechselstörungen des Skeletts. In: Schmitt R, Lanz U (Hrsg.) Bildgebende Diagnostik der Hand. Thieme, Stuttgart 2004
Horwitz AE: Gastrointestinaltrakt. In: Benz-Bohm G (Hrsg.) RRR Kinderradiologie. Thieme, Stuttgart 2005 (1. Aufl. 1977)

s. auch S. 71
danach in Kassel S. 66

- **Helios-Klinikum Krefeld, Institut für Diagnostische und Interventionelle Radiologie, Funktionsbereich Kinderradiologie**

- **Norbert Uetz, Dr. med., seit 8/2011**
FA für Diagnostische Radiologie, Schwerpunkt Kinderradiologie
Leitung als OA

Leipzig

— Universität Leipzig, Klinik für Kinderchirurgie, Röntgenabteilung, und Kinderklinik, Röntgenabteilung, erste Röntgeneinrichtung 1903,
— Universitätsklinik Leipzig, Klinik für Diagnostische Radiologie, nichtselbständige Abteilung Pädiatrische Radiologie,
— seit 2008 Abteilung Pädiatrische Radiologie an der Universität Leipzig

- **Universität Leipzig, Klinik für Kinderchirurgie, Röntgenabteilung, und Kinderklinik, Röntgenabteilung**

Geschichtliche Entwicklung
1903 wird erstmals ein Röntgenzimmer erwähnt, die Röntgendiagnostik lag in Händen der Pädiater und Kinderchirurgen.

Kinderradiologische Einrichtungen: Ihre Entwicklung und Leitung

> **Prof. F. Meißner**, Direktor der Kinderchirurgischen Klinik (1958–1988), erkannte: »**die Röntgendiagnostik nebenbei ohne Fachkenntnisse ist nicht mehr zu verantworten**«.
> Ab 1969 leitete daher ein hauptamtlich tätiger Kinderradiologe in Oberarztposition die Röntgenabteilung der Kinderchirurgischen Klinik und ab 1976 auch die Röntgenabteilung der Kinderklinik s. u. (aus Unterlagen von Prof. D. Hörmann).

▪▪ Dieter Hörmann, Prof. Dr. med. habil., 1969–1998

FA für Kinderheilkunde und Radiologische Diagnostik, Schwerpunkt Kinderradiologie
Erster hauptamtlich tätiger Kinderradiologe
1980 Habilitation unter dem Kinderchirurgen Prof. F. Meißner: »Untersuchungen des Wachstums und der Entwicklung kindlicher Schädel vor und nach Ableitung eines Hydrozephalus mittels Röntgenbildanalyse und Kraniometrie«. (**Walter-Friedrich-Preis** der Ges. für Medizinische Radiologie)
Leitung der AG Kinderradiologie der DDR 1980–1987 (S. 13)
Mitarbeit in der Sächsischen Landesärztekammer in den Prüfungsausschüssen Kinderradiologie und Pädiatrische Sonographie 1992–1998

Ausrichtung

— der Jahrestagung der Gesellschaft für Medizinische Radiologie mit dem Hauptthema Kinderradiologie 1987 in Dresden
— der Jahrestagung der AG Ostdeutscher Kinderradiologen 1997 in Dresden
— von Weiterbildungsveranstaltungen in Kinderradiologie und 21 Pädiatrischen Ultraschallkursen (DEGUM-Ausbilder)

Ehrenmitgliedschaft
GPR

Veröffentlichungen (Auswahl)
Hörmann D, Pfeiffer J: Die Behandlung von Haut- und Schleimhautreaktionen durch Radiotherapie. Med Klin. (1966) 61: 1971–1973
Hörmann D, Knüpper P, Meißner F: Die hydrostatische Desinvagination. Zbl Chir (1976) 101: 146–156
Hörmann D, Kamprad V, Hofmann V, Willnow U: Wachstumsstörungen des kindlichen Skeletts im Röntgenbild nach kombinierter Therapie von Wilmstumoren und Neuroblastomen. Kinderärztl Prax (1978) 46: 475–488
Hörmann D: Bandscheibenverkalkungen im Kindesalter. Radiologe (1984) 24: 82–87
Hörmann D, Gräfe G: Ergebnisse der zerebralen Sonographie bei Kindern mit Meningomyelozele. Mschr Kinderheilkd (1986) 134: 263–268
Hörmann D: Pädiatrische Ultraschalldiagnostik. Radiol Diagn (Berl) (1988) 29: 13–19
Handrick W, Hörmann D, Voppmann A, Schille R, Reichardt P, Tröbs RB, Möritz RP, Borte M: Chronic recurrent multifocal osteomyelitis. Report of eight patients. Pediatr Surg Int (1998) 14: 195–198

Veröffentlichungen der Standardisierungsempfehlungen S. 22

▪▪ Mehrere Radiologen, u. a. Dr. I. Lotz 1998–2002

Leitung ad interim

- **Universitätsklinik Leipzig, Klinik für Diagnostische Radiologie, nichtselbständige Abteilung Pädiatrische Radiologie,**
  Abteilung Pädiatrische Radiologie an der Universität Leipzig

- - **Wolfgang Hirsch, Univ.-Prof. Dr. med. habil., seit 2002**

zuvor in Halle S. 51
C3-Professur
Mitglied im Vorstand der GPR seit 2010 (S. 8)
1. Vorsitzender der AG Pädiatrische Radiologie der DRG 2009–2011, weiterhin Mitglied im Vorstand (S. 8)

Ausrichtung
der 43. Jahrestagung der GPR 2006 in Leipzig (S. 162)
Referenzradiologe der GPOH für M. Hodgkin und später der European network group on pediatric Hodgkin lymphoma
Radiologie up2date, Beiratsmitglied seit 2007

Veröffentlichungen (Auswahl)
Körholz D, Kluge R, Wickmann L, Hirsch W, Lüders H, Lotz I, Dannenberg C, Hasenclever D, Dörffel W, Sabri O: Die Bedeutung von FDG-PET für Staging und Therapiekontrolle des Hodgkin Lymphoms im Kindes- und Jugendalter – Konsequenz für das GPOH-HD 2003 Protokoll. Onkologie (2003) 26: 489–493
Hirsch W, Wenkel R, Eichler G, Paetzel M, Schlüter A: Pulmonary resorption of inhaled gadobutrol in an animal model: usage to determine lung diffusion in MRI examinations. Magn Reson Imaging (2004) 22: 489–493
Hirsch W, Paetzel M, Talanow R: www.PedRad.info, the first bilingual case-oriented publication platform for pediatric radiology. Pediatr Radiol (2005) 35: 444–448
Schulz T, Tröbs RB, Schneider JP, Hirsch W, Puccini S, Schmidt F, Kahn T: Pediatric MR-guided intervention. Eur J Radiol (2005) 53: 57–66
Hirsch W, Sorge I, Schlüter A, Eichler G, Wenkel R: Assessment of pulmonary air trapping and obstruction in exspiration: an experimental MRI study. Magn Reson Imaging (2005) 23: 991–994
Hirsch W, Sorge I, Krohmer S, Weber D, Meier K, Till H: MRI of the lungs in children. Eur J Radiol (2008) 68: 278–288
Krohmer S, Sorge I, Krausse A, Kluge R, Bierbach U, Marwede D, Kahn T, Hirsch W: Whole body MRI for primary evaluation of malignant disease in children. Eur J Radiol (2010) 74: 256–261

Leverkusen

- **Radiologische Gemeinschaftspraxis mit Kinderradiologie Dr. Leßmann und Partner**

- - **H. Gerd Peitz, Dr. med., seit 2004**

FA für Kinderheilkunde und Diagnostische Radiologie, Schwerpunkt Kinderradiologie
Seit 2007 Mitbetreuung der Kinderradiologie der Kinderklinik Klinikum Leverkusen
Seit 2008 Zweigpraxis in Köln-Rodenkirchen
Seit 2010 Kinderradiologie eingebunden in ein Medizinisches Versorgungszentrum (RNR-MVZ GmbH)

Ausrichtung
von Ultraschallkursen seit 2003 (DEGUM-Ausbilder Stufe II)
Veröffentlichungen s. S. 17

Lörrach

- **St. Elisabethen-Krankenhaus (ehem. Kinderklinik Kreiskrankenhaus), Kinderradiologie und Sonographie**

■■ **Marina von Laer-Markees, Dr. med., seit 1973**
Zugehörig zur Radiologie des Kreiskrankenhauses Lörrach
Leitende Ärztin

Ausrichtung
des 3-Länder-Treffens (Österreich, Schweiz, Süddeutschland) 1975

Ludwigshafen

- **St. Annastift, Kinderklinik, Sektion Kinderradiologie**

■■ **Wiltrud K. Rohrschneider, PD Dr. med., seit 2004**
FÄ für Radiologische Diagnostik, Schwerpunkt Kinderradiologie
Leitende Ärztin
2000 Habilitation unter Prof. J. Tröger, Heidelberg: »Kombinierte statisch-dynamische MR-Urographie zur umfassenden morphologisch-funktionellen Diagnostik von Harntransportstörungen im Kindesalter. Entwicklung der Methode und Prüfung am Tiermodell«
Pediatric Radiology, Editorial Board 2003–2005

Wissenschaftliche Auszeichnungen
— Jacques Lefèbvre award 1996 der ESPR:
  US, CT and MR imaging. Characteristics in nephroblastomatosis: evaluation of 23 patients
— Poster award der ESPR 2001:
  Static dynamic MR-urography – simultaneous morphological and functional evaluation of the urinary tract

Veröffentlichungen (Auswahl)
Rohrschneider WK, Tröger J: Hydrostatic reduction of intussusception under US guidance. Pediatr Radiol (1995) 25: 530–534
Rohrschneider WK, Fuchs G, Tröger J: Ultrasonographic evaluation of the anterior recess in the normal hip: a prospective study on 166 asymptomatic children. Pediatr Radiol (1996) 26: 629–634
Rohrschneider WK, Forsting M, Darge K, Tröger J: Diagnostic value of spinal US: Comparative study with MR imaging in pediatric patients. Radiology (1996) 200: 383–388
Rohrschneider WK, Mittnacht H, Darge K, Tröger J: Pyloric muscle in asymptomatic infants: Sonographic evaluation and discrimination from idiopathic hypertrophic pyloric stenosis. Pediatr Radiol (1998) 28: 429–434
Rohrschneider WK, Hoffend J, Becker K, Clorius JH, Darge, K, Kooijman H, Tröger J: Combined static-dynamic MR Urography for the simultaneous evaluation of morphology and function in urinary tract obstruction: I. Evaluation of the normal status in an animal model. Pediatr Radiol (2000) 30: 511–522
Rohrschneider WK, Becker K, Hoffend J, Clorius JH, Darge K, Kooijman H, Tröger J: Combined static-dynamic MR Urography for the simultaneous evaluation of morphology and function in urinary tract obstruction: II. Findings in experimentally induced ureteric stenosis. Pediatr Radiol (2000) 30: 523–532
Rohrschneider W, Schenk JP: Funktionelle und morphologische MR-Bildgebung des oberen Harntraktes im Kindesalter. Radiologe (2005) 45: 1092–1100

s. auch S. 62 und S. 63

Lübeck

— Medizinische Akademie Lübeck, Kinderklinik, Röntgenabteilung seit 1969,
— 1981 Medizinische Universität Lübeck, Institut für Radiologie, Kinderradiologie,
— später Universitätsklinikum Schleswig-Holstein, Campus Lübeck, Klinik für Radiologie und Nuklearmedizin, Kinderradiologie
— Radiologische Praxen mit Kinderradiologie

- **Medizinische Akademie Lübeck, Kinderklinik, Röntgenabteilung**

Geschichtliche Entwicklung

Prof. H.-G. Hansen, Direktor der Kinderklinik, betreute während seiner Kieler Zeit u.a. die Röntgenabteilung der Universitätskinderklinik Kiel (S. 66). Demzufolge war für ihn in der Kinderklinik Lübeck eine Röntgenabteilung unentbehrlich.

■■ **Hans-Dieter Zwad, Dr. med., 1969–1977**
FA für Kinderheilkunde und Radiologie

Veröffentlichungen (Auswahl)
Zwad HD: Radiologische Lungenveränderungen bei Mykoplasmenpneumonie. Fortschr Röntgenstr (1972) 117: 413–417
Stockhausen HB, Struve M, Zwad HD: Veränderungen der Blutosmolalität nach Kontrastmittelinjektion und ihr Einfluß auf den Säure-Basen Status. Mschr Kinderheilkd (1974) 122: 658–660
Zwad HD: Füllung der Lieberkühnschen Krypten des Kolons während der Kontrastuntersuchung. Ein Beitrag zur Differentialdiagnose der Colitis. Fortschr Röntgenstr (1974) 120: 278–283
Zwad HD, Uthgenannt H: Ösophagusuntersuchung in Hypotonie in der Kinderradiologie. Röntgenblätter (1975) 28: 455–462

danach in Lübeck S. 79

- **Medizinische Akademie Lübeck, Kinderklinik, Röntgenabteilung,**
  Medizinische Universität Lübeck, Institut für Radiologie, Kinderradiologie

■■ **Wolfram Höhn, Dr. med., 1978–2003**
FA für Kinderheilkunde und Teilgebiet Kinderradiologie
Akademischer Direktor

Veröffentlichung (Auswahl)
Höhn W, Thomas GG, Meradji M: Urologic evaluation of megacystis-microcolon-intestinal hypoperistalsis syndrome. Urology (1981) 17: 465–466

- **Medizinische Universität Lübeck, Institut für Radiologie, Kinderradiologie**

■■ **Sabine Sönksen, Dr. med., 2004–2006**
FÄ für Diagnostische Radiologie, Schwerpunkt Kinderradiologie
Leitende Ärztin
Veröffentlichungen s. S. 47 und S. 67
danach in Hamburg S. 58

- **Universitätsklinikum Schleswig-Holstein, Campus Lübeck, Klinik für Radiologie und Nuklearmedizin, Kinderradiologie**

▪▪ **Michael Buchholz, Dr. med., seit 2006**
FA für Diagnostische Radiologie, Schwerpunkt Kinderradiologie
Leitung als OA
Beteiligung an der Organisation der 44. Jahrestagung der GPR 2007 in Kiel

- **Radiologische Praxen mit Kinderradiologie**

▪▪ **Hans-Dieter Zwad, Dr. med., 1978–2007**
zuvor in Lübeck S. 78
Bis 1980 Doppelpraxis, danach Einzelpraxis im Ärztehaus Fegefeuer

▪▪ **Peter Heim, Dr. med., seit 2006**
FA für Diagnostische Radiologie, Schwerpunkt Kinderradiologie
Gemeinschaftspraxis für Radiologie, Neuroradiologie, Nuklearmedizin, Kinderradiologie mit kinderradiologisch großem Einzugsgebiet im Tesdorpfhaus

Lüdenscheid

- **Klinikum Lüdenscheid, Kinderklinik, Kinderradiologie**

▪▪ **Elisabeth Fastnacht-Urban, Dr. med., 1988–2007**
FÄ für Kinderheilkunde und Radiologische Diagnostik, Schwerpunkt Kinderradiologie

Veröffentlichungen (Auswahl)
Anding R, Fastnacht-Urban E, Walz PH: »Akutes Skrotum« beim Neugeborenen: Nebennierenblutung als Ursache. Urologe (2000) 39: 48–51
Kaplan FS, Xu M, Seemann P, Connor JM, Glaser DL, Delai P, Fastnacht-Urban E et al.: Classic and atypical fibrodysplasia ossificans progressiva (FOP) phenotypes are caused by mutations in the bone morphogenetic protein (BMP) type I receptor ACVR1. Human Mutation (2009) 30: 379–390

s. auch S. 39

Magdeburg

— Otto-von-Guericke-Universität, Klinik für Radiologie und Nuklearmedizin, Funktionsbereich Pädiatrische Radiologie seit 1996
— Gemeinschaftspraxis für Radiologie und Nuklearmedizin mit Kinderradiologie

Geschichtliche Entwicklung

Die pädiatrischen Leiter der Säuglingsabteilung im Krankenhaus Magdeburg-Altstadt, **Prof. M. Thiemich** (1908–1913) und **Prof. H. Vogt** (1913–1925), wiesen bereits in Veröffentlichungen auf die Bedeutung der Radiologie für die Kinderheilkunde hin. **Prof. A. Uffenheimer** (1925–1933) setzte wesentliche
▼

räumliche Verbesserungen der Kinderklinik durch. **1928 beschreibt er die aus 2 kleinen Räumen bestehende Röntgeneinrichtung:** »Der Röntgenapparat ist ein nicht mehr ganz moderner Hochspannungsgleichrichterapparat. Für die notwendigerweise kurzzeitigen Aufnahmen von Kindern und Säuglingen wird er bis an die Grenze seiner Leistungsfähigkeit beansprucht.« (Uffenheimer A (1928) Städtische Kinderklinik im Altstädter Krankenhaus in Magdeburg. In: Kowitzer (Hrsg) Das Gesundheitswesen der Stadt Magdeburg. Thal W, Bannert N (2006) 1906–2006: Hundert Jahre Pädiatrie in Magdeburg). 1954 Gründung der Medizinischen Akademie Magdeburg. Die Kinderklinik war in 3 jeweils bis 1 km auseinanderliegende Gebäude aufgeteilt (Säuglingsklinik, Klinik für 1–18 Jahre und Ambulanz), das Röntgeninstitut für Erwachsene und später auch die Kinderchirurgie waren 2 km entfernt. Die Durchleuchtung (TBC u.a.) erfolgte durch den Leiter der Pädiatrie **Prof. K.L. Nißler** und seine Oberärzte, das Diktieren der Röntgenaufnahmen übernahm der jeweils älteste Assistent (aus Unterlagen des Pädiaters **Prof. W. Thal**).
Anfang der 80er Jahre Beginn der Ultraschall-Diagnostik durch Dr. L. von Rohden.

- **Otto-von-Guericke-Universität, Klinik für Radiologie und Nuklearmedizin, Funktionsbereich Pädiatrische Radiologie**

■■ **Ludwig von Rohden, PD Dr. med., 1996–2008**
FA für Kinderkrankheiten, Teilgebiet Nephrologie, und für Radiologische Diagnostik, Schwerpunkt Kinderradiologie
Leitung als OA
1989 Habilitation unter dem Pädiater Prof. H. Köditz: »Ultraschalluntersuchungen der quergestreiften Muskulatur bei neuromuskulären Erkrankungen.«
Degum-Ausbilder Stufe III

Veröffentlichungen (Auswahl)
von Rohden L, Steinbicker V, Krebs P, Wiemann D, Köditz H: The Value of Ultrasound for the Diagnosis of Malignant Hyperthermia. J Ultrasound Med (1990) 9: 291–295
von Rohden L: Interdisziplinäre Arbeitsgemeinschaft Ultraschalldiagnostik. Mschr Kinderheilkd (1994) 142: 82–83
Pohle R, Fischer D, von Rohden L: Computerunterstützte Gewebedifferenzierung bei der Skelettmuskelsonographie. Ultraschall in Med (2000) 21: 245–252
von Rohden L, Pötzsch S, Mohnike K: Mikrosonographie der Schilddrüse im Kindesalter. Suppl Päd Prax, Marseille München 2007

Buchbeiträge/Bücher
von Rohden L, Wiemann D: Neuromuskuläre Erkrankungen. In: Hofmann V, Deeg K-H, Hoyer PF (Hrsg.) Ultraschalldiagnostik in Pädiatrie und Kinderchirurgie. 3. Aufl., Thieme, Stuttgart 2005

■■ **Grit Neumann, Dr. med., seit 2008**
FÄ für Diagnostische Radiologie, Schwerpunkt Kinderradiologie
Leitung als OÄ

- **Gemeinschaftspraxis für Radiologie und Nuklearmedizin mit Kinderradiologie im Ulrichshaus**

■■ **Thomas Heinrichs, Dr. med., seit 2005**
FA für Diagnostische Radiologie, Schwerpunkt Kinderradiologie

Mainz

- Universitätskinderklinik (seit 1948), Röntgenabteilung, erste Röntgeneinrichtung 1950,
- seit 2009 Universitätsmedizin Mainz, Klinik und Poliklinik für Diagnostische und Interventionelle Radiologie, Sektion Kinderradiologie

Geschichtliche Entwicklung

1948 Neugründung der Universität Mainz und damit der Universitätskinderklinik.
1949 wurde **Prof. U. Köttgen** Direktor der Universitätskinderklinik, der sich in Münster mit der Kinderradiologischen Arbeit »Die Kymographie in der Herzdiagnostik von Kindern« habilitiert hatte. Entsprechend seiner Überzeugung »**wesentlicher Teil der pädiatrischen Diagnostik ist eine kindgemäße Röntgenuntersuchung**« bewirkte er **1950 die Einrichtung eines Röntgenzimmers** mit der Möglichkeit der Durchleuchtung und von Aufnahmen am 6-Ventilapparat. Zuvor mussten alle Kinder zur Untersuchung ins zentrale Röntgeninstitut transportiert werden. Bis 1958 Durchführung der Röntgendiagnostik durch Pädiater.

- **Universitätskinderklinik, Röntgenabteilung**

■ ■ **Sabine Wagner, Dr. med., 1958–?**
FÄ für Radiologie und Erfahrung mit Kindern durch ihre Arbeit in der Kinderklinik Halle
Erste hauptamtliche Kinderradiologin
Ein Jahr später kam zusätzlich:

■ ■ **Irmgard Greinacher, Dr. med., 1959–1961, 1967–(1988)**
FÄ für Kinderheilkunde mit röntgendiagnostischer Erfahrung.
Widmete sich von Beginn an der Kinderradiologie und begann mit dem Aufbau der Abteilung mit besonderer Unterstützung des Klinikdirektors, Prof. U. Köttgen. In Folge Kinderradiologische Ausbildung bei Prof. M.A. Lassrich, Hamburg, und weitere radiologische Ausbildung bei Prof. Diethelm, Mainz, zur FÄ für Radiologie.
Leiterin der Röntgenabteilung **1967–1975** und **1984–1987**
Akademische Direktorin (»Frau Rat«)

Geschichtliche Entwicklung

1961 Ausbau der Röntgenabteilung (über einer römischen Wasserleitung, wie sich später herausstellte). Konsultation und Demonstration kinderurologischer Erkrankungen erfolgten regelmäßig durch Frau Dr. Greinacher an der Universitätskinderklinik in Homburg/Saar, die den Urologen Prof. R. Hohenfellner vom Wert einer kompetenten bildgebenden Diagnostik bei Kindern mit Harnwegserkrankungen überzeugte. Er übernahm den neu geschaffenen Lehrstuhl für Urologie in Mainz.
Bekannt wurde die wöchentliche »Uro-Show«. Sie war sowohl für die Therapie der Kinder als auch für die teilnehmenden Ärzte von großem Wert (aus Unterlagen von Prof. E. Willich).

Ehrenmitgliedschaft
GPR

Veröffentlichungen (Auswahl)
Greinacher I: Diagnosis of hamartoma of the liver. Beitr Pathol Anat (1950) 111: 1–12
Greinacher I: Soft tissue calcification following organic neuropathies in childhood. Z Kinderheilkd (1967) 98: 216–221
Greinacher I: Pseudo-Perthes. Radiologe (1971) 11: 300–302
Baumann W, Greinacher I: Vena cava catheters in pediatric intensive care. Clinical data and roentgenological findings. Anästhesiol Intensivmed Prax (1975) 10: 109–120
Gutjahr P, Greinacher I, Kutzner J, Hohenfellner R: Röntgenologische Skelettveränderungen nach kombinierter Wilmstumor-Behandlung. Z Kinderchir (1975) 16: 61–71
Baumann W, Greinacher I, Emmrich P, Spranger J: VATER oder VACTERL-Syndrom. Klin Pädiatr (1976) 188: 328–337
Greinacher I, Straub E: Das Prune Belly-Syndrom und seine inkompletten Formen. Mschr Kinderheilkd (1977) 125: 325–326
Greinacher I, Gutjahr P: Wirbelveränderungen bei Histiozytose X. Radiologe (1978) 18: 228–232

Buchbeiträge/Bücher
Greinacher I: Erworbene Osteopathien im Kindesalter. In: Diethelm L, Heuck F, Olsson O, Strnad F, Vieten H, Zuppinger A (Hrsg.) Handbuch der Medizinischen Radiologie V/5, Springer, Berlin, Heidelberg 1983

s. auch S. 83 und S. 91

Jochen Tröger, Prof. Dr. med., 1975–1984
FA für Radiologie
1977 Habilitation unter dem Pädiater Prof. J. Spranger: »Das misshandelte Kind. Radiologische und radiologisch-tierexperimentelle Untersuchungen.«

Ausrichtung
des Fortbildungsseminars »Radiologische Abdominaldiagnostik des Kindes: Sonographie, konventionelle Röntgendiagnostik, Nuklearmedizin, Computertomographie« 1980 in Mainz
danach in Heidelberg S. 62

Reinhard Schumacher, Univ.-Prof. Dr. med., 1987–2008
FA für Kinderheilkunde und Radiologische Diagnostik, Schwerpunkt Kinderradiologie
C3-Professur, Leitung als OA der Universitätskinderklinik
1985 Habilitation unter Prof. W. Schuster, Gießen: »Untersuchungen zur Bildgüte und Dosisbelastung bei Thoraxaufnahmen im Kindesalter«

Ausrichtung
- des kinderradiologischen Symposiums 1988 in Mainz
- der 33. Jahrestagung der GPR 1996 in Mainz (S. 160)
- des Ausbildertreffens und der Fortbildung der DEGUM-Sektion Pädiatrie 2002 in Mainz
- des 16. European Course of Pediatric Radiology (ECPR) der ESPR 2007 in Mainz
- des 10. Symposiums im Klinikum der Johannes Gutenberg-Univ. Mainz, Zentrum für Kinder- und Jugendmedizin, zusammen mit Prof. P. Gutjahr 2008: Kinderradiologie in Prävention, Krankenversorgung und Forschung

Beteiligung an zahlreichen Fortbildungskursen in Ultraschall- und Röntgendiagnostik
Erstellung des Subject Index in Pediatric Radiology 1981–2006

Wissenschaftliche Auszeichnungen
- Wissenschaftspreis der GPR 1985 und 2001
- Poster award der ESPR 2003:
  Sonographical anatomy of the anal sphincter complex (ASC) and levator ani muscle in neonates and infants

Ehrenmitgliedschaft
ESPR

Veröffentlichungen (Auswahl)
Schumacher R, Kroll B, Schwarz M, Ermert JA: M-mode sonography of the caudal myelon in meningomyelocele. Radiology (1992)184: 263–265

Schumacher R, Mai A: Association of rib anomalies and malignancy in childhood. Eur J Pediatr (1992)151: 432–434

Brzezinska R, Görges R, Schumacher R: Wertigkeit der Diurese-Sonographie im Vergleich zum Diurese-Nephrogramm bei der proximalen Ureterstenose. Mschr. Kinderheilkd. (1999)147: 744–747

Brzezinska R, Schumacher R: Diagnostik eines erhöhten Hirndrucks bei shuntversorgten Kindern unter Berücksichtigung der transbulbären Sonographie des Nervus opticus. Ultraschall Med (2002) 23: 325–332

Schumacher R, Richter D: One-dimensional Fourier transformation of M-mode sonograms for frequency analysis of moving structures with application to spinal cord motion. Pediatr Radiol (2004) 34: 793–797

Schumacher R, Brzezinska R, Schulze-Frenking G, Pitz S: Sonographic ocular findings in patients with mucopolysaccharidosis I, II and VI. Pediatr Radiol (2008) 38: 543–550

Buchbeiträge/Bücher
Schumacher R: Skelett und Weichteile. In: Ebel K-D, Willich E, Richter E (Hrsg.) Differentialdiagnostik in der Pädiatrischen Radiologie. Thieme, Stuttgart 1995 (auch englische und französische Auflage)

Schumacher R, Greinacher I: Stoffwechselstörungen des Skeletts, sekundäre Osteopathien einschließlich renale Osteopathie. In: Schuster W, Färber D (Hrsg.) Kinderradiologie 1, Bildgebende Diagnostik, 2. Aufl. Springer, Stuttgart, Heidelberg 1996

Schumacher R, Greinacher I: Skelettdysplasien (Osteochondrodysplasien). In: Schuster W, Färber D (Hrsg.) Kinderradiologie 1, Bildgebende Diagnostik, 2. Aufl. Springer, Stuttgart, Heidelberg 1996

Schumacher R, Peters H: Sonographische Untersuchungstechnik bei Kindern. Biermann, Zülpich 1996

Deeg KH, Peters H, Schumacher R, Weitzel D: Die Ultraschalluntersuchung des Kindes. Springer, Heidelberg 1997

Schumacher R, Seaver L, Spranger J: Fetal Radiology. A Diagnostic Atlas. Springer, Heidelberg 2004 (2nd Ed. 2010)

Jetzt in ambulanter Versorgung kinderradiologisch tätig

- **Universitätsmedizin Mainz, Klinik und Poliklinik für Diagnostische und Interventionelle Radiologie, Sektion Kinderradiologie**

■ ■ **Gundula Staatz, Univ.-Prof. Dr. med, seit 2009**
zuvor in Erlangen S. 37 und zuvor in Aachen S. 15
W2-Professur
1. Vorsitzende der GPR 2004–2010 (S. 8)
Assoziiertes Mitglied im DRG-Vorstand seit 2009 (S. 8)

Mitherausgeberin
- RöFo seit 2007
- Klinische Pädiatrie seit 2011
  Radiologie up2date, Beiratsmitglied seit 2003

Veröffentlichungen (Auswahl)
Staatz G: Thoraxbildgebung beim Kind. Trainer Kinderradiologie. Thieme, Stuttgart 2010

Mannheim

- Klinikum Mannheim GmbH, Universitätsklinikum, Medizinische Fakultät Mannheim der Universität Heidelberg, Institut für Klinische Radiologie und Nuklearmedizin, Kinderradiologie

■■ **Theo Diehm, Dr. med., seit 1981**
FA für Radiologische Diagnostik, Schwerpunkt Kinderradiologie

Veröffentlichungen (Auswahl)
Brands W, Wetzel E, Diehm T, Gai H, Arnold D: Imaging procedures and follow-up in pediatric surgical diseases. Mschr Kinderheilkd (1986) 134: 360–364
Lochbühler H, Joppich I, Diehm T: Abnormalities of the common bile duct and Vater's papilla in various forms of duodenal atresia. Z Kinderchir (1989) 44: 13–16

Marburg

- Universität Marburg, Medizinisches Zentrum für Kinderheilkunde, Kinderradiologie,
- 1992 Universität Marburg, Medizinisches Zentrum für Radiologie, Kinderradiologie,
- später Universitätsklinikum Gießen und Marburg GmbH, Standort Marburg, MZR-Strahlendiagnostik, Kinderradiologie

- Universität Marburg, Medizinisches Zentrum für Kinderheilkunde, Kinderradiologie, Universität Marburg, Medizinisches Zentrum für Radiologie, Kinderradiologie

■■ **Hans-Georg Grundner, Prof. Dr. med., 1973–2001**
FA für Röntgen- und Strahlenheilkunde
Leitung als OA seit 1992
1976 Habilitation unter dem Radiologen Prof. F. Hess: »Tierexperimentelle Untersuchungen über die Anwendung von Ozon auf unbestrahlte und bestrahlte Tumoren«

Veröffentlichungen (Auswahl)
Grundner H-G: Leibschmerzen im Kindesalter: Täuschungsmöglichkeiten. Diagnostik (1978) 11: 378–381
Grundner H-G, Leiter J: Rundherde in den Lungen nach Pneumonie bei atypischen Masern. Pädiat Prax (1983) 29: 287
Schröder HG, Grundner H-G: Diagnostische Probleme bei Fremdkörperaspirationen im Kindesalter. Laryng Rhinol Otol (1984) 63: 215–218
Gelmetti W, Eschenbach C, Köhler M, Grundner H-G: Entzündlicher Pseudotumor (Plasmazellgranulom) der Lunge im Kindesalter. Fortschr Röntgenstr (1996) 164: 85–87

Buchbeiträge/Bücher
Grundner H-G: Die Pneumonie bei atypischen Masern. In: Diethelm L, Heuck F, Olsson O, Strnad F, Vieten H, Zuppinger A (Hrsg.) Handbuch der Medizinischen Radiologie IX/5b. Springer, Berlin, Heidelberg 1989

- **Universitätsklinikum Gießen und Marburg GmbH, Standort Marburg, MZR-Strahlendiagnostik, Kinderradiologie**

■■ **Volker Klingmüller, Univ.-Prof. Dr. med., seit 2002**
FA für Kinderheilkunde und Radiologische Diagnostik, Schwerpunkt Kinderradiologie
C3-Professur
1990 Habilitation unter Prof. W. Schuster, Gießen: »Schilddrüsensonographie im Kindesalter – Untersuchungen zur Größe und Struktur der normalen und pathologischen Schilddrüse aller Altersgruppen.« (s. Buchbeiträge/Bücher)
1. Vorsitzender der AG Pädiatrische Radiologie der DRG 2007–2009 (S. 8)

Ausrichtung
- des Ausbildertreffens und der Fortbildung der DEGUM-Sektion Pädiatrie 2007 in Marburg
- der Workshops und der Refresherkurse Kinderradiologie im Rahmen des Deutschen Röntgenkongresses 2007–2009

Veröffentlichungen (Auswahl)
Klingmüller V, Gürleyen N: Sonographische Größenbestimmung der Nebennieren bei Neugeborenen. Ultraschall in Med (1997) 18: 169–173
Klingmüller V: Sonographische Größenbestimmung der distalen Femurepiphyse und proximalen Tibiaepiphyse bei Neugeborenen. Mschr Kinderheilkd (1997) 145: 906–910
Klingmüller V, Schmidt K-G, Faber U, Uddin S: 3D-Spektralanalyse des Dopplersignals in Echtzeit. Ultraschall in Med (2000) 21: 20–25
Schupp CJ, Klingmüller V et al.: Typical signs of acute appendicitis in ultrasonography mimicked by other diseases? Pediatr Surg Int (2010) 26: 697–702

Buchbeiträge/Bücher
Klingmüller V: Liquorableitende Systeme. In: Schuster W, Färber D (Hrsg.) Kinderradiologie 1 Bildgebende Diagnostik, 2. Aufl. Springer, Berlin, Heidelberg 1996
Klingmüller V: Halsweichteile. In: Schuster W, Färber D (Hrsg.) Kinderradiologie 2 Bildgebende Diagnostik. 2. Aufl., Springer, Berlin, Heidelberg 1996
Klingmüller V, Schmidt K-G: Quantitative Dopplersonographie intraorbitaler Arterien. In: Schmidt K-G, Pillunat LE (Hrsg.) Fortbildung Glaukom, Bd.3, Enke, Stuttgart 2001
Klingmüller V: Schilddrüsensonographie im Kindesalter. Untersuchungen zur Größe und Struktur der kindlichen Schilddrüse. Thieme Copythek, Thieme, Stuttgart 1991

München

- Klinikum der Universität München LMU, Dr. von Haunersches Kinderspital, Röntgenabteilung
- Kinderklinik der Technischen Universität München, Krankenhaus München Schwabing, Röntgenabteilung seit 1971,
- seit 2001 Städtisches Klinikum München Schwabing, Abteilung für Diagnostische und Interventionelle Radiologie und Kinderradiologie, Kinderklinik der TU München
- Zentrum für Radiologie und Nuklearmedizin Nymphenburg, Kinderradiologie (Kinderklinik des Klinikums Dritter Orden) seit 2002

- **Klinikum der Universität München LMU, Dr. von Haunersches Kinderspital, Röntgenabteilung**

> **Geschichtliche Entwicklung**
>
> In den 50er Jahren wurde die Röntgendiagnostik am von Haunerschen Kinderspital zweigleisig betrieben: Durchleuchtungen wurden von Pädiatern in einem Röntgenzimmer durchgeführt, Besprechung von Röntgenaufnahmen und Konsultationen fanden 1-mal wöchentlich durch den Leiter der Röntgenabteilung der Chirurgischen Universitäts-Poliklinik, **Prof. Fetzer**, statt.
> **1961** wurde vom damaligen Klinikdirektor, **Prof. A.A. Wiskott**, Dr. W. Schuster als Oberarzt mit der gesamten Röntgendiagnostik neben pädiatrischen Aufgaben beauftragt (aus Unterlagen von Prof. E. Willich).

■■ **Werner Schuster, Dr. med., 1961–1966**
FA für Kinderheilkunde

Ausrichtung
der ersten Jahrestagung der AG Pädiatrische Radiologie im Rahmen der Jahrestagung der Dt. Ges. f. Kinderheilkunde 1964 in München (S. 158)
danach in Erlangen S. 36 und danach in Gießen S. 45

■■ **Helmut Fendel († 1991), Dr. med., 1968–1990**
zuvor in Tübingen S. 98
mit Pädiatrischer Nuklearmedizin 1970–1981
Akademischer Direktor
Gründer und 1. Vorsitzender des Berufsverbandes der Kinderradiologen Deutschlands

Ausrichtung
des 27. ESPR-Meeting mit Postgraduate Course 1990 in München
Pediatric Radiology, Editorial Board 1986–1989

Forschungsprojekte
— Die Auswirkung (Efficacy) diagnostischer Strahlenanwendungen in der Kinderheilkunde. Fendel H, Schneider K, Bakowski C, Kohn MM. Bonn: Bundesministerium des Inneren (BMI) St.Sch: 887, 1985
— WHO Study Group: Rational Use of Diagnostic Imaging in Paediatrics 1985 (Report WHO, Technical Report Series 757, Geneva 1987, ISBN 92 4 120757 4)
— Die Wirksamkeit diagnostischer Strahlenanwendungen im Kindesalter. Bundesministerium für Umwelt, Naturschutz und Reaktorsicherheit (BMU) St.Sch. 1988
— Zwei Forschungsprojekte der EU-Kommission: zwei große Europäische Feldstudien zur Strahlenbelastung und Bildqualität im Kindesalter 1988–1991
— Gründer und Vorsitzender der »Lake Starnberg Group« 1989. Unterstützung der EG zur Erarbeitung der Optimierung konventioneller Röntgenuntersuchungen und der Reduktion der Strahlenexposition bei Kindern.

Ehrenmitgliedschaften
ESPR und GPR
Träger der Boris Rajewski Medaille

Veröffentlichungen (Auswahl)

Fendel H: Radiation exposure of infants in the radiological examination of the hip. Ann Radiol (1968) 11: 282–287

Fendel H, Devens K: The radiographic and endoscopic appearance of the uretero-vesical junction in vesico-ureteric reflux. Ann Radiol (1974) 17: 403–404

Fendel H: Die Methodik der radiologischen Skelettalterbestimmung. Radiologe (1976) 16: 370–380

Martin WG, Schneider K, Lauer O, Fendel H, Pabst HW: Investigations for vesicoureteric reflux in children: ultrasound vs. radionuclide voiding cystography. Uremia Invest (1985–1986) 9: 253–258

Fendel H, Schneider K, Bakowski C, Glas J, Kohn MM, Drews K: Common use of diagnostic imaging for childhood wetting (enuresis): a survey of practicing paediatricians in the Federal Republic of Germany and West Berlin. Ann Radiol (1987) 30: 473–477

Fendel H, Schneider K, Schöfer H, Bakowski C, Kohn MM: Specific principles for optimization of image quality and patient exposure in paediatric diagnostic imaging. Brit J Radiol (1989) Suppl 20: 91–101

Merten DF, Palmer PE, Sweet EM, Fendel H, Fauré C, Fujioka M: Rational use of diagnostic imaging in paediatrics. The report of a World Health Organization Study Group. Pediatr Radiol (1989) 19: 216–218

Buchbeiträge/Bücher

Fendel H, Stieve F-E: Strahlenschutz in der Kinderradiologie, NCRP-Bericht Nr. 68. Hoffmann, Berlin 1983

Lauer O, Fendel H, Devens K, Langhammer H: Atlas der nuklearmedizinischen Nierenfunktionsdiagnostik im Kindesalter. Wachholz, Nürnberg 1984

Fendel H, Stieve F-E: Schutz in der nuklearmedizinschen und sonographischen Diagnostik bei Kindern, NCRP-Bericht Nr. 73. Hoffmann, Berlin 1988

Fendel H, Sweet E, Thomas P (Eds.) The Status of Paediatric Radiology in Europe. Druckerei Hellmich KG, Berlin 1991. ISBN 3-921817-43-9

■ ■ Karl Schneider, Prof. Dr. med., seit 1990

FA für Kinderheilkunde und Radiologische Diagnostik, Schwerpunkt Kinderradiologie
Akademischer Direktor
1989 Habilitation in Kinderheilkunde unter Prof. B. Hadorn, 1991 in Diagnostischer Radiologie unter Prof. M. Reiser: »Der vesikoureterale Reflux im Kindesalter. Vergleich von Sonographie, konventioneller Röntgendiagnostik und Radionukliduntersuchungen«

Ausrichtung

— der Ultraschallkurse in Brixen seit 2002, Mitarbeit seit 1984
— der Akademischen Gedenkfeier mit internationaler Beteiligung zu Ehren von Dr. H. Fendel 1992 in München
— des 15. Pädiatrisch-Radiologischen Fortbildungskurses im Rahmen der 32. Jahrestagung der GPR 1995 in Würzburg
— von Refresher-Kursen in Ultraschalldiagnostik 1997–2000 in München
— von 3 postgraduellen Fortbildungskursen in Pädiatrischer Radiologie in München: Neugeborenen-Thorax, Thorax des älteren Kindes, CT-Diagnostik im Kindesalter
— von Kinderradiologischen 3-Länder-Treffen (Süddeutschland, Schweiz und Österreich)
— der 48. Jahrestagung der GPR und der beiden Vorsymposien 2011 in München (S. 162)

Beteiligung an der Organisation des 27. ESPR-Meeting mit Postgraduate Course 1990 in München
Forschungsprojekte zur Strahlenbelastung in der Pädiatrischen Radiologie seit 1984, bis 1991 zusammen mit Dr. H. Fendel (S. 86):
— 4 Forschungsprojekte der EU-Kommission zur Bildqualität, Dosis und Durchleuchtung in der Pädiatrischen Radiologie von 1986–1999
— 2 Forschungsprojekte der EU-Kommission zur CT-Diagnostik im Kindesalter von 2003–2009
— Studie zusammen mit IMBEI Mainz (Kinderkrebsregister) zum Abgleich der Kinderkrebsregister mit der Datenbank der Röntgenabteilung des Dr. von Haunerschen Kinderspitals (ca. 270.000 Röntgenuntersuchungen von gut 100.000 Patienten), im Auftrag des Bundesamts für Strahlenschutz

- Umfangreiche dosimetrische Analysen aus dem Datenbestand der Kinderradiologie des Dr. von Haunerschen Kinderspitals von 1976–2008. Bereitstellung von Konversionsfaktoren 2008–2010
- Studie zusammen mit IMBEI Mainz (Kinderkrebsregister) und einer Datenbank Münchner Kliniken zur Strahlenbelastung durch CT im Kindesalter 2010–2013 im Auftrag des BMBF

Veröffentlichungen (Auswahl)
Seidenbusch MC, Schneider K: Zur Strahlenexposition von Kindern in der pädiatrischen Radiologie. Teil 1: Die Häufigkeit konventioneller Röntgenuntersuchungen in der pädiatrischen Radiologie in den letzten 30 Jahren an einer Universitätskinderklinik. Fortschr Röntgenstr (2008) 180: 410–422
Seidenbusch MC, Regulla D, Schneider K: Zur Strahlenexposition von Kindern in der pädiatrischen Radiologie. Teil 2: Der PÄDOS-Algorithmus zur rechnergestützten Dosisrekonstruktion in der Kinderradiologie am Beispiel der Röntgenuntersuchung des Schädels. Fortschr Röntgenstr (2008) 180: 522–539
Seidenbusch MC, Regulla D, Schneider K: Zur Strahlenexposition von Kindern in der pädiatrischen Radiologie. Teil 3: Konversionsfaktoren zur Rekonstruktion von Organdosen bei Thoraxaufnahmen. Fortschr Röntgenstr (2008) 180: 1061–1081
Seidenbusch MC, Schneider K: Zur Strahlenexposition von Kindern in der pädiatrischen Radiologie. Teil 4: Einfalldosen bei der Röntgenuntersuchung des Thorax. Fortschr Röntgenstr (2008) 180: 1082–1103
Seidenbusch MC, Schneider K: Zur Strahlenexposition von Kindern in der pädiatrischen Radiologie. Teil 5: Organdosen bei der Röntgenuntersuchung des Thorax. Fortschr Röntgenstr (2009) 181: 454–471
Seidenbusch MC, Regulla D, Schneider K: Zur Strahlenexposition von Kindern in der pädiatrischen Radiologie. Teil 6: Konversionsfaktoren zur Rekonstruktion von Organdosen bei Abdomenaufnahmen. Fortschr Röntgenstr (2009) 181: 945–961
Seidenbusch MC, Regulla D, Schneider K: Zur Strahlenexposition von Kindern in der pädiatrischen Radiologie. Teil 7: Konversionsfaktoren zur Rekonstruktion von Organdosen beim thoraxoabdominalen Babygramm. Fortschr Röntgenstr (2010) 182: 415 – 421
Schneider K., Seidenbusch MC: Zur Strahlenexposition von Kindern in der pädiatrischen Radiologie. Teil 8: Strahlendosen beim thoraxoabdominalen Babygramm und bei der Abdomenuntersuchung Neugeborener und Säuglinge. Fortschr Röntgenstr (2010) 182: 479–492
Hammer GP, Seidenbusch MC, Schneider K, Regulla DF, Zeeb H, Spix C, Blettner M: A Cohort Study of Childhood Cancer Incidence after Postnatal Diagnostic X-Ray Exposure. Radiat Res (2009) 171: 504–512
Hammer GP, Seidenbusch MC, Schneider K, Regulla D, Zeeb H, Spix C, Blettner M: Inzidenz von Kinderkrebs nach Röntgendiagnostik im Patientenkollektiv der Jahre 1976 – 2003 einer Universitätskinderklinik. Fortschr Röntgenstr (2010) 182: 404–414

Buchbeiträge/Bücher
Schneider K: Besonderheiten der Aufnahmetechnik und des Strahlenschutzes. In: Benz-Bohm G (Hrsg.) RRR Kinderradiologie. 2. Aufl., Thieme, Stuttgart 2005 (1. Aufl. 1997)

- **Kinderklinik der Technischen Universität München, Krankenhaus München Schwabing, Röntgenabteilung**

■■ **Dieter Färber, Prof. Dr. med., 1971–2001**
FA für Kinderheilkunde und Radiologische Diagnostik, Schwerpunkt Kinderradiologie
1974 Habilitation unter dem Pädiater Prof. H. Hilber: »Nuklearmedizinische Nierendiagnostik mit dem Autofluoroskop im Kindesalter. Wertigkeit der Untersuchung im Vergleich zu Röntgenkontrastdarstellungen der Niere«

Mitglied im Vorstand der GPR
- als Schriftführer und Kassenwart 1982–1990
- als 2. Vorsitzender 1990–1992 (S. 7)

Ausrichtung
- der 15. Jahrestagung der GPR 1978 in München (S. 158)
- der Kinderradiologischen Fortbildungskurse der DRG 1994, 1995 und 1998–2001 in München

Pädiatrische Praxis, Redaktionsmitglied 1972–2006, Beiratsmitglied seit 2006
Klinische Pädiatrie, Beiratsmitglied 1998–2002

Veröffentlichungen (Auswahl)
Hahn H, Höpner FU, v Kalle T, Macdonald EBM, Prantl F, Spitzer IM, Färber D: Sonography of acute appendicitis in children: 7 years experience. Pediatr Radiol (1998) 28: 147–151
Hahn H, v Kalle T, Pfadler E, Franz R, Hilz B, Färber D: Sonographische Appendixdarstellung bei Mukoviszidosepatienten. Fortschr Röntgenstr (1999) 170: 181–184

Buchbeiträge/Bücher
Färber D, Hahn H: Pneumonien im Kindesalter. Altersabhängigkeit, Formen, therapeutische Konsequenzen. In: Koletzko B, Reinhardt D, Stöckler-Ipsiroglu S (Hrsg.) Pädiatrie upgrade 2002. Springer, Berlin, Heidelberg 2002
Färber D: Verletzungen im Kindesalter. In: Freyschmidt J, Stäbler A (Hrsg.) Handbuch Diagnostische Radiologie. Muskuloskelettales System 1. Springer, Berlin, Heidelberg 2005
Färber D, Hahn H: Frakturen. In: Benz-Bohm G (Hrsg.) RRR Kinderradiologie. 2. Aufl., Thieme, Stuttgart 2005
Schuster W, Färber D (Hrsg.) Kinderradiologie 1 und 2, Bildgebende Diagnostik. 2. Aufl. Springer, Berlin, Heidelberg 1996 (1. Aufl. 1990)

- **Städtisches Klinikum München Schwabing, Abteilung für Diagnostische und Interventionelle Radiologie und Kinderradiologie, Kinderklinik der TU München**

■■ **Helmut Hahn, Prof. Dr. med., seit 2001**
FA für Kinderheilkunde und Teilgebiet Kinderradiologie

Ausrichtung
des ersten DEGUM III-Treffens der Pädiatrischen Sektion 2010 in München

Veröffentlichungen (Auswahl)
Pfünder A, Hahn H, Höpner F, Spitzer I, Emmrich P: Invaginationen im Kindesalter: Reposition ohne Strahlenbelastung durch Ultraschallsteuerung. Mschr Kinderheilkd (1999) 147: 1100–1105
Pfadler E, Hahn H, Franz R, Hilz B, Emmrich P: Sonographische Darmveränderungen bei Mukoviszidosepatienten im Bereich des terminalen Ileums, Coecum und Colon ascendens in Korrelation mit der Enzymsubstitution und Klinik. Mschr Kinderheilkd (1999) 147: 1081–1085
Steinborn M, Leiz S, Rüdisser K, Griebel M, Harder Th, Hahn H: CT and MRI in haemolytic uraemic syndrome with central nervous system involvement: distribution of lesions and prognostic value of imaging findings. Pediatr Radiol (2004) 34: 805–810
Hahn H, Macdonald E, Steinborn M: Sonographische Darstellung der normalen Appendix im Kindes- und Jugendalter. Ultraschall in Med (2008) 29: 281–285

Buchbeiträge/Bücher
Baumeister FAM, Bester S, Hahn H: Optimierung der neonatalen cerebralen Sonographie zur Diagnostik infratentorieller Läsionen, eine prospektive Studie. In: Aksu F (Hrsg.) Aktuelle Neuropädiatrie. Novartis Pharma, Nürnberg 2002, ISBN 3-933185-57-2
Hahn H: Spezielle Sonographie. In: G. Benz-Bohm (Hrsg): Kinderradiologie. 2. Aufl., Thieme, Stuttgart 2005

Weitere Veröffentlichung aus der Abteilung
— Heuck A, Steinborn M, Rohen JW, Lütjen-Drecoll E: MRT-Atlas des muskuloskelettalen Systems. 2. Aufl., Schattauer, Stuttgart 2009

- **Zentrum für Radiologie und Nuklearmedizin Nymphenburg, Kinderradiologie (Kinderklinik des Klinikums Dritter Orden)**

Geschichtliche Entwicklung

Seit 2002 gehört die Kinderklinik des Dritten Ordens zum Klinikum Dritter Orden. (Zuvor Kinderklinik an der Lachnerstraße ohne Kinderradiologie). Seitdem wird sie vom Zentrum für Radiologie und Nuklearmedizin Nymphenburg (Chefarzt Prof. H. Helmberger) versorgt.

■ ■ **Ursula Hiener, Dr. med., seit 2003**
FÄ für Radiologische Diagnostik, Schwerpunkt Kinderradiologie
OÄ, Leitende OÄ seit 2007

Münster

- **Universitätsklinikum, Kinderklinik, Röntgenabteilung, später Universitätsklinikum Münster, Institut für Klinische Radiologie, Funktionsbereich Kinderradiologie**

■ ■ **Hans-Jürgen von Lengerke, Univ.-Prof. Dr. med., 1978–2000**
zuvor in Berlin S. 21
C3-Professur

Ausrichtung
— der 17. Jahrestagung der GPR 1980 in Münster (S. 159)
— von Pädiatrischen Sonographiekursen im Palästinenser-Lager »Ain El Hilweh«, Libanon 2003 und 2005

Beteiligung
— an den Kursen für Pädiatrische Radiologie der Röntgendiagnostischen Fortbildung Neuss 1988–2001
— an Pädiatrischen Sonographiekursen auf Borkum

Veröffentlichungen (Auswahl)
Schmidt H, Fischedick AR, Peters PE, von Lengerke HJ: Candidaabszesse in Leber und Milz. Sonographische und computertomographische Morphologie. DMW (1986) 111: 816–820
Schmidt H, Ullrich K, von Lengerke HJ, Kleine M, Brämswig J: Radiological findings in patients with mucopolysaccharidosis I H/S (Hurler-Scheie syndrome). Pediatr Radiol (1987) 17: 409–414
Schmidt H, von Lengerke HJ: Mykoplasmenpneumonie bei Kindern. Radiologe (1987) 27: 464–466
Schmidt H, Korinthenberg R, Erlemann R, von Lengerke HJ: Veränderungen im Computertomogramm bei Kindern mit abgeleitetem Hydrocephalus und intermittierenden Hirndruckkrisen. Fortschr Röntgenstr (1987) 147: 403–407
von Lengerke HJ, Schmidt H: Sonographie des Mediastinums im Kindesalter. Ergebnisse von 310 Untersuchungen. Radiologe (1988) 28: 460–465
Brämswig JH, Fasse M, Holthoff ML, von Lengerke HJ, von Petrykowski W, Schellong G: Adult height in boys and girls with untreated short stature and constitutional delay of growth and puberty: accuracy of five different methods of height prediction. J Pediatr (1990) 117: 886–891

Schmidt H, Herwig J, Greinacher I: Skelettveränderungen bei Frühgeborenen mit Kupfermangel. Fortschr Röntgenstr (1991) 155: 38–42
Bömelburg T, von Lengerke HJ: Sonographic findings in infants with suspected necrotizing enterocolitis. Eur J Radiol (1992) 15:149–153
Weber P, von Lengerke HJ, Oleszczuk-Raschke K, Schleef J, Zimmer KP: Internal abdominal hernias in childhood. J Pediatr Gastroenterol Nutr (1997) 25: 358–362
Kuwertz-Broeking E, Brinkmann OA, von Lengerke HJ, Sciuk J, Fruend S, Bulla M, Harms E, Hertle L: Unilateral multicystic dysplastic kidney: experience in children. BJU Int (2004) 93:388–392

- **Universitätsklinikum Münster, Institut für Klinische Radiologie, Funktionsbereich Kinderradiologie**

■■ **Iris Theobald-Hormann, geb. Theobald, Dr. med., 2000–2003**

FÄ für Diagnostische Radiologie, Schwerpunkt Kinderradiologie
Leitung als OÄ

Veröffentlichungen (Auswahl)
Theobald I, Rohrschneider WK, Meißner PE, Zieger B, Nützenadel W, Löffler W, Tröger J: Hypertrophe Pylorusstenose: sonographisches Monitoring bei konservativer intravenöser Therapie mit Atropinsulfat. Ultraschall in Med (2000) 21: 170–175
Theobald I, Kuwertz-Bröking E, Schiborr M, Heindel W: Central nervous system involvement in hemolytic uremic syndrome (HUS) – a retrospective analysis of cerebral CT and MRI studies. Clin Nephrol (2001) 56: 3–8
Theobald I, Fischbach R, Hülskamp G, Franzius C, Frosch M, Roth J, Heindel W: Pulmonary aspergillosis as initial manifestation of septic granulomatosis (chronic granulomatous disease, CGD) in a premature monozygotic female twin and FDG-PET diagnosis of spread of the disease. Radiologe (2002) 42: 42–45

danach in Hamburg S. 58

■■ **Manfred Schiborr, Dr. med., seit 2004**

FA für Diagnostische Radiologie, Schwerpunkt Kinderradiologie
Leitung als OA

Veröffentlichungen (Auswahl)
Brune T, Schiborr M, Maintz D, Marquardt T, Frosch M, Harms E: Kirner's deformity of all fingers in a 5-year-old girl: soft-tissue enhancement with normal bones on contrast-enhanced MRI. Pediatr Radiol (2003) 33: 709–711
Rapp-Bernhardt U, Bernhardt TM, Lenzen H, Esseling R, Roehl FW, Schiborr M, Theobald-Hormann I, Heindel W: Experimental evaluation of a portable indirect flat-panel detector for the pediatric chest: comparison with storage phosphor radiography at different exposures by using a chest phantom. Radiology (2005) 237: 485–491
Schulz R, Zwiesigk P, Schiborr M, Schmidt S, Schmeling A: Ultrasound studies on the time course of clavicular ossification. Int J Legal Med (2008) 122: 163–167

Nürnberg

- Klinikum Nürnberg, Institut für Diagnostische und Interventionelle Radiologie, Kinderradiologie,
- später Klinikum Nürnberg Süd, Institut für Diagnostische und Interventionelle Radiologie, Sektion Kinderradiologie,
- später Klinikum Nürnberg Süd, Institut für Radiologie und Neuroradiologie, Bereich Kinderradiologie

- **Klinikum Nürnberg, Institut für Diagnostische und Interventionelle Radiologie, Kinderradiologie**

■■ **Marbod Reither, Prof. Dr. med., 1985–1996**

FA für Kinderheilkunde und Radiologische Diagnostik, Schwerpunkt Kinderradiologie

Leitung als OA

1980 Habilitation unter Prof. W. Schuster, Gießen: »Dosismessung bei kinderröntgenologischen Untersuchungen«

1. Vorsitzender der GPR 1992–1993 (S. 7)

Ausrichtung

der 29. Jahrestagung der GPR und des 12. Pädiatrisch-Radiologischen Fortbildungskurses 1992 in Nürnberg (S. 160)

Veröffentlichungen (Auswahl)

Reither M, Schwarzer U, Imschweiler E, Lindner R: Integrierte Bildgebung der Gesichtsschädel- und Halstumoren im Kindesalter. Radiologe (1992) 32: 309–313

Reither M: Bildgebende Diagnostik bei abdominellen Tumoren im Kindesalter. Radiologe (1993) 33: 663–667

Buchbeiträge/Bücher

Reither M: Magnetresonanztomographie im Kindesalter. In: Schuster W, Färber D (Hrsg.) Kinderradiologie 1 Bildgebende Diagnostik. 2. Aufl. Springer, Berlin, Heidelberg 1996

Hagel K-J, Reither M, Rautenburg HW: Angeborene Herz- und Gefäßfehler. In: Schuster W, Färber D (Hrsg.) Kinderradiologie 2, Bildgebende Diagnostik. 2. Aufl. Springer, Berlin, Heidelberg 1996

Hagel K-J, Reither M, Rautenburg HW: Erworbene Herzerkrankungen. In: Schuster W, Färber D (Hrsg.) Kinderradiologie 2, Bildgebende Diagnostik. 2. Aufl. Springer, Berlin, Heidelberg 1996

Hagel K-J, Reither M, Rautenburg HW: Kardiomyopathien. In: Schuster W, Färber D (Hrsg.) Kinderradiologie 2, Bildgebende Diagnostik. 2. Aufl. Springer, Berlin, Heidelberg 1996

Hagel K-J, Reither M, Rautenburg HW: Herzrhythmusstörungen. In: Schuster W, Färber D (Hrsg.) Kinderradiologie 2, Bildgebende Diagnostik. 2. Aufl. Springer, Berlin, Heidelberg 1996

s. auch S. 46

danach in Kassel S. 66

- **Klinikum Nürnberg Süd, Institut für Diagnostische und Interventionelle Radiologie, Sektion Kinderradiologie**

■■ **Oliver Rompel, Dr. med., 1998–10/2010**

FA für Diagnostische Radiologie, Schwerpunkt Kinderradiologie

ab 2002 Leitung als OA

Veröffentlichung (Auswahl)

Rompel O, Huelsse B, Bodenschatz K, Reutter G, Darge K: Harmonic US imaging of appendicitis in children. Pediatr Radiol (2006) 36: 1257–1264

danach in Erlangen S. 38

- **Klinikum Nürnberg Süd, Institut für Radiologie und Neuroradiologie, Bereich Kinderradiologie**

■■ **Anna Schiefer, Dr. med., seit 10/2010**

FÄ für Diagnostische Radiologie, Schwerpunkt Kinderradiologie

Kommissarische Leitung bis 3/2011

Leitung als OÄ

Oldenburg i. O.

- Klinikum Oldenburg, Städtische Kinderklinik, Kinderradiologie

∎∎ **Gerhard Bens, Dr. med., 1974–2006**
FA für Kinderheilkunde und Teilgebiet Kinderradiologie
Kinderradiologische Ausbildung bei Dr. W. Holthusen, Hamburg
Leitung als OA
Bereits seit 1982 Durchführung der Ultraschall-Diagnostik.

Veröffentlichungen (Auswahl)
Weigel W, Hayek WH, Bens G: Osteo-Arthritis bei Neugeborenen. Radiologische Diagnostik und Verlaufsbeobachtungen. Fortschr Röntgenstr (1979) 130: 68–76
Kozlowski K, Beemer FA, Bens G, Dijkstra PF, Iannaccone G, Emons D, Lopez-Ruiz P, Masel J, van Nieuwenhuizen O, Rodriguez-Barrionuevo C: Spondylo-Metaphyseal Dysplasia. (Report of 7 cases and essay of classification). Prog Clin Biol Res (1982) 104: 89–101

Seit 2006 Klinikum Oldenburg ohne ausgewiesene Kinderradiologie.

Ravensburg

- St. Nikolaus Kinderkrankenhaus, Röntgenabteilung

∎∎ **Ulrich Hirche († 2006), Dr. med., 1976–2001**
FA für Kinderheilkunde und Radiologische Diagnostik, Schwerpunkt Kinderradiologie
Chefarzt
Lehrauftrag der Universität Ulm: Kinderradiologie für PJ-Studenten

Ausrichtung
von zwei 3-Länder-Treffen (Österreich, Schweiz, Süddeutschland) in Ravensburg
Regelmäßige aktive Beteiligung am 2-mal jährlich stattfindenden Pädiatrisch-Kinderradiologischen Arbeitskreis Allgäu-Oberschwaben in Isny

Veröffentlichungen (Auswahl)
Hirche U, Roloff D: Radiologische Aspekte der Nabelvenenkatheterisierung. Fortschr Röntgenstr (1974) 120: 307–310
Piechowiak H, Goebel FD, Hirche U, Tyrell R: Kraniale Sklerose bei Osteopathia striata. Klin Pädiatr (1986) 198: 418–424
Pazzaglia UE, Beluffi G, Campbell JB, Bianchi E, Colavita N, Diard F, Gugliantini P, Hirche U, Kozlowski K, Marchi A, et al.: Mucolipidosis II: correlation between radiological features and histopathology of the bones. Pediatr Radiol (1989) 19: 406–413

∎∎ **Karoly Lakatos, Dr. med., 2001–2008**
FA für Diagnostische Radiologie, Schwerpunkt Kinderradiologie
danach in Kassel S. 66 und danach in Wien S. 130
Seit 2008 St. Nikolaus Kinderkrankenhaus ohne ausgewiesene Kinderradiologie

Regensburg

- Universität Regensburg, Klinik St. Hedwig – Barmherzige Brüder, Kinderradiologie, seit 2001 Universität Regensburg, Abteilung für Diagnostische Radiologie und Neuroradiologie, Kinderradiologie

- ■ Markus Ebert, Dr. med., seit 2001
FA für Diagnostische Radiologie, Schwerpunkt Kinderradiologie
Leitung als OA

Schwerin

- Helios-Kliniken Schwerin, Institut für Radiologie und Neuroradiologie mit Kinderradiologie

- ■ Hans-Peter Vinz, Dr. med., seit 1987
FA für Diagnostische Radiologie, Schwerpunkt Kinderradiologie

St. Augustin

- Asklepios Klinik St. Augustin, Abteilung für Bildgebende Diagnostik, Radiologische Gemeinschaftspraxis mit Kinderradiologie (in Kooperation bis 2010)

- ■ Lutz-Rainer Schmidt, Dr. med., 1982–2010
FA für Kinderheilkunde und Radiologische Diagnostik, Schwerpunkt Kinderradiologie
Mitglied im Vorstand der GPR als Schriftführer und Kassenwart 1999–2006/7 (S. 7 und S. 8)

Ausrichtung
der 42. Jahrestagung der GPR zusammen mit R. Tietze 2005 in Bonn (S. 161)
Seit 2011 in Radiologischer Gemeinschaftspraxis mit Kinderradiologie weiterhin tätig

- Asklepios Klinik St. Augustin, Abteilung für Bildgebende Diagnostik

- ■ Rainer Tietze, Dr. med., 1/2011–6/2011
zuvor in Bonn S. 28
FA für Kinderheilkunde und Diagnostische Radiologie, Schwerpunkt Kinderradiologie
Leitender Arzt ad interim
Mitglied im Vorstand der GPR als Schriftführer und Kassenwart seit 2007 (S. 8)
Seit 2012 in Radiologischer Gemeinschaftspraxis mit Kinderradiologie

- ■ Andre Demant, Dr. med., seit 7/2011
FA für Diagnostische Radiologie, Schwerpunkt Kinderradiologie
Veröffentlichungen s. S. 71

Stolberg

- Bethlehem Krankenhaus, Klinik für Radiologie, Kinderradiologie

■■ **Dietrich Oberschulte-Beckmann, Dr. med., 1974–2000**
FA für Radiologische Diagnostik, Schwerpunkt Kinderradiologie
Chefarzt
Bereits 1976 Beginn der Ultraschall-Diagnostik

Veröffentlichungen (Auswahl)
Oberschulte-Beckmann D, Otto D: Darstellung eines artefiziellen epiduralen Hämatoms mit Echoenzephalographie. Chirurg (1967) 38: 370–373
Oberschulte-Beckmann D, Otto D: Vergleichende echoenzephalographische, röntgenologische und anatomische Untersuchungen des dritten Ventrikels an Leichengehirnen. Fortschr Neurol Psychiatr Grenzgeb (1972) 40: 55–69
Oberschulte-Beckmann D: Duplikatur der Gallenblase. Fortschr Röntgenstr (1981) 134: 580
Leuchter D, Stübecke W, Oberschulte-Beckmann D: Pneumatocele nach Kohlenwasserstoffaspiration. Klin Pädiatr (1998) 210: 422–424
Steffens J, Oberschulte-Beckmann D, Siller V, Röttger P, Polsky MS: Ectopic refluxing ureter entering a seminal vesicle cyst associated with ipsilateral renal dysplasia. World J Urol (2000) 18: 232–234

■■ **Dolores Hübner, geb. Duque-Reina, Dr. med., seit 2000**
zuvor in Aachen S. 15
Chefärztin
Veröffentlichungen s. S. 14 und S. 15

Stuttgart

— Städtisches Kinderkrankenhaus Türlenstraße, Röntgenabteilung seit 1971,
— Olgahospital (seit 1842), Zentrales Radiologisches Institut seit 1969,
— 1979 Zusammenführung beider in Klinikum Stuttgart, Olgahospital, Radiologisches Institut mit Abteilung für Ultraschalldiagnostik und spezielle Radiologie,
— seit 1994 Klinikum Stuttgart, Olgahospital, Radiologisches Institut des Zentrums für Kinder- und Jugendmedizin

- Städtisches Kinderkrankenhaus Türlenstraße, Röntgenabteilung

Geschichtliche Entwicklung
Das Städtische Kinderkrankenhaus Stuttgart mit 1971 noch 425 Betten war mit 5 Teilkliniken und ihren kleinen Röntgenabteilungen über das Stadtgebiet verstreut. Die Röntgendiagnostik wurde nebenbei betrieben. 1971 wurde eine selbständige kinderradiologische Abteilung mit Hauptsitz in der Kinderklinik Türlenstraße eingerichtet, die die kleinen Röntgenabteilungen der übrigen 4 Teilkliniken mitbetreute. Leitung durch einen Kinderradiologen in selbständiger Stellung (aus Unterlagen von Dr. R.D. Schulz):

■■ **Reinhard D. Schulz, Dr. med., 1971–1979**
zuvor in Düsseldorf S. 34
FA für Kinderheilkunde und Radiologie
Initiator des seit 1976 halbjährlich stattfindenden kinderradiologischen 4-Länder-Treffens (Österreich, Ostfrankreich, Schweiz, Süddeutschland)
Bereits 1975 Beginn der Ultraschall–Diagnostik.
Seit 1978 Ausrichtung regelmäßiger Ultraschallkurse über Jahrzehnte: »Mekka des Pädiatrischen Ultraschalls«
danach in Stuttgart S. 97

■ Olgahospital, Zentrales Radiologisches Institut,
Klinikum Stuttgart, Olgahospital, Radiologisches Institut

■■ **Helmut Hauke, Prof. Dr. med., 1969–1994**
zuvor in Bonn S. 27
FA für Kinderheilkunde und Radiologie
Ärztlicher Direktor des Radiologischen Instituts und Leiter der Kinderradiologie

Ausrichtung
der 13. Jahrestagung der GPR 1976 in Stuttgart (S. 158)

Veröffentlichungen (Auswahl)
Hauke H, Lassrich MA, Ball F: Morbus Crohn bei Kindern. Radiologische Befunde von 45 Fällen. Radiologe (1978) 18: 199–207

Buchbeiträge/Bücher
Hauke H: Morbus Perthes-Legg-Calvé. In: Schuster W, Färber D (Hrsg.) Kinderradiologie 2, Bildgebende Diagnostik, 2. Aufl. Springer, Berlin, Heidelberg 1996
Hauke H: Epiphyseolysis capitis femoris juvenilis. In: Schuster W, Färber D (Hrsg.) Kinderradiologie 2, Bildgebende Diagnostik, 2. Aufl. Springer, Berlin, Heidelberg 1996
Hauke H, Bastanier C: Angeborene Herzfehler mit primärer Zyanose und spezielle Aspekte der Erscheinungsformen im Kindesalter. In: Eichstädt H, Felix R, Zeitler E (Hrsg.) Klinische Radiologie, Herz und Große Gefäße. Springer, Berlin, Heidelberg 1996
Hauke H, Bastanier C: Kongenitale Lageanomalie des Herzens. In: Eichstädt H, Felix R, Zeitler E (Hrsg.) Klinische Radiologie, Herz und Große Gefäße. Springer, Berlin, Heidelberg 1996
Hauke H: Begutachtung im Kindesalter. In: Heuck FHW, Frik W, Scherz HW (Hrsg.) Klinische Radiologie, Radiologische Fachgutachten. Springer, Berlin, Heidelberg 1999

Geschichtliche Entwicklung
1979 wurde das Städtische Kinderkrankenhaus Türlenstraße geschlossen und zusammen mit der Kinderklinik des Olgahospitals in ein neu gegründetes Pädiatrisches Zentrum im Olgahospital überführt. Das Olgahospital, das bis dahin als ältestes Kinderkrankenhaus Württembergs (gegründet 1842) eine Stiftung war, wurde damit in städtische Trägerschaft übernommen.
Das beinhaltete auch die Integration der städtischen Kinderradiologie in das Olgahospital.
Mit der Zusammenlegung der beiden Abteilungen unter beiden Chefärzten entstand das größte Kinderradiologische Institut Deutschlands (aus Unterlagen von Prof. H. Hauke).

Kinderradiologische Einrichtungen: Ihre Entwicklung und Leitung

- **Klinikum Stuttgart, Olgahospital, Radiologisches Institut, Abteilung für Ultraschalldiagnostik und spezielle Radiologie**

■■ **Reinhard D. Schulz, Dr. med., 1979–1998**
zuvor in Stuttgart S. 96 und zuvor in Düsseldorf S. 34
Ärztlicher Direktor der Abteilung

Ausrichtung
— des 2. Pädiatrisch-Radiologischen Fortbildungskurses im Rahmen der 19. Jahrestagung der GPR 1982 in Basel
— der 20. Jahrestagung der GPR 1983 in Stuttgart (S. 159)

Veröffentlichungen (Auswahl)
Mitautor in: Pädiatrische Sonographie. Ausbildungsempfehlungen der Pädiatrischen Sektion in der DEGUM 1986. Schriftenreihe Nestlé, Wissenschaftlicher Dienst.

Buchbeiträge/Bücher
Schulz RD: Ultraschalluntersuchung. In: Ebel K-D, Willich E (Hrsg.) Die Röntgenuntersuchung im Kindesalter. Technik und Indikation. Springer, Berlin, Heidelberg 1979
Schulz RD, Kirchberger ER: Pädiatrische Radiologie. In: Grundler E, Seige G (Hrsg.) Kinderheilkunde, 5. Aufl. Hippokrates, Stuttgart 1980
Schulz RD: Ultraschalluntersuchung des Abdomens und der Weichteile. In: Grundler E, Seige G (Hrsg.) Kinderheilkunde, 5. Aufl. Hippokrates, Stuttgart 1980
Schulz RD, Willi UV (Hrsg.) Atlas der Ultraschalldiagnostik beim Kind. Thieme, Stuttgart 1990 (auch englische, italienische und spanische Auflage)
Schulz RD: Spezielle Sonographie. In: Benz-Bohm G (Hrsg.) RRR Kinderradiologie. Thieme, Stuttgart 1997

- **Klinikum Stuttgart, Olgahospital, Radiologisches Institut des Zentrums für Kinder- und Jugendmedizin**

■■ **Peter Winkler, Prof. Dr. med., seit 1994**
FA für Radiologische Diagnostik, Schwerpunkt Kinderradiologie
Ärztlicher Direktor
1993 Habilitation unter Prof. E. Richter, Hamburg: »Echographische farbcodierte Flußdarstellung und Spektralanalyse der Bewegungen der Zerebrospinalflüssigkeit bei Kindern. Diagnostische Anwendung, Liquordynamik und Untersuchungen am Flußmodell«
Referenzradiologe der Cooperativen Weichteilsarkom-Studie (CWS) und der Cooperativen Osteosarkom-Studie (COSS)
Beratung bei prächirurgischer kernspintomographischer Epilepsie-Diagnostik

Wissenschaftliche Auszeichnung
Jacques Lefèbvre award der ESPR 1989:
Major pitfalls in the Doppler examination of cerebral vascular system

Veröffentlichungen (Auswahl)
Winkler P: Cerebrospinal Fluid Dynamics in Infants evaluated with Color Doppler US and Spectral Analysis: Respiratory versus Arterial Synchronization. Radiology (1994) 192: 423–430
Winkler P: Cerebrospinal Fluid Dynamics in Infants evaluated with Echographic Color-coded Flow Imaging. Radiology (1994) 192: 431–437

Hildebrandt M, Pieper T, Winkler P, Kolodziejczyk D, Holthausen H, Blümcke I: Neuropathological spectrum of cortical dysplasia in children with severe focal epilepsies. Acta neuropathol (2005) 110: 1–11

Krsek P, Pieper T, Karlmeier A, Hildebrandt M, Kolodziejczyk D, Winkler P, Pauli E, Blümcke I, Holthausen H: Different presurgical characteristics and seizure outcomes in children with focal cortical dysplasia type I or II. Epilepsia (2009) 50: 125–137

Von Kalle T, Blank B, Farbig-Moritz C, Müller-Abt P, Zieger M, Wohlfahrt K, Winkler P: Reduced artefacts and improved assessment of hyperintense brain lesions with BLADE MR imaging in patients with neurofibromatosis type I. Pediatr Radiol (2009) 39: 1216–1222

Winkler P, von Kalle T, Langendörfer M, Fernandez F: Combined dynamic contrast-enhancement and serial 3D-subtraction analysis in magnetic resonance imaging of osteoid osteomas. Eur Radiol (2009) 19: 2508–2517

Buchbeiträge/Bücher

Winkler P, Zimmerman RA: Perinatal Brain Injury. In: Zimmerman RA, Gibby WA, Carmody RF (Eds.) Neuroimaging. Clinical and Physical Principles. 1st Ed., Springer 2000

Tübingen

- Universität-Kinderklinik Tübingen, Röntgenabteilung, erste Röntgeneinrichtung in den 20er Jahren,
- seit 1999 Universitätsklinikum Tübingen, Abteilung für Diagnostische und Interventionelle Radiologie, Funktionsbereich Kinderradiologie

- **Universitätskinderklinik Tübingen, Röntgenabteilung**

Geschichtliche Etwicklung

Die Ordinarien der Universitätskinderklinik Tübingen erkannten frühzeitig die Bedeutung der Kinderradiologie für die Kinderheilkunde. So erhielt der damalige Assistent **Dr. L. Schall** von **Prof. W. Birk**, Ordinarius für Kinderheilkunde 1922–1948, den Auftrag, »ein Röntgenzimmer« einzurichten. Ein Funkeninduktor mit Quecksilberunterbrecher, der aus Altersgründen aus der Chirurgischen Universitätsklinik ausrangiert wurde, erschien der Universitätsverwaltung für eine Kinderklinik ausreichend. Die Eindrücke von damals schildert Schall selbst so:

»Der Knall des Induktors, der immer dann kam, wenn man das Kind gerade beruhigt hatte, der eigentümliche Geruch von Ozon und Leuchtgas, das aus dem undichten Unterbrecher kam, die Röhre mit den Launen einer verwöhnten Frau, die gefühlsmäßig von Aufnahme zu Aufnahme auf den richtigen Härtegrad eingestellt werden mußte. Fehlaufnahmen durften dabei nicht vorkommen, denn der Chef gab die Röntgenplatten persönlich aus und kontrollierte das damit erzielte Resultat scharf«.

Aus dieser Zusammenarbeit ergab sich: Birk W, Schall L (1932) Die Behandlung der Kinderkrankheiten mit Ultraviolett und Röntgenstrahlen. Strahlentherapie, So.Bd. 17, Urban und Schwarzenberg, München (aus Unterlagen von Prof. E. Willich).

Der Ordinarius für Kinderheilkunde, **Prof. K. Betke**, bemühte sich um einen ausgebildeten Kinderradiologen, den er später auch nach München mitnahm: Dr. H. Fendel. (Neumann J, Seidler E (Hrsg.) Kinderheilkunde in Tübingen. Hansisches Verlagskontor Lübeck 1984).

- - **Helmut Fendel († 1991), Dr. med., 1957–1967**

FA für Kinderheilkunde, Radiologie und Nuklearmedizin
Erster hauptamtlich tätiger Kinderradiologe
Intensive Zusammenarbeit mit der Nuklearmedizinischen Abteilung (Prof. U. Feine) des Medizinischen Strahleninstituts der Univ. Tübingen: Einführung des Isotopennephrogramms (ING) auch beim Kleinkind

Veröffentlichungen (Auswahl)

Fendel H: Patientendosimetrie bei Röntgenuntersuchungen im Kindesalter. Mschr Kinderheilkd (1964) 112: 233–235

Feine U, Fendel H, Heni N: Vergleichende Studien mit I-125- und I-131-Hippuran im Isotopennephrogramm. Ärztl Forsch (1967) 21: 15–18

Fendel H, Feine U: Lungenszintigraphie im Säuglings- und Kindesalter. Mschr Kinderheilkd (1970) 118: 601–605

Feine U, Fendel H: Nuklearmedizinische Diagnostik des Abdomens im frühen Kindesalter. Fortschr Röntgenstr (1972) Suppl. 33

Buchbeiträge/Bücher

Fendel H: Radiation problems in roentgen examinations of the chest. In: Kaufmann HJ (Ed.) Progress in Pediatric Radiology, Vol. 1, Karger, Basel 1967

danach in München S. 86

■■ Klaus Nolte († 1988), Dr. med., 1972–1987
FA für Kinderheilkunde und Radiologie

Ausrichtung
der 23. Jahrestagung der GPR 1986 in Tübingen (S. 159)

Veröffentlichungen (Auswahl)

Nolte K, Müller FR: Beobachtungen nicht-bakterieller, abszedierender Pneumonien in der Region Tübingen 1972. Mschr Kinderheilkd (1973) 121: 277–279

Nolte K: Die sogenannte Chondrodystrophie des Neugeborenen. Radiologe (1976) 16: 278–280

Nolte K, Spranger J: Early skeletal changes in mucolipidosis III. Ann Radiol (1976) 19: 151–159

Kozlowski K, Sutcliffe J, Barylak A, Harrington G, Kemperdick H, Nolte K, Reinwein H, Thomas PS, Uniecka W: Hypophosphatasia. Review of 24 cases. Pediatr Radiol (1976) 15: 103–117

Nolte K: Malignant intracranial chordoma and sarcoma of the clivus in infancy. Pediatr Radiol (1979) 26: 1–6

Treuner J, Neef V, Nolte K, Fischbach H, Niethammer D: Malignant lymphoma of the bone in children. Klin Pädiatr (1980) 192:495–501

■ Universitätskinderklinik Tübingen, Röntgenabteilung, Universitätsklinikum Tübingen, Abteilung für Diagnostische und Interventionelle Radiologie

■■ Konrad Drews, Dr. med., 1988–1998 (–2008)
FA für Kinderheilkunde und Radiologische Diagnostik, Schwerpunkt Kinderradiologie
Leitung der Röntgenabteilung bis 1998
Nach Übernahme der Kinderradiologie durch die Abteilung für Diagnostische und Interventionelle Radiologie wurde die Leitungsfunktion aufgehoben, Dr. K. Drews war jedoch weiterhin kinderradiologisch tätig.

Veröffentlichungen (Auswahl)

Bierich JR, Nolte K, Drews K, Brügmann G: Constitutional delay of growth and adolescence. Results of short-term and long-term treatment with GH. Acta Endocrinol (Copenh) (1992) 127: 392–396

Haber HP, Drews K, Scheel-Walter H, Klingebiel T: Aneurysmal bone cyst in early childhood. Ultrasound findings. Pediatr Radiol (1993) 23: 405–406

Hoeffel JC, Drews K, Gassner I, Arnaudin A: Pseudotumoral cystitis. Pediatr Radiol (1993) 23: 510–514

Bader P, Goelz R, Drews K, Berger D, Speer CP: Iatrogenic esophageal perforation – severe complication in the care of premature infants. Z Geburtshilfe Neonatol (1996) 200: 33–35

s. auch S. 87

- Universitätsklinikum Tübingen, Abteilung für Diagnostische und Interventionelle Radiologie, Funktionsbereich Kinderradiologie

■■ Jürgen F. Schäfer, Prof. Dr. med., seit 2008
FA für Diagnostische Radiologie, Schwerpunkt Kinderradiologie
Leitung als OA
2007 Habilitation unter dem Radiologen Prof. C.D. Claussen: »Detektion und Charakterisierung von Lungenrundherden mit der Magnetresonanz-Tomographie mittels verschiedener nativer und Kontrastmittelverstärkter Sequenztechniken unter Berücksichtigung morphologischer und perfusions-kinetischer Merkmale«

Ausrichtung
des 3-Länder-Treffens (Österreich, Schweiz, Süddeutschland) 2008

Veröffentlichungen (Auswahl)
Schäfer JF, Kluba T, Niemeyer T, Hahnfeldt T, Vonthein R, Kottke R, Kamm KF, Claussen C: Comparison of conventional full spine radiographs and fluoroscopic scanning method in young patients with idiopathic scoliosis. Fortschr Röntgenstr (2005) 177: 1110–1115
Boss A, Schäfer JF, Martirosian P, Hacker HW, Darge K, Claussen CD, Kuper K, Schick F, Schlemmer HP: Contrast-enhanced dynamic MR nephrography using the TurboFLASH navigator-gating technique in children. Eur Radiol (2006) 16: 1509–1518 (Dres Boss and Schäfer shared equally in the authorship)
Schäfer JF, Kirschner HJ, Lichy M, Schlemmer HP, Schick F, Claussen CD, Fuchs J: Highly resolved free breathing magnetic resonance cholangiopancreatography in the diagnostic work-up of pancreaticobiliary diseases in infants – initial experiences. J Pediatr Surg (2006) 41: 1645–1651
Greil GF, Schoebinger M, Kuettner A, Schäfer JF, Dammann F, Claussen CD, Hofbeck M, Meinzer HP, Sieverding L: Imaging of aortopulmonary collateral arteries with high-resolution multidetector CT. Pediatr Radiol (2006) 36: 502–509
Kluba T, Schäfer J, Hahnfeldt T, Niemeyer T: Prospective randomized comparison of radiation exposure from full spine radiographs obtained in three different techniques. Eur Spine J (2006) 15: 752–756
Boss A, Schäfer JF (Korrespondierender Autor), Martirosian P, Obermayr F, Fuchs J, Claussen CD, Schick F, Schlemmer HP: Dynamic magnetic resonance nephrography and urography of uropathies in children. Fortschr Röntgenstr (2007) 179: 832–840

Ulm

- Radiologische Praxen mit Kinderradiologie in Ehingen und Blaubeuren bei Ulm

■■ Klaus Elsner, Dr. med., seit 2003
FA für Diagnostische Radiologie, Schwerpunkt Kinderradiologie
Kinderradiologische Ausbildung bei Prof. P. Winkler, Stuttgart

Villingen-Schwenningen

- Schwarzwald-Baar-Klinikum Villingen-Schwenningen, Institut für Radiologie und Nuklearmedizin, Kinderradiologie

■■ Birgit Zieger, Dr. med., seit 2005
FÄ für Radiologische Diagnostik, Schwerpunkt Kinderradiologie
OÄ, für die Kinderradiologie zuständig

Ausrichtung
des 7. Pädiatrisch-Radiologischen Fortbildungskurses im Rahmen der 24. Jahrestagung der GPR 1987 in Heidelberg (S. 159)
Beteiligung an der Organisation des 41. ESPR-Meeting mit Postgraduate Course 2004 in Heidelberg

Veröffentlichungen (Auswahl)
Zieger B, Sokol B, Darge K, Rohrschneider WK, Tröger J: Sonomorphologie des normalen Urachus bei asymptomatischen Neugeborenen. Ultraschall in Med (1998) 19: 48

s. auch S. 62 und S. 91

Wiesbaden

- HSK-Klinikum, Klinik für Kinder und Jugendliche, Kinderradiologie

- Gerhard M. Beron, Dr. med., seit 2002

Wittlich

- Radiologie Wittlich, Praxis am Verbundkrankenhaus Bernkastel-Wittlich mit Kinderradiologie

- Alexander Stölben, Dr. med., seit 2001

FA für Diagnostische Radiologie, Schwerpunkt Kinderradiologie
Kinderradiologische Ausbildung bei Prof. B. Stöver Berlin

Würzburg

- Universität Würzburg, Kinderklinik, Funktionsbereich Kinderradiologie,
- seit 1992 Universität Würzburg, Institut für Röntgendiagnostik, Abteilung für Kinderradiologie

- Universität Würzburg, Kinderklinik, Funktionsbereich Kinderradiologie

- Georg Fuchs († 2005), Dr. med., 1970–1986

FA für Kinderheilkunde
Kinderradiologische Ausbildung bei Prof. M.A. Lassrich Hamburg
Akademischer Direktor

Ausrichtung
der 11. Jahrestagung der GPR 1974 in Würzburg (S. 158)

- Universität Würzburg, Kinderklinik, Funktionsbereich Kinderradiologie,
  Universität Würzburg, Institut für Röntgendiagnostik, Abteilung für Kinderradiologie

- A. Eldad Horwitz, Dr. med., 1986–1997

FA für Kinderheilkunde und Radiologische Diagnostik, Schwerpunkt Kinderradiologie
Akademischer Oberrat

Ausrichtung
- der 32. Jahrestagung der GPR 1995 in Würzburg (S. 160)
- von mehrfachen Fortbildungskursen »Kinderradiologie für Radiologen« im Auftrag der Akademie für Fortbildung der Bayerischen Landesärztekammer
- regelmäßiger Qualitätszirkel »Sonographie in der Pädiatrie«

Veröffentlichungen (Auswahl)
Horwitz AE, Sörensen N: Intraoperativer Ultraschall in der pädiatrischen Neurochirurgie. Röntgen-Bl (1990) 43: 220
Dölken W, Chowanetz W, Horwitz AE et al.: Interstitielle Lungenerkrankungen – eine vergleichende Studie zwischen einer Film-Folien-Kombination und der digitalen Speicherfolientechnik. Fortschr Röntgenstr (1992) 156: 61
Horwitz AE, Schneider K et al: Selected Image Quality Parameters in a Survey using a Test Phantom in Radiological Departments and Offices in the Federal Republic of Germany. Radiation Protection Dosimetry (1993) 49: 79–82
Horwitz AE, Richter J, Menzel M: Radiation Exposure of Children in Computed Tomography – a field study. Eur Radiol (1997) 7: 1117–1122

Buchbeiträge/Bücher
Benz-Bohm G, Horwitz AE: Langerhanszell-Histiozytose. In: Schuster W, Färber D (Hrsg.) Kinderradiologie Bildgebende Diagnostik. Springer, Heidelberg 1990 (2. Aufl. 1996)

danach in Krefeld S. 73 und danach in Kassel S. 66

- **Universität Würzburg, Institut für Röntgendiagnostik, Abteilung für Kinderradiologie**

- **Maximilian W. Kellner, Dr. med., Dipl. Chem., 1997–2000**

FA für Diagnostische Radiologie, Schwerpunkt Kinderradiologie
danach in Köln S. 73

- **Kassa Darge, Univ.-Prof. Dr. med., 2001–2007**

FA für Diagnostische Radiologie, Schwerpunkt Kinderradiologie
C3-Professur
2001 Habilitation unter Prof. J. Tröger, Heidelberg: »Diagnosis of vesico-ureteral reflux: Contrast sonography alternative to x-ray«

Beteiligung an der Organisation
- des 41. ESPR-Meeting mit Postgraduate Course 2004 in Heidelberg
- des Refresher-Kurses »Diagnostische Bildgebung des Urogenitaltraktes« der AG Uroradiologie der DRG 2004 in Heidelberg

Pediatric Radiology, Editorial Board seit 2003

Wissenschaftliche Auszeichnungen
- Schering-Preis (European Federation of Societies of Ultrasound in Medicine) 1997
- Kontrastmittel Forschungspreis (DRG) 1999
- Heidi Patriquin International Fellowship for Education Award (Society of Pediatric Radiology) 2003

Ehrenmitgliedschaft
SGR
Schinz-Medaille

Veröffentlichungen (Auswahl)

Darge K, Trusen A, Gordjani N, Riedmiller H: Intrarenal reflux diagnosis with contrast-enhanced harmonic US. Pediatr Radiol (2003) 33: 729–731

Darge K, Beer, M: Advances in pediatric sonography. Radiologe (2003) 43: 813–822

Darge K, Moeller RT, Trusen A, Butter F, Gordjani N, Riedmiller H: Diagnosis of vesicoureteric reflux with low-dose contrast-enhanced harmonic ultrasound imaging. Pediatr Radiol (2004) 35: 73–78

Bartram U, Darge K: Harmonic versus conventional ultrasound imaging of the urinary tract in children. Pediatr Radiol (2005) 35: 655–660

Darge K: Be aware and beware of the »twinkling sign«. Pediatr Radiol (2005) 35: 351–352

danach in Philadelphia

▪▪ Meinrad Beer, Univ.-Prof. Dr. med., seit 2007

FA für Diagnostische Radiologie, Schwerpunkt Kinderradiologie
W2-Professur, Leitung als OA
2004 Habilitation unter dem Radiologen Prof. D. Hahn: »Metabolische Bildgebung des menschlichen Herzens«

Veröffentlichungen (Auswahl)

Eltermann T, Beer M, Girschick HJ: Magnetic resonance imaging in child abuse. J Child Neurol (2007) 22: 170–175

Beer M, Buchner S, Wirbelauer J, Fuchs J, Ritter C, Machann W, Beissert M, Darge K, Hahn D, Köstler H: MR-Imaging and MR-Spectroscopy for characterisation of cardiomyopathies in adolescents – preliminary results. Fortschr Röntgenstr (2007) 179: 932–937

Beer M, Hoppe E, Deinlein F, Schlegel PG, Hahn D, Darge K: Role of whole body MR imaging in diagnosis of osteonecrosis in children with intensive chemotherapy. Fortschr Röntgenstr (2008) 180: 238–245

Langen HJ, Kohlhauser-Vollmuth C, Muras S, Stenzel M, Beer M: Training program for radiologic technologists for performing chest X-rays at inspiration in uncooperative children. Fortschr Röntgenstr (2009) 181: 237–241

s. auch S. 103

Wuppertal

- Städtische Krankenanstalten/Klinikum Barmen, Kinderklinik, Röntgenabteilung,
- 1987 Klinikum Barmen, Radiologische Klinik,
- später Helios-Klinikum Wuppertal, Klinik für Diagnostische und Interventionelle Radiologie, Kinderradiologie,
- seit 2010 Helios-Klinikum Wuppertal, Klinikum der Universität Witten/Herdecke, Klinik für Diagnostische und Interventionelle Radiologie, Kinderradiologie

▪ Städtische Krankenanstalten/Klinikum Barmen, Kinderklinik, Röntgenabteilung

▪▪ Anita Förster, Dr. med., 1968–1986

FÄ für Kinderheilkunde und Radiologische Diagnostik, Schwerpunkt Kinderradiologie
Schon vor Beendigung der Doppel-Facharztausbildung 1968 war Dr. A. Förster in der Kinderklinik kinderradiologisch tätig.
Entwicklung der »Förster-Flasche« 1968 (s. 1. Veröffentlichung). Aufgrund der Abnahme der MDP-Untersuchungen im Säuglingsalter wird diese Flasche nicht mehr hergestellt.

Veröffentlichungen (Auswahl)

Förster A: Die Spezialflasche und ihre Anwendung bei der Röntgendurchleuchtung. Ann Radiol (1968) 11: 442–444
Förster A: Die Bedeutung der Infusionsurographie in der Pädiatrie. Röntgen-Bl (1968) 21: 169–173
Förster A, Welte W: Embryonales Sarkom im Urogenitalbereich des Kindes. Fortschr Röntgenstr (1970) 113: 794–803
Förster A: Der Fluor im Kindesalter: Möglichkeiten röntgenologischer Abklärung. Röntgen-Bl (1975) 28: 477–482
Förster A, Pothmann R, Winter K, Baumann-Rath CA: Magnetic resonance imaging in non-specific discitis. Pediatr Radiol (1987) 17: 162–163

Buchbeiträge/Bücher

Förster A: Fremdkörperinkorporation. In: Schuster W, Färber D (Hrsg.) Kinderradiologie. Springer, Berlin, Heidelberg 1990

> **Geschichtliche Entwicklung**
>
> 1987 wurde die Abteilung für Kinderradiologie aufgelöst und die leitende Stelle in eine OA-Stelle der Radiologischen Klinik überführt. Damit erfolgte die Umwandlung der selbständigen Abteilung in einen untergeordneten Bereich der Radiologischen Klinik.

- **Klinikum Barmen, Radiologische Klinik**

- Versorgung der Kinderklinik durch die Radiologische Klinik

- **Helios-Klinikum Wuppertal, Klinik für Diagnostische und Interventionelle Radiologie, Kinderradiologie,**
  Helios-Klinikum Wuppertal, Klinikum der Universität Witten/Herdecke, Klinik für Diagnostische und Interventionelle Radiologie, Kinderradiologie

- Vladimir Bures († 2011), Dr. (CS), 1992–2010
  FA für Radiologische Diagnostik, Schwerpunkt Kinderradiologie

- **Helios-Klinikum Wuppertal, Klinikum der Universität Witten/Herdecke, Klinik für Diagnostische und Interventionelle Radiologie, Kinderradiologie**

- Werner Piroth, Dr. med., seit 2010
  FA für Diagnostische Radiologie, Schwerpunkt Kinderradiologie
  Stellvertretender Direktor

Entwicklung der Kinderradiologie in den Niederlanden

Zeittafel – 106

Kinderradiologische Einrichtungen: Ihre Entwicklung und Leitung – 108

Kapitel 3 · Entwicklung der Kinderradiologie in den Niederlanden

Zeittafel

Die folgende ◘ Tab. 3.1 zeigt die Entwicklung der Kinderradiologie in den Niederlanden.

◘ **Tab. 3.1** Zeittafel der Niederlande. (Nach C.R. Staalman)

Historische Daten		
1896 10.01.	Prof. Dr. V.A. Julius (Physiker) und E. Cohen (Chemiker)	Erste röntgenologische Experimente in den Niederlanden
1896 12.03.		Erste Röntgenaufnahme der Hand eines 10–11j. Kindes
Ab 1898	Wertheim Salomonson, Ebbenhorst Tengbergen, Ziedses des Plantes	Pioniere der Medizinischen Röntgenologie in den Niederlanden
1899	J.K.A. Wertheim Salomonson Amsterdam	Erste Professur der Welt in der Elektrotherapie
Um 1900	Den Haag	Zusammenarbeit von L. Bleekrode (Physiker), De la Vieter (Photograph) und D.L. van Wely (Pädiater)
1901	Sophia Kinderziekenhuis Rotterdam	Erste Röntgeneinrichtung in einem Kinderkrankenhaus in den Niederlanden
	Gründung des Niederländischen Vereins für Elektrotherapie und Röntgenologie	Vorläufer des Niederländischen Vereins für Radiologie (Nederlandse Vereniging voor Radiologie, NVvR)
Pioniere der Kinderradiologie (aktive Zeit)		
1967–1988	A.S.J. Botenga	Den Haag
1970–heute	M. Meradji	Rotterdam
1970–2000	P.P.G. Kramer	Maastricht, Utrecht
1971–2005	C.R. Staalman	Leiden, Amsterdam, Klausenburg
1975–2008	F.H.L. Bröker	Groningen, Apeldoorn
Entwicklung		
1973 27.11.	Erste Zusammenkunft der **Arbeitsgruppe Kinderradiologie** Rotterdam	Teilnahme an ausländischen Kinderradiologischen Veranstaltungen und Tagungen
1977	Gründungsversammlung der Dutch Group of Pediatric Radiologists (DGPR): Botenga, Bröker, Jonkers, Kramer, Meradji, Staalman Rotterdam	Eigenständige Treffen dreimal pro Jahr. Organisation von Weiter- und Ausbildungstagungen unter Leitung von P.P.G. Kramer
1980	DGPR Scheveningen (Den Haag)	17. ESPR-Meeting und 5. Postgraduate Course
	Gründungsversammlung der Niederländischen Arbeitsgruppe für Skelettdysplasie	Genetiker, Pädiater, Pathologen und (Kinder)Radiologen (Dijkstra, Kramer, Meradji)
1983	Niederländischer Verein für Radiologie (NVvR)	Anerkennung der Arbeitsgruppe Kinderradiologie

◼ **Tab. 3.1** Zeittafel der Niederlande (Fortsetzung)

1989	Ausbildungsrichtlinien für das Teilgebiet Kinderradiologie Amsterdam	10% = 6 Monate Kinderradiologie im Rahmen der 5-jährigen Ausbildungszeit für Radiologie
	M. Meradji S.G.F. Robben Den Haag	26. Jahrestagung der GPR und 9. Pädiatrisch-Radiologischer Fortbildungskurs
1990	Prof. Dr. M. Meradji Erasmus Universität, Rotterdam	Erste AO-Professur eines Kinderradiologen für Radiologie in den Niederlanden
1993	P.P.G. Kramer C. Lameer M. Meradji	Stichting Bevordering Kinderradiologie (SBKR) (Stiftung zur Förderung der Kinderradiologie) zur Intensivierung von Kenntnis und Fähigkeit in diesem Teilgebiet
1995	P.P.G. Kramer Utrecht	32. ESPR-Meeting und 19. Postgraduate Course
1996–2001	C.R. Staalman Amsterdam	Beisitzer im Vorstand der GPR als Repräsentant der niederländischen Kinderradiologen
1998	M. Meradji Rotterdam	Stichting voor Kinderradiologische Hulpverlening (Stiftung für Kinderradiologische Unterstützung im Iran, S. 115)
1999 10.04.	Mitgliederversammlung der NVvR	**Die Arbeitsgruppe Kinderradiologie wird Sektion des NVvR**
2004	A. Martijn Groningen	41. Jahrestagung der GPR
2009	R.R. van Rijn A.M.J.B. Smets E.E. Deurloo Amsterdam	18. European Course of Pediatric Radiology
	Vorstand der Sektion Kinderradiologie: 1. Vorsitzender: R.A.J. Nievelstein, 2. Vorsitzende: A.M.J.B. Smets, Schriftführer: F.J.A. Beek, Quaestor/Schatzmeister: R.R. van Rijn, Beisitzer: M.H. Lequin	Wachstum der Sektion für Kinderradiologie durch Verbesserung des Kinderradiologischen Trainings während der letzten zwei Jahre der Radiologischen Ausbildung

Kinderradiologische Einrichtungen: Ihre Entwicklung und Leitung

> **Geschichtliche Entwicklung**
>
> Am 28. Januar 1896, ein Monat nach Entdeckung der Röntgenstrahlen, erste Röntgenaufnahme der Hand einer 22-Jährigen, Expositionszeit 75 min (Hofmann HJ: Proefnemeningen met de röntgensche stralen. Uitgever Leiter-Nijpels Maastricht 1896). Am **12. März 1896 erste Röntgenaufnahme der Hand eines 10- bis 11-jährigen Kindes**, Expositionszeit 78 min. Der **Pädiater Scheltema** hielt als Erster **1908** einen Vortrag über die Radiologie bei Kindern: »Die Permeation und die Röntgendiagnostik bei der Untersuchung des Magendarmkanales« (4th International Congress on Electrology and Radiology, Amsterdam). Zu diesem Zeitpunkt gab es in den Niederlanden sechs Kinderkrankenhäuser, von denen vier noch bestehen: Sophia Kinderziekenhuis (SKZ) Rotterdam (seit 1863), Emma Kinderziekenhuis (EKZ) Amsterdam (seit 1865), Juliana Kinderziekenhuis (JKZ) Den Haag (seit 1885), Wilhelmina Kinderziekenhuis (WKZ) Utrecht (seit 1888).
> Um 1901 erhielt das SKZ in Rotterdam die erste Röntgeneinrichtung eines Kinderkrankenhauses in den Niederlanden, um 1909 das WKZ in Utrecht (Kramer PPG: Paediatric Radiology in the Netherlands. In: Kaufmann HJ, Ringertz H, Sweet E (Eds.) The First 30 Years of the ESPR. The History of Pediatric Radiology in Europe. Springer, Berlin, Heidelberg 1993).

Amsterdam

- Academisch Medisch Centrum (AMC), Universiteit van Amsterdam (UvA), Emma Kinderziekenhuis (EKZ, seit 1865), Kinderradiologie
- Vrije Universiteit Medisch Centrum (VUMC) Amsterdam, Abteilung Radiologie, Kinderradiologie

Academisch Medisch Centrum, Universiteit van Amsterdam, Emma Kinderziekenhuis, Kinderradiologie

Chris R. Staalman, Dr., 1978–1997
Academisch Proefschrift Universiteit van Amsterdam 1995 (s. Buchbeiträge/Bücher)
Gründungsmitglied der Dutch Group of Pediatric Radiologists (DGPR) 1977 in Rotterdam (S. 106)

Mitglied
- des Nominating Committee der ESPR 1978–1983
- im Vorstand der GPR als Beisitzer 1996–2001 (S. 7)

Radiology Chairman of Pediatric Liver Tumour Strategy Group (SIOP) 1996–2002

Ausrichtung
- des 17. ESPR-Meeting und 5. Postgraduate Course 1980 in Den Haag (DGPR) (S. 164)
- des 19. Postgraduate Course (Chairman) im Rahmen des 32. ESPR-Meeting 1995 in Utrecht (S. 164)
  Visiting Professor Universitatea de Medicina si Farmacie, Cluj-Napoca, Romậnia 1997–2002
  Revista Romậna de Ultrasonografie, Editorial Board

Ehrenmitgliedschaften
GPR und Rumänische Gesellschaft für Ultrasonographie

Veröffentlichungen (Auswahl)

Staalman CR: Ewing's sarcoma in rib. A report on 7 cases with special emphasis to the early roentgen findings. J Belge Radiol (1982) 65: 329–337

Staalman CR, Tania BH: Neonatal osteomyelitis. J Belge Radiol (1984) 67: 7–11

Staalman CR, Bakker HD: Mucolipidosis I. Roentgenographic follow-up. Skeletal Radiol (1984) 12: 158–161

Staalman CR, Aarts AJ: Floating teeth, a forgotten phenomenon? J Belge Radiol (1984) 67: 317–320

Staalman CR, Umans U: Hypertrophic osteoarthropathy in childhood malignancy. Med Pediatr Oncol (1993) 21: 676–679

Petjak M, Tiel-van Buul MM, Staalman CR, Greve JC, de Kraker J, van Royen EA: Diagnostic imaging in abdominal neuroblastoma: is there a complementary role of MIBG- scintigraphy and ultrasonography? Eur J Pediatr (1997) 156: 610–615

Aronson DC, Schnater JM, Staalman CR et al.: Predictive value of the pretreatment extent of disease system in hepatoblastoma: results from the International Society of Pediatric Oncology Liver Tumour Study Group SIOPEL-1 study. J Clin Oncol (2005) 20: 1245–1252

Buchbeiträge/Bücher

Staalman CR: Beeldvormende technieken. In: Voûte PA (Ed.) Kindertumoren. Samsom Stafleu, Alphen a/d Rijn/Brussel 1988

Staalman CR: Imaging of Embryonal Abdominal Tumours in Children. **Thesis** Universiteit van Amsterdam. Waanders Drukkers, Zwolle 1995, ISBN 90-9008401-0

Staalman CR, Hoefnagel CA: Imaging of Neuroblastoma and Metastasis. In: Brodeur GM, Sawada T, Tsuchida Y, Voûte PA (Eds.) Neuroblastoma. Elsevier, Amsterdam 2000

■■ F.M. Gubler (Didi), Dr., 1997–2000

Academisch Proefschrift: Cystic rheumatoid arthritis. Universiteit van Amsterdam 1994

Veröffentlichungen (Auswahl)

Gubler FM, Maas M, Dijkstra PF, de Jongh HR: Cystic rheumatoid arthritis: description of a nonerosive form. Radiology (1990) 177: 829–834

Gubler FM, Algra PR, Maas M, Dijkstra PF, Falke TH: Gadolinium-DTPA enhanced magnetic resonance imaging of bone cysts in patients with rheumatoid arthritis. Ann Rheum Dis (1993) 52: 716–719

Trum JW, Gubler FM, Laan R, van der Veen F: The value of palpation, varicoscreen contact thermography and colour Doppler ultrasound in the diagnosis of varicocele. Hum Reprod (1996) 11: 1232–1235

Bramer JA, Gubler FM, Maas M, Bras H, de Kraker J, van der Eijken JW, Schaap GR: Colour Doppler ultrasound predicts chemotherapy response, but not survival in paediatric osteosarcoma. Pediatr Radiol (2004) 34: 614–619

■■ Anne M.J.B. Smets, Drs., seit 2000

Kinderradiologie in Teilzeittätigkeit

Mitglied
— im Vorstand der Sektion Kinderradiologie der NVvR als 2. Vorsitzende seit 2005 (S. 107)
— im Vorstand der SBKR als Schatzmeisterin
— der Pediatric Oncology Task Force Group der ESPR seit 2004
— des Radiology Committee der SIOP Renal Tumour Study Group seit 2004

Beteiligung an der Ausrichtung des 18. European Course of Pediatric Radiology (ECPR) der ESPR 2009 in Amsterdam (S. 107)

Veröffentlichungen (Auswahl)

Lindeboom JA, Smets AM, Kuijper EJ, van Rijn RR, Prins JM: The sonographic characteristics of nontuberculous mycobacterial cervicofacial lymphadenitis in children. Pediatr Radiol (2006) 36: 1063–1067

Ollivier L, Leclere J, Ruszniewski M, Smets AM, Neuenschwander S: Improving communication between the radiologist, the patient and his parents. Arch Pediatr (2006) 13: 758–760

Smets AM, de Kraker J: Malignant tumours of the kidney: imaging strategy. Pediatr Radiol (2010) 40: 1010–1018

Horsthuis K, de Ridder L, Smets AM, van Leeuwen MS, Benninga MA, Houwen RH, Littooij AS, Nievelstein RA, Stoker J: Magnetic resonance enterography for suspected inflammatory bowel disease in a pediatric population. J Pediatr Gastroenterol Nutr (2010) 51: 603–609

Smets AM, Tinteren HV, Bergeron C, Camargo BD, Graf N, Pritchard-Jones K, Kraker JD: The contribution of chest CT-scan at diagnosis in children with unilateral Wilms' tumour. Results of the SIOP 2001 study. Eur J Cancer (2011) Jun 22. (Epub ahead of print)

■ ■ Rick R. van Rijn, Dr., seit 2003

in Teilzeittätigkeit auch Kinderradiologe des Nederlands Forensisch Instituut
Academisch Proefschrift: Radiological strength assessment of the proximal femur. Universiteit Rotterdam 1998
Vorstandsmitglied der Sektion Kinderradiologie als Quaestor/Schatzmeister der NVvR seit 2008 (S. 107)
Webmaster der ESPR

Ausrichtung

des 18. European Course of Pediatric Radiology (ECPR) der ESPR zusammen mit A.M.J.B. Smets und E.E. Deurloo 2009 in Amsterdam

In Vorbereitung

EUropean Conference on Child Abuse and Neglect (EUCCAN) 2012 in Amsterdam
Pediatric Radiology, Editorial Board seit 2006

Veröffentlichungen (Auswahl)

van Rijn RR, van der Sluis IM, Link TM, Grampp S, Guglielmi G, Imhof H, Glüer C, Adams JE, van Kuijk C: Bone densitometry in children: a critical appraisal. Eur Radiol (2003) 13: 700–710
van Rijn RR, Owens CM, Avni F, Bramson RT, Taylor GA: The future of pediatric radiology: a European point of view. Radiology (2006) 238: 1074–1075
van Rijn RR, Kieviet N, Hoekstra R, Nijs HG, Bilo RA: Radiology in suspected non-accidental injury: theory and practice in The Netherlands. Eur J Radiol (2009) 71: 147–151
van Rijn RR, Lequin MH, Thodberg HH: Automatic determination of Greulich and Pyle bone age in healthy Dutch children. Pediatr Radiol (2009) 39: 591–597
van Rijn RR: How should we image skeletal injuries in child abuse? Pediatr Radiol (2009) 39 Suppl 2: S 226–229
van Rijn RR, van Kuijk C: Of small bones and big mistakes: bone densitometry in children revisited. Eur J Radiol (2009) 71: 432–439
van Rijn RR: Special issue: imaging of gastrointestinal and urogenital tracts. Pediatr Radiol (2011) 41: 2–3

Buchbeiträge/Bücher

Bilo RAC, Robben SGF, van Rijn RR: Forensic Aspects of Paediatric Fractures: Differentiating Accidental Trauma from Child Abuse. Springer, Heidelberg, Dordrecht, London 2010
van Rijn RR, Blickman JG: Differential Diagnosis in Pediatric Imaging. Thieme, Stuttgart 2011

s. auch S. 109

- **Vrije Universiteit Medisch Centrum Amsterdam, Abteilung Radiologie, Kinderradiologie**

■ ■ Jonathan I.M.L. Verbeke, Drs., seit 1999

erster Kinderradiologe am VUMC
Mitglied der Dutch Working Group on Skeletal Dysplasia

Veröffentlichungen (Auswahl)

Verbeke JI, Verberne AA, Den Hollander JC, Robben SG: Inflammatory pseudotumour of the lung manifesting as a progressive atelectasis. Pediatr Radiol (1999) 29: 816–819
van der Sluijs JA, van der Meij M, Verbeke JI, Manoliu RA, Wuisman PIJM: Measuring secondary deformities of the shoulder in children with obstetric brachial plexus lesion: reliability of three methods. J Pediatr Orthop B (2003) 12: 211–214
Mallant MPJH, van den Berg FG, Verbeke JIML, Bokenkamp A: Pulsatile Hepatofugal Flow in the Portal Vein: Hallmark of a Congenital Hepatoportal Arteriovenous Fistula. J Pediatr Gastroent Nutr (2007) 44: 143–145
Kuijper EA, van Kooten J, Verbeke JI, van Rooijen M, Lambalk CB: Ultrasonographically measured testicular volumes in 0- to 6-year-old boys. Hum Reprod (2008) 23: 792–796
Rodjan F, de Graaf P, Moll AC, Imhof SM, Verbeke JI, Sanchez E, Castelijns JA: Brain Abnormalities on MR Imaging in Patients with Retinoblastoma. Am J Neuroradiol (2010) 31: 1385–1389

Den Haag

- Juliana Kinderziekenhuis (JKZ, seit 1885), Kinderradiologie, Mitbetreuung der Kinderradiologie in Leiden

■■ **Allard S.J. Botenga, Dr., 1967–1988**
Kinderradiologie in Teilzeittätigkeit
Academisch Proefschrift: Selective bronchial and intercostal arteriography. Universiteit Leiden 1970
Gründungsmitglied der Dutch Group of Pediatric Radiologists (DGPR) 1977 in Rotterdam (S. 106)
Mitglied des Vorstandes der ESPR 1976–1980

Ausrichtung
des 17. ESPR-Meeting und 5. Postgraduate Course 1980 in Den Haag (DGPR) (S. 164)

Veröffentlichungen (Auswahl)
Botenga ASJ: The role of bronchopulmonary anastomoses in chronic inflammatory processes of the lung. Selective arteriographic investigation. Am J Roentgenol (1968) 4: 829–837
Botenga ASJ: Arterial anastomoses and their significance. J Fr Med Chir Thorac (1969) 23: 301–302
Marcar JR, van Zeben W, Botenga ASJ: Tuberculosis in children. Experience with 132 children in the Juliana Hospital from 1960–1969. Maandschr Kindergeneeskd (1971) 39: 185–208
Botenga ASJ: The systemic circulation in patients operated on for congenital heart diseases with pulmonary stenosis. Ann Radiol (1975) 18: 300

■■ **Harmien M. Zonderland, Dr., 1990–1995**

Veröffentlichungen (Auswahl)
Joekes EC, Zonderland HM, Wagenvoort MM: Neonatal osteomyelitis: a separate category as far as clinical picture and course are concerned. Ned Tijdschr Geneeskd (1996) 140: 1105–1109
Merth IT, de Winter JP, Zonderland HM, Borsboom GJ, Quanjer PH: Pulmonary function in infants with neonatal chronic lung disease with or without hyaline membrane disease at birth. Eur Respir J (1997) 10: 1606–1613
Schell-Feith EA, Holscher HC, Zonderland HM, Kist-Van Holthe JE, Conneman N, van Zwieten PH, Brand R, van der Heijden AJ: Ultrasonic features of nephrocalcinosis in preterm neonates. Br J Radiol (2000) 73: 1185–1191
Kant SG, Grote F, de Ru MH, Oostdijk W, Zonderland HM, Breuning MH, Wit JM: Radiographic evaluation of children with growth disorders. Horm Res (2007) 68: 310–315

■■ **Herma C. Tiedemann-Holscher, Dr., seit 1995**
Academisch Proefschrift: Magnetic resonance imaging in monitoring preoperative chemotherapy in patients with osteogenic sarcoma: potential and limitations. Universiteit Leiden 1995
Seit 2007 Ausbildungsgenehmigung für Kinderradiologie

Ausrichtung
des Postgraduate Course der NVvR, Sektion Kinderradiologie, 2008

Veröffentlichungen (Auswahl)
Holscher HC, Bloem JL, Vanel D, Hermans J, Nooy MA, Taminiau AH, Henry-Amar M: Osteosarcoma: chemotherapy-induced changes at MR imaging. Radiology (1992) 182: 839–844
Holscher HC, van der Woude HJ, Hermans J, Nooy MA, Doornbos J, Bloem JL: Magnetic resonance relaxation times of normal tissue in the course of chemotherapy: a study in patients with bone sarcoma. Skeletal Radiol (1994) 23: 181–185
Holscher HC, Heij HA: Imaging of acute appendicitis in children: EU versus U.S. ... or US versus CT? A European perspective. Pediatr Radiol (2009) 39: 497–499

s. auch S. 114

Groningen

- **Universitair Medisch Centrum Groningen (UMCG), Beatrix Kinderziekenhuis (seit 1941), Kinderradiologie**

Frits H.L. Bröker, Drs., 1975–1978

1974–1975 Aufenthalt im Children's Hospital Medical Center Boston zur Kinderradiologischen Ausbildung

Gründungsmitglied der Dutch Group of Pediatric Radiologists (DGPR) 1977 in Rotterdam (S. 106)

Ausrichtung

des 17. ESPR-Meeting und 5. Postgraduate Course 1980 in Den Haag (DGPR) (S. 164)

Veröffentlichungen (Auswahl)

Broker FH, Khettry J, Filler RM, Treves S: Splenic torsion and accessory spleen: a scintigraphic demonstration. J Pediatr Surg (1975) 10: 913–915

Bröker FH, Fellows K, Treves S: Wandering spleen in three children. Pediatr Radiol (1978) 6: 211–214

Van Haeften FF, Bröker FH: Post-traumatic intrahepatic arteriovenous fistula. Injury (1984) 15: 311–315

Broker FH, Burbach T: Ultrasonic diagnosis of separation of the proximal humeral epiphysis in the newborn. J Bone Joint Surg Am (1990) 72: 187–191

Andries Jonkers (†), Drs., 1978–1983

Gründungsmitglied der Dutch Group of Pediatric Radiologists (DGPR) 1977 in Rotterdam (S. 106)

Ausrichtung

des 17. ESPR-Meeting und 5. Postgraduate Course 1980 in Den Haag (DGPR) (S. 164)

Veröffentlichungen (Auswahl)

van der Zee DC, Zwierstra RP, Kootstra G, Edens ET, van der Wagen A, Bijleveld C, Jonkers A: Colon-interposition as replacement for the esophagus. A follow-up study. Z Kinderchir (1981) 33: 291–297

Visser JD, Jonkers A, Hillen B: Hip joint measurements with computerized tomography. J. Pediatr Orthop (1982) 2: 143–146

Albert Martijn, Dr., seit 1983

Academisch Proefschrift: Thoracale en lumbale wervelfracturen. Een evaluatie van conventionele röntgendiagnostiek. Universiteit Groningen 1988

Ausrichtung

- des Postgraduate Course for (Dutch-speaking) pediatricians (Chairman) im Rahmen des 32. ESPR-Meeting 1995 in Utrecht (S. 164)
- der 41. Jahrestagung der GPR 2004 in Groningen
- des Interaktiven Kurses in Kinderradiologie als Vorsitzender der Stichting Bevordering Kinderradiologie (SBKR): 1999, 2001 und 2003 in Utrecht, 2005, 2007 und 2010 in Amsterdam
- des Postgraduate Course der NVvR, Arbeitsgruppe Kinderradiologie, 1998

Veröffentlichungen (Auswahl)

Martijn A, Thijn CJ: Radiologic findings in primary hyperoxaluria. Skeletal Radiol (1982) 8: 21–24

Baarsma R, Martijn A, Okken A: The missing pericallosal artery on sonography: a sign of agenesis of the corpus callosum in the neonatal brain? Neuroradiology (1987) 29: 47–49

Martijn A, van Loon JK, Wood BP: Radiological Case of the Month. Ingestion of mercury from a broken thermometer. Ann J Dis Child (1990) 144: 205–206

Martijn A, Veldhuis EF: The diagnostic value of interpediculate distance assessment on plain films in thoracic and lumbar spine injuries. J Trauma (1991) 31: 1393–1395

Martijn A, van der Vliet AM, van Waarde WM, van Aalderen WM: Gadolinium-DTPA enhanced MRI in neonatal osteomyelitits of the cervical spine. Br J Radiol (1992) 65: 720–722

Buchbeiträge/Bücher
Lameer-Engel G, Martijn A (Eds.) Werkboek Kinderradiologie. VU uitgeverij Amsterdam 2010 (1st Ed. 2003)

Leiden

- Leids Universitair Medisch Centrum (LUMC), Abteilung Radiologie, Kinderradiologie

Mitbetreuung durch die Kinderradiologie des Juliana Kinderziekenhuis, Den Haag (S. 111):

- Allard S.J. Botenga, Dr., bis 1988

- Harmien M. Zonderland, Dr., 1990–1995

- Herma C. Tiedemann-Holscher, Dr., seit 1995

Maastricht

- Maastricht Universitair Medisch Centrum (MUMC), Abteilung Radiologie, Kinderradiologie

- Jos M.A. van Engelshoven, Prof. Dr., bis 2000
Kinderradiologie in Teilzeittätigkeit

- Simon G.F. Robben, Dr., seit 2001
zuvor in Rotterdam S. 116
Mitglied der SBKR

Ausrichtung
des Postgraduate Course der NVvR, Sektion Kinderradiologie, 2003
Veröffentlichungen s. S. 110 und S. 118

Nijmegen

- Universitair Medisch Centrum (UMC) St. Radboud Nijmegen, Abteilung Radiologie, Kinderradiologie

- William H.A.M. Penn, Prof. Dr., bis 1975
Chef der Radiologie,
Kinderradiologie in Teilzeittätigkeit

- Jan H.C.L. Hendriks, Dr., bis 1990
Kinderradiologie in Teilzeittätigkeit

■■ Carla H.B. Hitge-Boetes († 2011), Dr., 1990–2008
Kinderradiologie in Teilzeittätigkeit

Veröffentlichungen (Auswahl)
Cobben JM, Boetes C, de Vries J, Monnens L: The enlarged kidney in infancy – echographic findings. Tijdschr Kindergeneeskd (1986) 54: 57–64
van Die CE, Boetes C: Imaging in childhood. Eur Urol (2000) 37: 637–646
van Eijck FC, Klein WM, Boetes C, Aronson DC, Wijnen RM: Has the liver and other visceral organs migrated to its normal position in children with giant omphalocele? A follow-up study with ultrasonography. Eur J Pediatr (2010) 169: 563–567

s. auch Veröffentlichungen J.G. Blickman

■■ Johan G. Blickman, Prof. Dr., bis 2010
Chef der Radiologie,
Kinderradiologie in Teilzeittätigkeit
Academisch Proefschrift: Pediatric urinary tract infection: imaging techniques with special reference to voiding cysto-urethrography. Universiteit Leiden 1991

Veröffentlichungen (Auswahl)
Blickman JG, Lebowitz RL: The coexistence of primary megaureter and reflux. Am J Roentgenol (1984) 143: 1053–1057
Blickman JG, Taylor GA, Lebowitz RL: Voiding cystourethrography: the initial radiologic study in children with urinary tract infection. Radiology (1985) 156: 659–662
Blickman JG, Bramson RT, Herrin JT: Autosomal recessive polycystic kidney disease: long-term sonographic findings in patients surviving the neonatal period. Am J Roentgenol (1995) 164: 1247–1250
Davison BD, Tello R, Blickman JG: World Wide Web program for optimizing and assessing medical student performance during the radiology clerkship. Acad Radiol (2000) 7: 260–263
Blickman JG, van Die CE, de Rooy JW: Current imaging concepts in pediatric osteomyelitis. Eur Radiol (2004) 14, Suppl 4: 55–64
Blickman JG, Rieu PH, Buonomo C, Hoogeveen YL, Boetes C: Colonic duplications: clinical presentation and radiologic features of five cases. Eur J Radiol (2006) 59: 14–19

Bücher/Buchbeiträge
Ebel K-D, Blickman H, Willich E, Richter E (Eds.) Differential Diagnosis in Pediatric Radiology. Thieme, Stuttgart 1999

s. auch S. 110 und S. 118

■■ Susanne W.J. Lardenoije-Bröker, Drs., seit 2010
Kinderradiologie in Teilzeittätigkeit

Veröffentlichungen
Lardenoije SW, Puylaert JB, Smit MJ, Holscher HC: Appendix in children with cystic fibrosis: US features. Radiology (2004) 232: 187–189
de Boom ML, Kist-van Holthe JE, Sramek A, Lardenoije SW, Walther FJ, Lopriore E: Is screening for renal anomalies warranted in neonates with isolated single umbilical artery? Neonatology (2010) 97: 225–227

Rotterdam

- Sophia Kinderziekenhuis (SKZ, seit 1863), Kinderradiologie, erste Röntgeneinrichtung um 1901, später Erasmus Universitair Medisch Centrum (MC) – Sophia (Rotterdam), Abteilung Kinderradiologie

Geschichtliche Entwicklung

Um 1901 erhielt das SKZ in Rotterdam die erste Röntgeneinrichtung eines Kinderkrankenhauses in den Niederlanden.

■■ **Morteza Meradji, Prof. Dr., 1970–1998,**
seit 2000 Kinderradiologie in Teilzeittätigkeit (s.u.)
FA für Pädiatrie und Radiologie
Erste AO-Professur eines Kinderradiologen für Radiologie (Erasmus Universität) in den Niederlanden 1990

Gründungsmitglied
- der Dutch Group of Pediatric Radiologists (DGPR) 1977 in Rotterdam (S. 106)
- der Stiftung zur Förderung der Kinderradiologie in den Niederlanden (Stichting Bevordering Kinderradiologie, SBKR) zusammen mit P.P.G. Kramer und C. Lameer 1993

1998 Gründung seiner Internationalen Stiftung zur Förderung der Kinderradiologie im Iran (International Foundation for Pediatric Imaging Aid-IFPIA, www.ifpia.com), die beinhaltet:
- Aktive Teilnahme an Iranischen Kongressen für Radiologie und Pädiatrie zur Fortbildung der Iranischen Radiologen in Kinderradiologie (bislang 38 Vorträge),
- Planung und Einrichtung eines kinderradiologischen Zentrums für arme Kinder,
- Finanzierung durch das Honorar seiner Teilzeittätigkeit (s.o.).

Ausrichtung
- des 17. ESPR-Meeting und 5. Postgraduate Course 1980 in Den Haag (DGPR) (S. 164)
- der 26. Jahrestagung der GPR 1989 in Den Haag (S. 159)
- Kinderradiologischer Kurse für Radiologen und Pädiater

Chairman Scientific Committee des 32. ESPR-Meeting 1995 in Utrecht (S. 164)
Pediatric Radiology, Editorial Board 1986–1989

Ehrenmitgliedschaften
GPR und ESPR

Veröffentlichungen (Auswahl)
Meradji M, van Walleghem J, Vervat D: A radiological study of 63 cases of operated esophageal atresia. Radiol Clin Biol (1974) 43: 559–570
Meradji M, Kerrebijn KF: Functional bronchography in children. Ann Radiol (1976) 19: 67–75
Meradji M, de Villeneuve VH, Huber J, de Bruijn WC, Pearse RG: Idiopathic infantile arterial calcification in siblings: radiologic diagnosis and successful treatment. J Pediatr (1978) 92: 401–405
Meradji M, van Herreweghe W: The plain film of the acute abdomen in the neonate and infant. J Belge Radiol (1980) 63: 33–42

Meradji M, Ben Gershôm E: Excretory urography with four different contrast media: radiological and biochemical trials in 295 young infants. Ann Radiol (1984) 27: 199–206

Meradji M, Diepstraten AF: Coxitis fugax. Sonographische und radiologische Befunde bei 65 Fällen. Radiologe (1988) 28: 473–478

Meradji M, Hussain SM, Robben SG, Hop WC: Plain film diagnosis in intussusception. Br J Radiol (1994) 67: 147–149

Buchbeiträge/Bücher
Meradji M: Angeborene Extremitätenfehlbildungen. In: Schuster W, Färber D (Hrsg.) Kinderradiologie 1, Bildgebende Diagnostik. 2. Aufl., Springer, Berlin, Heidelberg 1996

s. auch Veröffentlichungen S.G.F. Robben

▪▪ Simon G.F. Robben, Dr., 1998–2000

Academisch Proefschrift: Ultrasonography of the painful hip in childhood. Universiteit Rotterdam 1999

Ausrichtung
des 9. Pädiatrisch-Radiologischen Fortbildungskurses im Rahmen der 26. Jahrestagung der GPR 1989 in Den Haag

Veröffentlichungen (Auswahl)
Robben SG, Oostdijk W, Drop SL, Tanghe HL, Vielvoye GJ, Meradji M: Idiopathic isosexual central precocious puberty: magnetic resonance findings in 30 patients. Br J Radiol (1995) 68: 34–38

Robben SG, Meradji M, Diepstraten AF, Hop WC: US of the painful hip in childhood: diagnostic value of cartilage thickening and muscle atrophy in the detection of Perthes disease. Radiology (1998) 208: 35–42

Robben SG, Lequin MH, Diepstraten AF, den Hollander JC, Entius CA, Meradji M: Anterior joint capsule of the normal hip and in children with transient synovitis: US study with anatomic and histologic correlation. Radiology (1999) 210: 499–507

Robben SG, Lequin MH, Diepstraten AF, Hop WC, Meradji M: Doppler sonography of the anterior ascending cervical arteries of the hip: evaluation of healthy and painful hips in children. Am J Roentgenol (2000) 174: 1629–1634

s. auch S. 116
danach in Maastricht S. 113

▪▪ Maarten H. Lequin, Dr., seit 2000

1999 Fellowship pediatric neuroradiology, Dept. of Pediatric Neuroradiology, UCSF, San Francisco
Academisch Proefschrift: Tibial ultrasonometry in children. Universiteit Rotterdam 2000 (**Dr. Sijmen Duursma prijs 2001**)
Vorstandsmitglied der Sektion Kinderradiologie als Beisitzer der NVvR (S. 107)

Forschungsprojekt
Early objective definition of preterm white matter injury (Prinses Beatrix Fonds)

Ehrenmitgliedschaft
Sociedad sur Peruana de Radiologica

Veröffentlichungen (Auswahl)
Lequin MH, Blok D, Pauwels EKJ: Radiopharmaceuticals for Functional Brain Imaging with SPECT. Nuclear Medicine Annual (1991) 37–65

Lequin MH, Barkovich AJ: Current concepts of cerebral malformation syndromes. Curr Opin Pediatr (1999) 11: 492–496

Lequin MH, van der Sluis IM, van den Heuvel-Eibrink MM et al.: A longitudinal study using tibial ultrasonometry as a bone assessment technique in children with acute lymphoblastic leukaemia. Pediatr Radiol (2003) 33: 162–167

Lequin MH, Vermeulen JR, van Elburg RM, Barkhof F, Kornelisse RF, Swarte R, Govaert PP: Bacillus cereus meningoencephalitis in preterm infants: neuroimaging characteristics. Am J Neuroradiol (2005) 26: 2137–2143

Lequin MH, Dudink J, Tong KA, Obenaus A: Magnetic resonance imaging in neonatal stroke. Semin Fetal Neonatal Med (2009) 14: 299–310

Loeve M, Lequin MH, de Bruijne M et al.: Cystic fibrosis: are volumetric ultra-low-dose expiratory CT scans sufficient for monitoring related lung disease? Radiology (2009) 253: 223–229

Buchbeiträge/Bücher

Lequin MH, Beek FJA, Nievelstein RAJ, Kramer WLM: Radiodiagnosis in wounded children. In: Kramer WLM, ten Duis HJ, Ekkelkamp S, Kimpen JLL, Leenen LPH, Patka P (Eds): Handbook of Pediatric Traumatology. De Tijdstroom Uitgeverij, Utrecht 2007

Lequin MH: Neuroradiology. In: van Rijn RR, Blickman JG (Eds.) Differential Diagnosis in Pediatric Imaging. Thieme, Stuttgart 2011

s. auch S. 110 und S. 116

Utrecht

- Wilhelmina Kinderziekenhuis (WKZ, seit 1888), Kinderradiologie, erste Röntgeneinrichtung um 1909

■■ Peter P.G. Kramer († 2009), Drs., 1973–2000

Gründungsmitglied
– der Arbeitsgruppe Kinderradiologie 1973 in Rotterdam
– der Dutch Group of Pediatric Radiologists (DGPR) 1977 in Rotterdam (S. 106)
– der Stiftung zur Förderung der Kinderradiologie in den Niederlanden (Stichting Bevordering Kinderradiologie, SBKR) 1993 zusammen mit M. Meradji und C. Lameer

Mitglied
– der Lake Starnberg Group 1989–2000 (S. 86)
– im Vorstand der ESPR 1991–1996

Ausrichtung
– des 17. ESPR-Meeting und 5. Postgraduate Course 1980 in Den Haag (DGPR) (S. 164)
– des 32. ESPR-Meeting und 19. Postgraduate Course 1995 in Utrecht (S. 164)
– des Postgraduate Course der NVvR, Arbeitsgruppe Kinderradiologie, 1993

Pediatric Radiology, Editorial Board 1990–1996

Ehrenmitgliedschaft
ESPR

Veröffentlichungen (Auswahl)

Beemer FA, Kramer PP, van der Harten HJ, Gerards LJ: A new syndrome of dwarfism, neonatal death, narrow chest, spondylometaphyseal abnormalities, and advanced bone age. Am J Med Genet (1985) 20: 555–558

Kramer PP, Scheers IM: Round anterior margin of lumbar vertebral bodies in children with a meningomyelocele. Pediatr Radiol (1987) 17: 263

Kramer PP, Pruijs JE: Echography in the diagnosis of dysplastic hip development. Ned Tijdschr Geneeskd (1997) 141: 216

Kramer PP: The value of MRI in early Perthes disease. Pediatr Radiol (1998) 28: 196–197

Mortier GR, Kramer PP, Giedion A, Beemer FA: Acrocapitofemoral dysplasia: an autosomal recessive skeletal dysplasia with cone shaped epiphyses in the hands and hips. J Med Genet (2003) 40: 201–207

s. auch S. 118

▪▪ F.J.A. Beek (Erik), Dr., seit 2000

Kinderradiologie in Teilzeittätigkeit
Academisch Proefschrift: Ultrasound of the lower spinal canal in infants. Universiteit Utrecht 1995
Vorstandsmitglied der Sektion Kinderradiologie als Schriftführer der NVvR (S. 107)

Veröffentlichungen (Auswahl)

Beek FJ, Rövekamp MH, Bax NM, Donckerwolcke RA, Feldberg MA, Kramer PP: Ultrasound findings in post-operative jejunojejunal intussusception. Pediatr Radiol (1990) 20: 601

Beek FJ, Beekman RP, Dillon EH, Mali WP, Meiners LC, Kramer PP, Meyboom EJ: MRI of the pulmonary artery after arterial switch operation for transposition of the great arteries. Pediatr Radiol (1993) 23: 335–340

Beek FJ, van Leeuwen MS, Bax NM, Dillon EH, Witkamp TD, van Gils AP: A method for sonographic counting of the lower vertebral bodies in newborns and infants. Am J Neuroradiol (1994) 15: 445–449

Beek FJ, Nievelstein RJ, Pruijs HE, de Jong PA, Sakkers RJ: Transinguinal sonographic determination of the position of the femoral head after reposition and follow-up in a spica cast. Pediatr Radiol (2010) 40: 1794–1799

s. auch S. 117

▪▪ Rutger-Jan A. Nievelstein, Dr., seit 1999

Kinderradiologie in Teilzeittätigkeit
Academisch Proefschrift: The caudal regression syndrome and anorectal malformations. Magnetic resonance imaging and embryological studies. Universiteit van Amsterdam 1998

Mitglied

— im Vorstand der Sektion Kinderradiologie der NVvR als 1. Vorsitzender (S. 107)
— im Vorstand der Dutch Working Group on Skeletal Dysplasia als 2. Vorsitzender
— im Vorstand der SBKR
— der Imaging Working Group, Dutch Child Oncology Group (DCOG/SKION)

In Vorbereitung

51. ESPR-Meeting und 37. Postgraduate Course 2014 in Amsterdam

Forschungsprojekte

— Multicenter study »Whole-body MRI for initial staging, early response assessment and restaging after completion of therapy in pediatric Hodgkin lymphoma«, Add-on study Euronet-PHL-C1 therapy protocol (DCOG) im Rahmen der Multicenter study »Whole body MR imaging for staging and follow up of malignant lymphomas«. Principal investigator, project leader.
— Multicenter study »CHAIN-ER (Identification of Child Abuse on the ER)« (UMC Utrecht). Central review.
— »Combined Dynamic MR enterography and colonography in pediatric patients with suspected IBD« (AMC). Central review.

Pediatric Radiology, Editorial Board seit 2011

Veröffentlichungen (Auswahl)

Nievelstein RAJ, Valk J, Smit LME, Vermeij-Keers C: MR of the caudal regression syndrome: Embryologic implications. Am J Neuroradiol (1994) 15: 1021–1029

Nievelstein RAJ, Vos A, Valk J: MR imaging of anorectal malformations and associated anomalies. Eur Radiol (1998) 8: 573–581

Engbers HM, Nievelstein RAJ, Gooskens RH, Kroes HY, van Empelen R, Braams O, Wittebol-Post D, Hendriks MM, Visser G: The clinical utility of MRI in patients with neurodevelopmental disorders of unknown origin. Eur J Neurol (2010) 17: 815–822

Nievelstein RAJ, van Dam IM, van der Molen AJ: Multidetector CT in children: current concepts and dose reduction strategies. Pediatr Radiol (2010) 40: 1324–1344

Nievelstein RAJ, Robben SG, Blickman JG: Hepatobiliary and pancreatic imaging in children – techniques and an overview of non-neoplastic disease entities. Pediatr Radiol (2011) 41: 55–75

s. auch S. 109, S. 117 und S. 118

Entwicklung der Kinderradiologie in Österreich

Zeittafel – 120

Kinderradiologische Einrichtungen: Ihre Entwicklung und Leitung – 123

Zeittafel

Die folgende ◘ Tab. 4.1 zeigt die Entwicklung der Kinderradiologie in Österreich.

◘ **Tab. 4.1** Zeittafel von Österreich. (Nach R. Fotter)

Historische Daten		
1897	T. Escherich erster Ordinarius f. Kinderheilkunde an der Medizinischen Fakultät Graz, Anna-Kinderspital	Erste Röntgeneinrichtung in einem Kinderspital in Europa
1898	T. Escherich	La valeur diagnostique de la radiographie chez les enfants. Rev. mens. des mal. de l'enf. (1898) 16: 233
Entwicklung		
Mitte der 60er Jahre bis Mitte der 70er Jahre	W. Swoboda (Pädiater, Wien) H.G. Wolf (Pädiater, Wien) G. Felsenreich (Pädiater, Wien) H. Wendler (Pädiater, Graz)	Kinderradiologische Tätigkeit an den Univ.-Kliniken für Kinderheilkunde in Wien und in Graz Mitglieder der ESPR
	H.G. Wolf	Kinderradiologische Basisausbildung bei Prof. M.A. Lassrich, Hamburg
1966	M. Fink (Radiologe) Innsbruck	Kinderradiologische Ausbildung bei Prof. H.J. Kaufmann, Basel
1967	M. Fink	Leitung der ersten Kinderradiologischen Abteilung an der Universitätskinderklinik Innsbruck als Primarius
1975	H.G. Wolf Wien	12. Jahrestagung der GPR
1976	R. Fotter (Radiologe)	Kinderradiologische Tätigkeit an der Chirurgisch-orthopädischen Kinderabteilung des LKH-Graz (später Univ.-Klinik für Kinderchirurgie)
1978	R. Fotter Graz	Teilnahme an der Jahrestagung der GPR in München, danach Teilnahme an zahlreichen Jahrestagungen der GPR und ESPR
Seit 1980	W. Ponhold (Radiologe, Wien) O. Hochberger (Radiologe, Wien) K. Vergesslich (Pädiaterin und Radiologin, Wien) W. Stadler (Radiologe, Linz) S. Silli (Radiologe, Salzburg) I. Gaßner (Pädiater und Radiologe, Innsbruck) P. Wiesbauer (Pädiater und Radiologe, Wien)	Aus dieser Gruppe Teilnahme an Jahrestagungen der GPR und ESPR
1985	H. Wendler R. Fotter Graz	22. Jahrestagung der GPR und 5. Pädiatrisch-Radiologischer Fortbildungskurs
Seit 1985		Regelmäßige Ausrichtung des kinderradiologischen 4-Länder-Treffens auch in Österreich

Tab. 4.1 Zeittafel von Österreich (Fortsetzung)

1989	R. Fotter Graz	Gründung der **AG Kinderradiologie der Österreichischen Röntgengesellschaft (ÖRG)**, Leitung bis 2007
Seit 1989	B. Povysil	Leitung der Abteilung für diagnostische Radiologie an der LFKK Linz als Primaria (Kompetenzzentrum für Kinderradiologie und für spezielle Radiologische Diagnostik für Frauen)
Seit 1990		Regelmäßig kinderradiologische Sitzungen auf den österreichischen Röntgenkongressen
1991–2003	P.H. Weiß-Wichert (Pädiater und Radiologe)	Sonderauftrag für Kinderradiologie an den Landeskrankenanstalten Salzburg
1992	R. Fotter	Gründung einer kinderradiologischen Abteilung am LKH-Graz, Universitätsklinikum Graz (Pädiatrisches Zentrum)
1993	R. Fotter	Erste Professur für Radiologie unter besonderer Berücksichtigung der Kinderradiologie an der Medizinischen Fakultät der Karl-Franzens-Universität Graz
1994	R. Fotter	Einrichtung einer Klinischen Abteilung für Kinderradiologie der Univ.-Klinik für Radiologie am LKH Graz, Universitätsklinikum Graz (Pädiatrisches Zentrum)
1997	P.H. Weiß-Wichert Salzburg	34. Jahrestagung der GPR und 17. Pädiatrisch- Radiologischer Fortbildungskurs
Seit 1997/1998	P.H. Weiß-Wichert R. Fotter	Jährliche Ausrichtung der Jahrestagung der AG Kinderradiologie der ÖRG (1997–2003 in Salzburg, seit 2004 in Graz)
2000	R. Fotter Graz	9. European Course of Pediatric Radiology
2001	K. Vergessslich	Extraordinariat für Kinderradiologie an der Universität Basel
	H. Haselbach M. Sinzig Klagenfurt	38. Jahrestagung der GPR und 21. Pädiatrisch-Radiologischer Fortbildungskurs
Seit 2001	M. Hörmann Wien	Chairperson der Sioppen-R-net Studie für high risk neuroblastoma
2002	R. Fotter F. Avni, Brüssel M. Riccabona Graz	Organisation des Kongresses Reorientation and Future Trends in Pediatric Uroradiology
Seit 2003	M. Riccabona Graz	Leitung des Arbeitskreises Sonographie im Kindesalter der ÖGUM
Seit 2004	M. Riccabona Graz	Leitung der Pediatric Work Group der ESUR
Seit 2005	M. Riccabona Graz	Leitung der Task Force Uroradiology der ESPR
2006	R. Fotter Graz	ESPR-Präsident, Co-Präsident des Kongresses International Pediatric Radiology (IPR) in Montreal

Tab. 4.1 Zeittafel von Österreich (Fortsetzung)

Seit 2006	R. Fotter Graz	Gründung und Leitung des European Excellence Network on Pediatric Radiology Research
2006–2008	R. Fotter Graz	Education Delegate der ESPR im Education Committee der ESR
2007	R. Fotter Graz	Leitung der Task Force CT-dose der ESPR
Seit 2007	M. Sinzig Klagenfurt	Leiterin der AG Kinderradiologie der ÖRG
Seit 2008	M. Riccabona R. Fotter Graz	Ausrichtung des Intensivkurses Kinderradiologie
2008–2011	R. Fotter Graz	Research Lead und Research Delegate der ESPR im Research Committee der ESR
2010	R. Fotter E. Sorantin M. Riccabona Graz	47. Jahrestagung der GPR
Seit 2010	M. Riccabona Graz	1. Vorsitzender der GPR
2011	R. Fotter Graz	Gold Medal Award ESPR
2012		Mit der seitens der Österreichischen Ärztekammer beschlussreifen Spezialisierung Kinderradiologie ist derzeit das Bundesministerium für Gesundheit befasst

Kinderradiologische Einrichtungen: Ihre Entwicklung und Leitung

Graz

- Kinderradiologische Sektion der Universitätsklinik für Kinderchirurgie (anfangs Chirurgisch-Orthopädische Kinderabteilung) 1976–1992,
- seit 1992 Landeskrankenhaus, Universitätsklinikum Graz, Universitätsklinik für Radiologie, Klinische Abteilung für Kinderradiologie

Geschichtliche Entwicklung

Erste Röntgeneinrichtung in einem Kinderspital in Europa 1897 im Anna-Kinderspital durch Prof. Dr. Theodor Escherich, Ordinarius für Kinderheilkunde in Graz. (Escherich T: Die diagnostische Verwertung des Röntgenverfahrens bei Untersuchung der Kinder. Mittlg. des Vereins der Ärzte in Steiermark (1898) 35: 25 und La valeur diagnostique de la radiographie chez les enfants. Rev mens des mal de l'enf (1898) 16: 233).
Betreuung und Förderung der Kinderradiologie durch Pädiater, zuletzt durch **Univ.-Prof. Dr. med. Hermann Wendler, der zusammen mit dem Radiologen Univ.-Doz. Dr. med. Richard Fotter 1985 die Jahrestagung und den 5. Pädiatrisch-Radiologischen Fortbildungskurs der GPR in Graz ausrichtete** (S. 159).

- Kinderradiologische Sektion der Universitätsklinik für Kinderchirurgie (anfangs Chirurgisch-Orthopädische Kinderabteilung), Landeskrankenhaus, Universitätsklinikum Graz, Universitätsklinik für Radiologie, Klinische Abteilung für Kinderradiologie

■■ **Richard Fotter, Univ.-Prof. Dr. med., 1976–9/2011**
FA für Radiologie
1976–1992 Leiter der Kinderradiologischen Sektion der Universitätsklinik für Kinderchirurgie,
1992 Leiter der Klinischen Abteilung für Kinderradiologie,
1994 auch Klinikvorstand der Universitätsklinik für Radiologie
1982 Habilitation für Radiologie (Schwerpunkt Kinderradiologie) unter Univ.-Prof. E. Vogler: »Computerunterstützte Diagnostik von Knochentumoren und tumorähnlichen Skeletterkrankungen im Kindesalter«
Gründung der AG Kinderradiologie der Österreichischen Röntgengesellschaft (ÖRG) 1989
Mitglied im Vorstand der GPR 1990–1991
Education Delegate der ESPR im Education Committee der ESR 2006–2008

Leitung
- der AG Kinderradiologie der ÖRG 1989–2007
- Chairman Subcommittee Pediatric Radiology, European Congress of Radiology (ECR) 2003 in Wien
- und Gründung (2006) des European Excellence Network on Pediatric Radiology
- der Task Force CT-Dose der ESPR 2007
- der Task Force Molecular/Multimodality Imaging der ESPR
- Research Lead and Research Delegate der ESPR im Research Committee der ESR 2008–2011

Ausrichtung
- des 5. Pädiatrisch-Radiologischen Fortbildungskurses im Rahmen der 22. Jahrestagung der GPR 1985 in Graz (S. 159)
- der Jahrestagungen der AG Kinderradiologie der ÖRG zusammen mit P.H. Weiß-Wichert seit 1997/1998
- des 9. European Course of Pediatric Radiology (ECPR) der ESPR 2000 in Graz
- des Kongresses Reorientation and Future Trends in Pediatric Uroradiology zusammen mit F. Avni und M. Riccabona 2002 in Graz
- des Categorical Course Pediatric Radiology, ECR 2004 in Wien
- des IPR-Meeting als ESPR-Präsident und Co-Organisator 2006 in Montreal
- des 89. Deutschen Röntgenkongresses (5. Gemeinsamer Kongress der DRG und ÖRG) als Kongresspräsident der ÖRG 2008 in Berlin
- der Intensivkurse Kinderradiologie zusammen mit M. Riccabona seit 2008 in Graz
- der 47. Jahrestagung der GPR zusammen mit E. Sorantin und M. Riccabona 2010 in Graz (S. 162)

In der Abteilung unter Prof. R. Fotter durchgeführte Habilitationen für Radiologie mit Schwerpunkt Kinderradiologie
- 1999 M. Riccabona (1994 bereits für Pädiatrie mit Schwerpunkt Pädiatrische Sonographie habilitiert)
- 2002 E. Sorantin

Pediatric Radiology, Editorial Board seit 2003

Ehrenmitgliedschaften
ESPR und GPR
Gold Medal Award ESPR

Veröffentlichungen (Auswahl)
Fotter R, Kopp W, Klein E, Höllwarth M, Uray E: Unstable bladder in children: Functional evaluation by modified voiding cystourethrography. Radiology (1986) 161: 811–813
Fotter R, Gell G, Melzer G, Kopp W, Lehnert M, Wybora W: Computerunterstützte Diagnostik von Knochentumoren und tumorähnlichen Skeletterkrankungen: Kritische Bewertung des klinischen Einsatzes. Fortschr Röntgenstr (1988) 148: 498–504

Buchbeiträge/Bücher
Riccabona, M; Fotter, R: Radiographic studies in children with kidney disorders: What to do and when. In: Hogg R (Ed.) Kidney Disorders in Children and Adolescents – A Global Perspective of Clinical Practice. Taylor & Francis Group, London 2006. ISBN: 1-84184-250-8
Fotter R (Ed): Pediatric Uroradiology, 2nd Ed. Springer, Berlin, Heidelberg 2008 (1st Ed. 2001)

Nachfolge noch nicht entschieden.

Innsbruck

- Medizinische Universität Innsbruck, Universitätskinderklinik, erste Röntgeneinrichtung 1916,
  Abteilung Kinderradiologie seit 1967,
  seit 2009 Medizinische Universität Innsbruck, Department Radiologie, Kinderradiologie

Geschichtliche Entwicklung

1916 Demontage des Röntgenapparates in der Medizinischen Klinik und Montage desselben in der Kinderklinik – entsprechend einer Kostenaufstellung in einer alten Aktenmappe. Darin befand sich auch der Kostenvoranschlag von 1922 über eine Heliodor-Diagnostik-Röntgen-Einrichtung zum Anschluss an Wechselstrom in der Kinderklinik.
Betreuung und Förderung der Kinderradiologie nach dem 2. Weltkrieg durch die Klinikvorstände Prof. R. Priesel, Prof. H. Asperger, Prof. H. Berger und die Pädiater Doz. Rössler und Prof. S. Grauer, die gegen Mittag die »tägliche Röntgenstunde« abhielten.
Prof. H. Berger beauftragte 1965 den Radiologen **Dr. M. Fink** mit der Installation und Einrichtung der künftigen Röntgenabteilung im Neubau. Bis dahin – 1967 – bestand die Röntgeneinrichtung aus zwei Zimmern mit einem sehr alten Röntgengerät und einem Aufnahmetisch. Als Dunkelkammer diente eine ehemalige kleine Waschküche (aus Unterlagen von Dr. I. Gaßner).

- Medizinische Universität Innsbruck, Universitätskinderklinik, Abteilung Kinderradiologie

■■ Michael Fink, Dr. med., 1967–1985
FA für Radiologie
Kinderradiologische Ausbildung bei Prof. H.J. Kaufmann, Basel 1966
Leitung als Primarius

- Medizinische Universität Innsbruck, Universitätskinderklinik, Abteilung Kinderradiologie,
  Medizinische Universität Innsbruck, Department Radiologie, Kinderradiologie

■■ Ingmar Gaßner, Dr. med., 1985–2010
FA für Kinderheilkunde und Radiologie
Kinderradiologische Ausbildung bei Prof. A. Giedion, Zürich
Leitung als OA

Ausrichtung
— von Kinderradiologischen 4-Länder-Treffen (Österreich, Ostfrankreich, Schweiz, Süddeutschland)
— von Ultraschallkursen in Salzburg (ÖGUM-, DEGUM-Ausbilder) zusammen mit P.H. Weiss-Wichert, P. Wiesbauer und K.H. Deeg über 10 Jahre
— des Kinderradiologischen Nachmittags im Rahmen des Pädiatrischen Fortbildungskurses Obergurgl seit 15 Jahren

Fortbildungsvorträge mit Schwerpunkt Ulltraschall-Diagnostik im Rahmen von nationalen und internationalen Kongressen

Ehrenmitgliedschaften
ESPR und GPR

Veröffentlichungen (Auswahl)
Könner C, Gaßner I, Mayr U, Kreczy A: Diagnose der Diastematomyelie mittels Sonographie. Klin Pädiatr (1990) 202: 124–128
Gassner I, Judmaier W, Fink C, Lener M, Waldenberger F, Scharfetter H, Hammerer I: Diagnosis of congenital pericardial defects, including a pathognomic sign for dangerous apical ventricular herniation on magnetic resonance imaging. Br Heart J (1995) 74: 60–66
Unsinn KM, Mader R, Gassner I, Kreczy A: Ventriculus terminalis of the spinal cord in the neonate: a normal variant on sonography. Am J Roentgenol (1996) 167: 1341
Mair MH, Geley TE, Judmaier W, Gassner I: Using orbital sonography to diagnose and monitor treatment of acute swelling of the eyelids in pediatric patients. Am J Roentgenol (2002) 179: 1529–1534
Gassner I, Geley TE: Ultrasound of female genital anomalies. Eur Radiol (2004) 14, Suppl 4: 107–122
Gassner I, Geley TE: Sonographic evaluation of oesophageal atresia and tracheo-oesophageal fistula. Pediatr Radiol (2005) 35: 159–164

Buchbeiträge/Bücher
Gaßner I: Abnormer Thoraxbefund. In: Schulz RD, Willi UV (Hrsg.) Atlas der Ultraschalldiagnostik beim Kind. Thieme, Stuttgart 1990 (auch englische, italienische und spanische Auflage)
Gaßner I: Gastrointestinale Erkrankungen. In: Schulz RD, Willi UV (Hrsg.) Atlas der Ultraschalldiagnostik beim Kind. Thieme, Stuttgart 1990 (auch englische, italienische und spanische Auflage)
Gaßner I, Mair M: Bulbus oculi und Orbita. In: Hofmann V, Deeg KH, Hoyer PF (Hrsg.) Ultraschalldiagnostik in Pädiatrie und Kinderchirurgie. 3. Aufl., Thieme, Stuttgart 2005

s. auch S. 99 und S. 126

- - **Kathrin Maurer, Dr. med., seit 2010**
FÄ für Kinderheilkunde und Radiologie

Ausrichtung
des Kinderradiologischen Symposium 2010 in Innsbruck

Veröffentlichungen (Auswahl)
Schweigmann G, Gassner I, Maurer K: Imaging the neonatal heart – essentials for the radiologist. Eur J Radiol (2006) 60: 159–170
Kiechl-Kohlendorfer U, Maurer K, Unsinn KM, Gassner I: Fluid-debris level in follicular cysts: a pathognomonic sign of ovarian torsion. Pediatr Radiol (2006) 36: 421–425
Maurer K, Unsinn KM, Waltner-Romen M, Geiger R, Gassner I: Segmental bowel-wall thickening on abdominal ultrasonography: an additional diagnostic sign in Kawasaki disease. Pediatr Radiol (2008) 38: 1013–1016

Klagenfurt

- Landeskrankenhaus Klagenfurt, Institut für Diagnostische und Interventionelle Radiologie (syn.: Röntgendiagnostisches Zentralinstitut, RZI), Kinderradiologie seit 1996

Geschichtliche Entwicklung

Intensive Förderung der Kinderradiologie durch **Primarius Dr. med. Helge Haselbach**, Leiter des RZI bis 2002. **Er organisierte und leitete zusammen mit Dr. M. Sinzig die 38. Jahrestagung und den 21. Pädiatrisch-Radiologischen Fortbildungskurs der GPR 2001 in Klagenfurt** (S. 161). Die von ihm initiierten und regelmäßig durchgeführten Klagenfurter Radiologentage beinhalteten immer auch Kinderradiologische Themen. **Er ist Ehrenmitglied der GPR.**

■■ **Maria Sinzig, Dr. med., seit 1996**
Ä für Allgemeinmedizin, FÄ für Radiologie
Kinderradiologische Ausbildung bei U.V. Willi, Zürich und R. Fotter, Graz
Leitung als OÄ
Mitglied im Vorstand der GPR als Beisitzerin 2004–2010 (S. 8)
Leiterin der AG Kinderradiologie der ÖRG seit 2007

Ausrichtung

— des Kinderradiologischen 4-Länder-Treffens (Österreich, Ostfrankreich, Schweiz, Süddeutschland) 1997
— der 38. Jahrestagung der GPR und des 21. Pädiatrisch-Radiologischen Fortbildungskurses zusammen mit Prim. Dr. H. Haselbach 2001 in Klagenfurt (S. 161)

Veröffentlichungen (Auswahl)

Sinzig M, Umschaden HW, Haselbach H, Illing P: Gastric trichobezoar with gastric ulcer: MR findings. Pediatr Radiol (1998) 28: 296
Sinzig M, Scheer J, Willi UV: Langer-Giedion syndrome associated with scimitar syndrome. Pediatr Radiol (1999) 29: 218–220
Sinzig M, Lesnik G, Gomez I, Haselbach H: Acute urogenital status. Radiologe (2002) 42: 171–178
Sinzig M, Nickl S, Kraschl R, Fasching G, Hausegger KA: Giant Meckel's diverticulum associated with oesophageal atresia, tracheo-oesophageal fistula and cleft lip and palate. Pediatr Radiol (2005) 35: 216–217
Kau T, Sinzig M, Gasser J, Lesnik G, Rabitsch E, Celedin S, Eicher W, Illiasch H, Hausegger KA: Aortic development and anomalies. Semin Intervent Radiol (2007) 24: 141–152
Sinzig M, Gasser J, Jauk B, Hausegger KA: Hirntumoren im Kindesalter. Radiologe (2008) 48: 946–954

Linz

■ Landesfrauen- und Kinderklinik Linz (LFKK), Abteilung für Diagnostische Radiologie (Kompetenzzentrum für Kinderradiologie und für spezielle Radiologische Diagnostik für Frauen)

■■ **Brigitte Povysil, Dr. med., seit 1989**
Ä für Allgemeinmedizin, FÄ für Radiologie
Leitung als Primaria

Veröffentlichungen (Auswahl)

Hannesschläger GV, Bergmann W, Povysil B: Hemorrhagic lesions of the spleen in chronic and chronic recurrent pancreatitis. Dtsch Med Wochenschr (1990) 115: 776–783
Kozlowski K, Hochberger O, Povysil B: Swollen ischiopubic synchondrosis: a dilemma for the radiologist. Australas Radiol (1995) 39: 224–227
Biebl A, Webersinke C, Traxler B, Povysil B, Furthler D, Schmitt K, Weis S: Fatal Ebstein-Barr virus encephalitis in a 12-year-old child: an underappreciated neurological complication? Nat Clin Pract Neurol (2009) 5: 171–174

Salzburg

— Landeskliniken Salzburg des St. Johann Spitals, Areal Kinderspital / Kinderchirurgie, Abteilung für Pädiatrische Radiologie seit 1991,
— seit 2003 Landesklinikum Salzburg, Universitätsinstitut für Radiologie, Kinderradiologie

Geschichtliche Entwicklung
Sonderauftrag für Pädiatrische Radiologie als organisatorisch selbständige Einheit der Landeskliniken seit 1991, bzgl. Großgeräte und Personal enge Zusammenarbeit mit dem Röntgendiagnostischen Zentralinstitut (Prof. H.J. Schmoller).
1995 Eröffnung der apparativ und räumlich völlig neu gestalteten Pädiatrischen Radiologie als **erste Abteilung mit digitaler Bildgebung der landeseigenen Krankenanstalten im Bundesland**.

- Landeskliniken Salzburg des St. Johann Spitals, Areal Kinderspital / Kinderchirurgie, Abteilung für Pädiatrische Radiologie

■ ■ **Peter H. Weiß-Wichert, Dr. med., 1991–2003**
FA für Kinderheilkunde (auch in Deutschland) und für Radiologie
zunächst als Leitender Arzt, später als Primarius
Mitglied im Vorstand der GPR als Beisitzer 1998–2004
Prüfer bei der ersten anerkannten Facharztprüfung in Radiologie

Ausrichtung
— der 34. Jahrestagung der GPR und des 17. Pädiatrisch-Radiologischen Fortbildungskurses 1997 in Salzburg (S. 160)
— der Jahrestagungen der AG Kinderradiologie der ÖRG zusammen mit R. Fotter 1997–2003 in Salzburg mit nachgeschaltetem Intensivkurs in Kinderradiologie 2002–2004
— der Refresherkurse in Kinderradiologie (ÖRG) von Anfang der 90er Jahre bis 2001
— von 23 dreitägigen Ultraschallkursen in Salzburg (ÖGUM-, DEGUM-Ausbilder) teilweise zusammen mit I. Gaßner, P. Wiesbauer und K.H. Deeg
— von 2 Kinderradiologischen 4-Länder-Treffen (Österreich, Ostfrankreich, Schweiz, Süddeutschland)

Veröffentlichungen (Auswahl)
Steiner H, Spitzer D, Weiss-Wichert PH, Graf AH, Staudach A: Three-dimensional ultrasound in prenatal diagnosis of skeletal dysplasia. Prenat Diagn (1995) 15: 473–477
Forstner R, Hoffmann GF, Gassner I, Heideman P, De Klerk JB, Lawrenz-Wolf B, Doringer E, Weiss-Wichert PH, Tröger J, Colombo JP, Plöchl E: Glutaric aciduria type I: ultrasonographic demonstration of early signs. Pediatr Radiol (1999) 29: 138–143
Rittinger O, Weiss-Wichert PH, Hasenöhrl G: Bilateral hydronephrosis due to megacalicosis as a prenatal sonographic finding in a female with Schinzel-Giedion syndrome. Clin Dysmorphol (1999) 8: 291–293

Mitherausgeber der Kinderradiologischen Leitlinien Österreichs.

Geschichtliche Entwicklung
Der Sonderauftrag entspricht organisatorisch dem klassischen medizinischen Abteilungssystem, wird aber ad personam eingerichtet.
Somit 2003 organisatorische Rückverlagerung in das Röntgendiagnostische Zentralinstitut des St. Johann Spitals, inzwischen Universitätsinstitut für Radiologie des Landesklinikum Salzburg.

- **Landesklinikum Salzburg, Universitätsinstitut für Radiologie, Kinderradiologie**

■■ **Heimo Nemec, Dr. med., 2004–2/2011**
FA für Radiologie
Leitung als OA
bislang noch kein Nachfolger

Wien

- **St. Anna Kinderspital** (seit 1837), Abteilung Kinderradiologie, erste Röntgeneinrichtung 1905
- **Mautner-Markhofsches Kinderspital** (seit 1875), erste Röntgeneinrichtung 1902
- **Allgemeines Krankenhaus** (AKH) der Stadt Wien – Medizinischer Universitätskampus, Klinische Abteilung für Allgemeine Radiologie und Kinderradiologie
- **Gottfried von Preyer'sches Kinderspital**, Kinderradiologie seit 1976
- **Institut für Röntgendiagnostik Donauspital im Sozialmedizinischen Zentrum** (SMZ) Ost, Kinderradiologie
- **City Diagnostic Center Bellaria Wien**

- **St. Anna Kinderspital, Abteilung Kinderradiologie**

Geschichtliche Entwicklung

Ältestes Kinderspital Österreichs (seit 1837). 1896 erfolgten Röntgenuntersuchungen von Kindern außerhalb des Spitals an der Klinik Neusser. 1905 wird erstmals ein eigenes Röntgenzimmer erwähnt (Ellegast HH, Kogelnik HD, Strasser E (Hrsg.) Hundert Jahre medizinische Radiologie in Österreich. Maudrich, Wien, München, Bern 1995). Kinderradiologisch tätig waren die Pädiatrischen Professoren **Hans Georg Wolf**, **Walter Swoboda** (Swoboda W: Das Skelet des Kindes. Entwicklung, Fehlbildungen und Erkrankungen. Thieme, Stuttgart 1956, 2. Aufl. 1969) und **Paul Krepler**. Prof. P. Krepler war unter den ersten 48 Mitgliedern der AG Pädiatrische Radiologie e.V. (S. 9). Er hatte mit Weitsicht die Bedeutung der Ultraschall-Diagnostik für die Pädiatrie früh erkannt (aus Unterlagen von Dr. I. Gaßner). Heute ist das St. Anna Kinderspital »Mekka« der Kinderonkologie Österreichs.

■■ **Peter Wiesbauer († 2009), Dr. med., 1988–2009**
FA für Kinderheilkunde und Radiologie
Kinderradiologische Ausbildung bei A. Giedion Zürich
Leitung der selbständigen Abteilung als OA

Veröffentlichungen (Auswahl)
Pumberger W, Pomberger G, Wiesbauer P: Postoperative intussusception: an over looked complication in pediatric surgical oncology. Med Pediatr Oncol (2002) 38: 208–210
Attarbaschi A, Mann G, Dworzak M, Wiesbauer P, Schrappe M, Gadner H: Mediastinal mass in childhood T-cell acute lymphoblastic leukemia: significance and therapy response. Med Pediatr Oncol (2002) 39: 558–565
Minkov M, Kovacs J, Wiesbauer P, Dekan G, Gadner H: Severe anemia owing to occult pulmonary hemorrhage: a diagnostic pitfall. J Pediatr Hematol Oncol (2006) 28: 467–470
Fazekas T, Wiesbauer P, Kronberger M, Wank H, Gadner H, Dworzak M: Nodular pulmonary lesions in children after autologous stem cell transplantation: a source of misinterpretation. Br J Haematol (2008) 140: 429–432

■■ **Brigitta Boller, Dr. med., 2009–2010**
FÄ für Radiologie
Leitung als Primaria ad interim

■■ **Karoly Lakatos, Dr. med., seit 2010**
zuvor in Kassel S. 66 und zuvor in Ravensburg S. 93
Leitung der selbständigen Abteilung als Primarius

- Mautner-Markhofsches Kinderspital

> **Geschichtliche Entwicklung**
>
> 1875 Einweihung zunächst als Kronprinz-Rudolf-Kinderspital. Viktor Mautner-Markhof, ein Sohn des Stifterehepaars, welches das Kinderspital gegründet hatte, schenkte dem Krankenhaus **1902 den ersten Röntgenapparat**. 1921 erfolgte die Umbenennung in **Mautner-Markhofsches Kinderspital** (Wikipedia). Der Pädiater **Univ.-Prof. Dr. med. Hans Georg Wolf** († 1976), Ärztlicher Leiter des Hauses, **richtete** anlässlich der Hundertjahrfeier des Spitals **die 12. Jahrestagung der GPR 1975 in Wien aus** (S. 158). Er selbst hatte eine kinderradiologische Basisausbildung bei Prof. M.A. Lassrich Hamburg erhalten. Das Kinderspital wurde 1998 geschlossen und 2002/2003 abgerissen.

- Allgemeines Krankenhaus der Stadt Wien – Medizinischer Universitätskampus, Klinische Abteilung für Allgemeine Radiologie und Kinderradiologie

■■ **Marcus Hörmann, Univ.–Prof. Dr. med., 1994–2008**
FA für Radiologie
Kinderradiologische Ausbildung bei U.V. Willi, Zürich
2004 Habilitation für das Fach Radiologie (Schwerpunkt Kinderradiologie) unter Prof. G. Lechner: »Moderne nicht-ionisierende Schnittbildtechniken zur Erkennung der Appendix bei Kindern«
Chairperson der Sioppen-R-net Studie für high risk neuroblastoma

Ausrichtung
des Kinderradiologischen 4-Länder-Treffens (Österreich, Ostfrankreich, Schweiz, Süddeutschland) 1998 in Wien

Veröffentlichungen (Auswahl)
Hörmann M, Scharitzer M, Puig S: Akutes Abdomen beim Kind. Radiologe (2002) 42: 162–170
Hörmann M, Pumberger W, Scharitzer M, Patzak B: MRI bei angeborenen komplizierten vorderen Bauchwanddefekten. Fortschr Röntgenstr (2003) 175: 536–539
Hörmann M, Traxler H, Ba-Ssalamah A, Mlynarik V, Shodaj-Baghini M, Kubiena H, Trattnig S: Correlative high-resolution MR-anatomic study of sciatic, ulnar and proper palmar digital nerve. Magn Reson Imaging (2003) 21: 879–885
Hörmann M, Balassy C, Philipp MO, Pumberger W: Imaging of the scrotum in children. Eur Radiol (2004) 14: 974–983
Hörmann M, Brugger PC, Balassy C, Witzani L, Prayer D: Fetal MRI of the urinary system. Eur J Radiol (2006) 57: 303–311
Hörmann M: MR imaging of the gastro-intestinal tract in children. Eur J Radiol (2008) 68: 271–277

Buchbeiträge/Bücher
Hörmann M: Kinderradiologie. In: Lechner G, Breitenseher M (Hrsg.) Lehrbuch der radiologischen klinischen Diagnostik. Maudrich, Wien 2003
Hörmann M: Abdomen. In: Lechner G, Breitenseher M (Hrsg.) Lehrbuch der radiologischen klinischen Diagnostik. Maudrich, Wien 2003
Hörmann M: Nieren und ableitende Harnwege. In: Lechner G, Breitenseher M (Hrsg.) Lehrbuch der radiologischen klinischen Diagnostik. Maudrich, Wien 2003
Hörmann M: Akutes Abdomen des Pädiatrischen Intensivpatienten. In: Schäfer-Prokop C (Hrsg.) RRR Radiologische Diagnostik in der Intensivmedizin. Thieme, Stuttgart 2009 (auch englische Ausgabe)

Hörmann M: Traumabildgebung beim Kind. In: Riccabona M (Hrsg.) Trainer Kinderradiologie. Röntgen, Ultraschall, CT und MRT im Neugeborenen- und Kindesalter. Thieme, Stuttgart 2010
Hörmann M: Pädiatrische Onkoradiologie: Neuroblastom, Nebennierenraumforderungen und Thoraxtumoren. In: Riccabona M (Hrsg.) Trainer Kinderradiologie. Röntgen, Ultraschall, CT und MRT im Neugeborenen- und Kindesalter. Thieme, Stuttgart 2010

danach in Wien S. 132

▪▪ Klara A. Vergesslich Rothschild, geb. Vergesslich, Univ.-Prof. Dr. med., seit 2008
zuvor in Basel S. 141
FÄ für Pädiatrie und Diagnostische Radiologie

Veröffentlichungen (Auswahl)
Vergesslich KA, Khoss AE, Balzar E, Schweighofer B, Ponhold W: Acute renal transplant rejection in children: assessment by Duplex Doppler sonography. Pediatr Radiol (1988) 18: 263-265
Vergesslich KA, Weninger M, Ponhold W, Simbruner G: Cerebral blood flow in newborn infants with and without mechanical ventilation. Pediatr Radiol (1989) 19: 509–512
Vergesslich KA, Götz M, Mostbeck G, Sommer G, Ponhold W: Portal venous blood flow in cystic fibrosis: Assessment by Duplex Doppler sonography. Pediatr Radiol (1989) 19: 371–374
Vergesslich KA, Barton P, Hübsch P, Mostbeck G, Kainberger F, Karnel F, Steger H, Balzar E: Renal transplant hemodynamics in children: Prospective analysis of colour coded versus pulsed Doppler sonography. Pediatr Radiol (1992) 22: 163–168
Reismüller B, Azizi AA, Peyrl A, Heinrich M, Gruber-Olipiz M, Luckner D, Vergesslich Rothschild K, Slavc I: Feasibility and tolerability of Bevacizumab in children with primary CNS tumors. Pediatr Blood Cancer (2010) 54: 681–686

Buchbeiträge/Bücher
Vergesslich K, Willi UV: Hepatomegalie, Splenomegalie. In: Schulz RD, Willi UV (Hrsg.) Atlas der Ultraschalldiagnostik beim Kind. Thieme, Stuttgart 1990 (auch englische, italienische und spanische Auflage)
Vergesslich K: Portale Hypertension. In: Schulz RD, Willi UV (Hrsg.) Atlas der Ultraschalldiagnostik beim Kind. Thieme, Stuttgart 1990 (auch englische, italienische und spanische Auflage)
Willi UV, Vergesslich K: Biliäre Obstruktion, Gallengangsektasie, Gallengangsatresie. In: Schulz RD, Willi UV (Hrsg.) Atlas der Ultraschalldiagnostik beim Kind. Thieme, Stuttgart 1990 (auch englische, italienische und spanische Auflage)
Vergesslich K: Abdominelle Duplex Sonographie bei Kindern. Praktische Grundlagen und klinische Anwendung. Springer, Berlin, Heidelberg 1991

▪ Gottfried von Preyer'sches Kinderspital, Kinderradiologie

▪▪ Othmar Hochberger, Dr. med., 1976–2004
FA für Radiologie
Kinderradiologische Ausbildung u.a. bei M.A. Lassrich Hamburg
Leitung als OA

Ausrichtung
monatlicher Kinderradiologischer Diskussionsabende

Veröffentlichungen (Auswahl)
Hochberger O, Swoboda W: Congenital microgastria. A follow-up oberservation over six years. Pediatr Radiol (1974) 2: 207–208
Kozlowski K, Hochberger O: Rare forms of chronic osteomyelitis (multifocal recurrent periostitis and chronic symmetric osteomyelitis – report of 3 cases). Australas Radiol (1984) 28: 152–155
Hochberger O: Röntgenstudien bei Kindern: Indikationen eingeschränkt durch große Strahlenempfindlichkeit. Wien Med Wochenschr (1989) 139: 430–431
Hunter AG, Kozlowski K, Hochberger O: Metachondromatosis. Can Assoc Radiol J (1995) 46: 202–208

s. auch S. 127

- **Institut für Röntgendiagnostik Donauspital im Sozialmedizinischen Zentrum Ost, Kinderradiologie**

▪▪ **Gerald Pärtan, Dr. med., seit 2001**
FA für Radiologie
Leitung als OA

Veröffentlichungen (Auswahl)
Pärtan G, Pamberger P, Blab E, Hruby W: Common tasks and problems in paediatric trauma radiology. Eur J Radiol (2003) 48: 103–124
Herrmann B, Novak W, Pärtan G, Sperhake J: Nichtakzidentelle Kopfverletzungen und Schütteltrauma-Syndrom. Klinische und pathophysiologische Aspekte. Mschr Kinderheilkd (2008) 156: 644–653
Pärtan G, Eyb R, Artacker G: Bildgebung nichttraumatischer Erkrankungen der kindlichen Wirbelsäule. Radiologe (2010) 50: 1107–1114

- **City Diagnostic Center Bellaria Wien**

▪▪ **Marcus Hörmann, Univ.-Prof. Dr. med., seit 2008**
zuvor in Wien S. 130

Entwicklung der Kinderradiologie in der Schweiz

Zeittafel – 134

Kinderradiologische Einrichtungen: Ihre Entwicklung und Leitung – 137

Zeittafel

Die folgende ■ Tab. 5.1 zeigt die Entwicklung der Kinderradiologie in der Schweiz.

■ **Tab. 5.1** Zeittafel der Schweiz. (Nach H. Tschäppeler)

Historische Daten			
1901		Kinderspital Basel	Erste Röntgeneinrichtung in einem Kinderspital der Schweiz
1904		Kinderspital Zürich	Inbetriebnahme einer Röntgeneinrichtung
Entwicklung			
1955		Kinderspital Aarau	Inbetriebnahme einer Röntgeneinrichtung
1958		Kinderspital Genf	Inbetriebnahme einer Röntgeneinrichtung
1959		Kinderspital Bern D. Nusslé	Inbetriebnahme einer Röntgeneinrichtung mit DL Teilzeitverantwortlicher Pädiater für DL-Untersuchungen
		A. Giedion Kinderspital Zürich	Erster vollamtlicher Kinderradiologe der Schweiz
		H.J. Kaufmann Kinderspital Basel	Teilzeitverantwortlicher Pädiater für die Kinderradiologie
1963		A. Giedion H.J. Kaufmann D. Nusslé	Mitbegründer der ESPR in Paris
1965		H.J. Kaufmann Kinderspital Basel	Erster vollamtlicher Kinderradiologe in Basel
		D. Nusslé Kinderspital Lausanne	Erster vollamtlicher Kinderradiologe in Lausanne
1966		Kinderspital St. Gallen	Inbetriebnahme einer Röntgeneinrichtung
1967		H.J. Kaufmann Basel	Erstmals ESPR-Meeting in der Schweiz (und Einführung der bis heute bestehenden Postkongresstour)
1970		M. Brandner Kinderspital Aarau	Kinderradiologe in Teilzeittätigkeit
		A. Giedion Zürich	Erstmals GPR-Jahrestagung in der Schweiz
1971		D. Nusslé Kinderspital Genf	Erster vollamtlicher Kinderradiologe in Genf

◘ **Tab. 5.1** Zeittafel der Schweiz (Fortsetzung)

1972	Kinderspital Luzern	Inbetriebnahme einer Röntgeneinrichtung
1976	H. Tschäppeler Kinderspital Bern	Erster vollamtlicher Kinderradiologe in Bern
Seit 1976	R. Schulz, Stuttgart Initiator	Zweimal jährlich kinderradiologisches 4-Länder-Treffen (Österreich, Ostfrankreich, Schweiz, Süddeutschland)
1977	R. Kwasny Kinderspital Luzern	Erster vollamtlicher Kinderradiologe in Luzern
	A. Giedion Luzern	14. ESPR-Meeting und 2. Postgraduate Course
1978	**7 Kinderradiologen Bern**	Gründung der **Schweizerischen Gesellschaft für Pädiatrische Radiologie** (SGPR)
1980	Lausanne	Integration der Kinderradiologie in die Zentrale Radiologie des CHUV (Centre Hospitalier Universitaire Vaudois)
	J. Queloz M. Landry	2 Teilzeitstellen
		Pädiatrische Radiologie wird Teil der Fachprüfung Radiologie (Kinderradiologen als Prüfungsexperten)
1982	C. Fliegel Basel	19. Jahrestagung der GPR
1985	P. Waibel Kinderspital St. Gallen	Erster vollamtlicher Kinderradiologe in St. Gallen
1988	F. Gudinchet Kinderradiologie CHUV Lausanne	Erster vollamtlicher Kinderradiologe im CHUV Lausanne
	D. Nusslé Montreux	25. ESPR-Meeting mit Postgraduate Course
Seit 1988	Schweizerische Gesellschaft für Radiologie (SGR)	Weiterbildungsordnung Radiologie: minimal 3 Monate Weiterbildung in Pädiatrischer Radiologie obligatorisch
1990	**SGR**	**Pädiatrische Radiologie als eigene Subspezialität innerhalb der Radiologie anerkannt**
	H. Tschäppeler Bern	27. Jahrestagung der GPR und 10. Pädiatrisch-Radiologischer Fortbildungskurs
	Kinderklinik Zürich	Inbetriebnahme des ersten CT-Geräts in einer kinderradiologischen Abteilung der Schweiz
	A. Giedion	Ehrenmitglied der SGR
1992	Schweizerische Ärztegesellschaft (FMH)	Pädiatrische Radiologie wird als eigenständiges Fach anerkannt: **Spezialarzttitel FMH Kinderradiologie**
1997	U.V. Willi Lugano	34. ESPR-Meeting und 20. Postgraduate Course

◘ **Tab. 5.1** Zeittafel der Schweiz (Fortsetzung)

2000	SGR FMH	neue Titelordnung Pädiatrische Radiologie Schwerpunktsfach innerhalb der Radiologie: FA-Titel Radiologie Voraussetzung, minimal 2 Jahre Weiterbildung im Schwerpunktsfach »Pädiatrische Radiologie«
2003	P. Waibel G. Remsei St. Gallen	40. Jahrestagung der GPR
	E. Martin-Fiori T.A.G.M. Huisman Zürich	12. European Course of Pediatric Radiology
Seit 2004	SGR SGPR	Für die Anerkennung Facharzt Radiologie mit Schwerpunkt Pädiatrische Radiologie ist die Teilnahme an der zusätzlichen Prüfung im Fach Pädiatrische Radiologie erforderlich
2008	J.F.L. Schneider T.A.G.M. Huismann Basel	45. Jahrestagung der GPR
2010		5 Weiterbildungsstätten Kat A (2 Jahre), 4 Weiterbildungsstätten Kat B (1 Jahr) von der FMH für Pädiatrische Radiologie anerkannt

Kinderradiologische Einrichtungen: Ihre Entwicklung und Leitung

Aarau

- Kantonsspital Aarau, Kinderspital, erste Röntgeneinrichtung 1955,
- später Kantonsspital Aarau, Radiologie, Kinderradiologie,
- später Kantonsspital Aarau AG, Institut für Radiologie, Abteilung für Kinderradiologie

Kantonsspital Aarau, Radiologie, Kinderradiologie

Marco Brandner († 1984), Dr. med., 1970–1972
FA für Pädiatrie
3 Jahre Kinderradiologische Ausbildung bei D. Nusslé, Lausanne
Leitung als OA in Teilzeittätigkeit

Veröffentlichungen (Auswahl)
Brandner M, Nusslé D: Aminopterin-induced fetopathy with congenital stenosis of the medullary space of the long tubular bones. Ann Radiol (1969) 12: 703–710
Brandner M, Maroteaux P, Rampini S, Dittrich J, Nusslé D: Differentiation of different types of mucopolysaccharidosis by vertebral body and intervertebral disc indices. Ann Radiol (1971) 14: 321–328
Brandner M: Diagnose der Trisomie 21 mit dem Vertebralindex bei Neugeborenen. Helv Paediatr Acta (1972) 21: 63–69
Brandner M, Saur G: Generalized dysplasia of epiphyseal and metaphyseal exostoses in the Rubinstein-Taybi syndrome. Fortschr Röntgenstr (1972) 117: 317–323
Brandner M: Significance of metaphyseal ossification disorders in infancy, with special reference to infectious fetal diseases. Fortschr Röntgenstr (1973) 118: 531–537
Giedion A, Brandner M, Lecannellier J, Muhar U, Prader A, Sulcer J, Zweymüller E: Oto-spondylo-megaepiphyseal dysplasia (OSMED). Helv Paediatr Acta (1982) 37: 361–380

Niederlassung als Kinderarzt mit Röntgenzulassung 1972–1984

Marcus Witta (†), Dr. med., 1977–1991
FA für Radiologie
Mehrmonatiger Studienaufenthalt am Children's Hospital Pittsburgh
Leitender Arzt

Kantonsspital Aarau AG, Institut für Radiologie, Abteilung für Kinderradiologie

Elke Schaefer, Dr. med., 1991–2000
zuvor in Hamburg S. 58
FÄ für Chirurgie und Radiologie
Kinderradiologische Ausbildung bei Prof. M.A. Lassrich, Hamburg
Leitende Ärztin
Mitglied der International Skeletal Dysplasia Society (ISDS)

Ausrichtung
des Kinderradiologischen Symposiums zusammen mit dem 4-Länder-Treffen (Österreich, Ostfrankreich, Schweiz, Süddeutschland) 2000 in Aarau

Veröffentlichungen (Auswahl)
Schaefer E, Katakalidis G: Neonatal Small Left Colon Syndrome. Klin Pädiat (1978) 190: 614–618
Sternowsky HJ, Schaefer E: Traumatische Pankreatitis mit peripheren Osteolysen als Hinweis auf Kindesmißhandlung. Mschr Kinderheilkd (1985) 133: 178–180
Meinecke P, Spranger J, Schaefer E, Maroteaux P: Micromelic Dwarfism with Vertebral and Metaphyseal Abnormalities and Advanced Carpotarsal Ossification. Am J Med Genet (1989) 32: 432–434
Hosenfeld D, Hosenfeld F, Schaefer E, Grote W: IBM-PC compatible software for establishing metacarpophalangeal pattern profiles. Clinical Genetics (1991) 39: 396–400
Renella R, Schaefer E, LeMerrer M, Alanay Y, Kandemir N, Eich G, Costa T, Ballhausen D, Boltshauser E, Bonafé L, Giedion A, Unger S, Superti-Furga A: Spondyloenchondrodysplasia with spasticity, cerebral calcifications and immune dysregulation: clinical and radiographic delineation of a pleiotropic disorder. Am J Med Genet A (2006) 140: 541–550

■ ■ **Georg F. Eich, PD Dr. med., seit 2000**
FA für Radiologie, Schwerpunkt Pädiatrische Radiologie
Kinderradiologische Ausbildung bei Prof. U.V. Willi, Zürich und Prof. A. Daneman, Toronto
1999 Habilitation unter dem Ordinarius für Radiologie Prof. B. Marincek, Zürich: »Medical Imaging Of Musculoskeletal Disorders In Children«
Mitglied der International Skeletal Dysplasia Society (ISDS)

Veröffentlichungen (Auswahl)
Eich GF, Silver MM, Weksberg R, Daneman A, Costa T: Marshall-Smith syndrome: new radiographic, clinical and pathologic observations. Radiology (1991) 181: 183–188
Eich GF, Babyn P, Giedion A: Pediatric pelvis: radiographic appearance in various congenital disorders. Radiographics (1992) 12: 467–484
Eich GF: Magnetic resonance imaging of the spine in bone dysplasias and related disorders. Top Magn Reson Imaging (1993) 5: 123–130
Eich GF, Hoeffel JC, Tschäppeler H, Gassner I, Willi UV: Fibrous tumours in children: imaging features of a heterogenous group of disorders. Pediatr Radiol (1998) 28: 500–509
Eich GF, Superti-Furga A, Umbricht FS, Willi UV: The painful hip: evaluation of criteria for clinical decision-making. Eur J Pediatr (1999) 158: 923–928
Schmidt S, Eich GF, Geoffray A, Hanquinet F, Waibel P, Wolf R, Letovanec I, Alamo-Maestre L, Gudinchet F: Extraosseous Langerhans cell histiocytosis in children. Radiographics (2008) 28: 707–726

Basel

— Universitäts-Kinderspital Basel, Röntgenabteilung,
— später Universitätskinderklinik beider Basel (UKBB), Pädiatrisch-Radiologische Abteilung

Geschichtliche Entwicklung

Eine **erste Röntgenaufnahme** eines Patienten des Basler Kinderspitals (gegründet 1862) geht auf den **Sommer 1896** zurück und wurde im Physikalischen Institut der Unversität angefertigt (Fahm J: Über congenitale Mißbildungen. In: Festschrift für E. Hagenbach-Burckhardt zu seinem 25jährigen Professoren-Jubiläum. Sallmann, Basel, Leipzig 1897).
1901 wurde in zwei Souterrainzimmern des Kinderspitals **die erste Röntgeneinrichtung** durch die Firma Klingelfuß errichtet, **die erste in einem Kinderspital der Schweiz.**
»…die Röntgeneinrichtung im Kinderspital Basel … ist nach allen Richtungen zu unserer vollen Zufriedenheit ausgefallen. Wir bedienen uns derselben beinahe täglich, und die gewonnenen Bilder auf dem

▼

> Schirm und auf den Platten lassen an Deutlichkeit nichts zu wünschen übrig.« (26. Juni 1902 Brief von E.Hagenbach-Burckhardt an Klingelfuß, siehe Kaufmann HJ: Historisches über die Anfänge der Röntgendiagnostik am Basler Kinderspital und Beschreibung eines neuen knöchernen Elementes am Becken eines Kindes. Ann Paediat (1962) 199: 175–186).

- **Universitäts-Kinderspital Basel, Röntgenabteilung**

■■ **Herbert J. Kaufmann († 2010), Prof. Dr. med., 1965–1971**
FA für Pädiatrie, seit 1959 teilzeitverantwortlicher Pädiater für die Kinderradiologie
1963 Habilitation unter dem Pädiater Prof. A. Hottinger: »Röntgenbefunde am kindlichen Becken bei angeborenen Skelettaffektionen und chromosomalen Aberrationen«
Kinderradiologische Ausbildung in USA, u.a. Children's Hospital Medical Center der Harvard Medical School, Boston, bei Prof. EBD Neuhauser
seit 1965 erster vollamtlicher Kinderradiologe in Basel (Röntgenabteilung mit einer Lehrsammlung nach amerikanischem Vorbild bei Pädiatern und Radiologen gleichermaßen geschätzt)
1970 Apl. Professur für Pädiatrie
Gründungsmitglied der European Society of Pediatric Radiology (ESPR) 1963 in Paris

Ausrichtung
des ersten ESPR-Meeting in der Schweiz 1967 in Basel mit Einführung der bis heute bestehenden Postkongresstour

Veröffentlichungen (Auswahl)
Kaufmann HJ: The impact of the 1955 poliomyelitis outbreak on the Boston City Hospital. BMQ (1956) 7: 4–9
Kaufmann HJ: Differential diagnosis of periostal reactions in infants and small children. Radiol Clin (1962) 31: 337–356
Kaufmann HJ, Weisser K: Transumbilical aortography and selective arteriography in newborn infants. Fortschr Röntgenstr (1963) 98: 699–704
Kaufmann HJ: Die diagnostische Kinderröntgenologie. Schweiz Ärztezeitung (1964) 45: 1024–1028 (**gekürzte Fassung der Habilitationsvorlesung**, s. auch S. 156)
Kaufmann HJ, Kirkpatrick JA Jr: Jeune thoracic dysplasia – a spectrum of disorders? Birth Defects Orig Artic Ser (1974) 10: 101–116
Kaufmann HJ: Classification of the skeletal dysplasias and the radiologic approach to their differentiation. Clin Orthop Relat Res (1976) 114: 12–17

Buchbeiträge/Bücher
Kaufmann HJ: Röntgenbefunde am kindlichen Becken bei angeborenen Skelettaffektionen und chromosomalen Aberrationen. Thieme, Stuttgart 1964
Kaufmann HJ (Ed.) Progress in Pediatric Radiology. Vol. 1: Respiratory Tract. Karger, Basel 1967
Kaufmann HJ (Ed.) Progress in Pediatric Radiology. Vol. 2: Gastro-intestinal Tract. Karger, Basel 1969
Kaufmann HJ (Ed.) Progress in Pediatric Radiology. Vol. 3: Genito-urinary Tract. Karger, Basel 1970
Kaufmann HJ (Ed.) Progress in Pediatric Radiology. Vol. 4: Instrinsic Diseases of Bones. Karger, Basel 1973
Kaufmann HJ (Ed.) Progress in Pediatric Radiology. Vol. 5: Skull, Spine and Contents, Part 1: Procedures and Indications. Karger, Basel 1976
Kaufmann HJ (Ed.) Progress in Pediatric Radiology. Vol. 6: Skull, Spine and Contents, Part 2: Clinical Aspects. Karger, Basel 1978

danach in Philadelphia und danach in Berlin S. 21

- Universitäts-Kinderspital Basel, Röntgenabteilung,
  Universitäts-Kinderspital beider Basel, Pädiatrisch-Radiologische Abteilung

■■ Christian P. Fliegel, Prof. Dr. med., 1973–2000

FA für Pädiatrie und Radiologie, Schwerpunkt Pädiatrische Radiologie
Kinderradiologische Ausbildung bei Prof. HJ Kaufmann, Basel und bei Prof. EBD Neuhauser, Children's Hospital Medical Center der Harvard Medical School, Boston
1979 Habilitation unter dem Pädiater G. Stalder: »Tumorszintigraphie mit Technetium-markiertem Tetracyclin«
Mitglied im Vorstand der GPR als Beisitzer 1993–1998 (S. 7)

Ausrichtung
- der 19. Jahrestagung der GPR 1982 in Basel (S. 159)
- des 3. Pädiatrisch-Radiologischen Fortbildungskurses im Rahmen der 20. Jahrestagung der GPR 1983 in Stuttgart

Veröffentlichungen (Auswahl)
Fliegel CP, Dewanjee MK, Holman BL, Davis MA, Treves S: Technetium-99m-Tetracycline as a kidney and gallbladder imaging agent. Radiology (1973) 110: 407–412
Dewanjee MK, Fliegel CP, Treves S, Davis MA: 99mTc-Tetracyclines: Preparation and biological evaluation. J Nucl Med (1974) 15: 176–182
Griscom NT, Colodny AH, Rosenberg HK, Fliegel CP, Hardy BE: Diagnostic aspects of neonatal ascites: report of 27 cases. Am J Roentgenol (1977) 128: 961–970
Fliegel CP: Das Röntgenbild der kindlichen Hand als Spiegelbild klinischer Syndrome. Radiologe (1982) 22: 199–205
Fliegel CP, Egli F, Gruber R: Bleiintoxikation und Tourismus. Wiss Information (1982) 8: 183–186
Fliegel CP: Stress related widening of the radial growth plate in adolescents. Ann Radiol (1986) 29: 374–376

Buchbeiträge/Bücher
Fliegel CP: Wirbelsäule. In: Schuster W, Färber D (Hrsg.) Kinderradiologie 1, Bildgebende Diagnostik. 2. Aufl., Springer, Berlin, Heidelberg 1996

s. auch S. 151

- Universitäts-Kinderspital beider Basel, Pädiatrisch-Radiologische Abteilung

■■ Gabriele H.A. Engelcke, Dr. med., 2000–2001

FÄ für Radiologie
Leitende Ärztin ad interim

Veröffentlichungen (Auswahl)
Rohrer T, Rinaldi D, Bubel R, Engelcke G, di Gallo A, Rudin C: Combined treatment with zidovudine, lamivudine, nelfinavir and gancyclovir in an infant with human immunodeficiency with virus type 1 infection and cytomegalovirus encephalitis: case report and review of the literature. Pediatr Infect Dis J (1999) 18: 382–386
Rohrer T, Trachsel D, Engelcke G, Hammer J: Congenital central hypoventilation syndrome associated with Hirschsprung's disease and neuroblastoma: Case of multiple neurocristopathies. Pediatric Pulmonology (2002) 33: 71–76

danach in Hannover S. 59

■■ **Klara A. Vergesslich, Univ.-Prof. Dr. med., 2001–2006**
FÄ für Pädiatrie und Diagnostische Radiologie
1986 Habilitation für Pädiatrie (Schwerpunkt Sonographie) unter Prof. E. Zweymüller in Wien (s. Buchbeiträge/Bücher)
1997 Professur in Wien

Ausrichtung
des Kinderradiologentreffens 2002 in Basel

Veröffentlichungen (Auswahl)
Hermon MM, Golej J, Burda G, Boigner H, Stolle E, Vergesslich K, Strohmaier W, Pollak A, Trittnewein G: Surfactant therapy in infants and children: Three years experience in a pediatric intensive care unit. Shock (2002) 17: 247–251
Csutak R, Unterassinger L, Rohrmeister C, Weninger M, Vergesslich KA: Three-dimensional volume measurement of the lateral ventricles in preterm and term infants: Evaluation of a standardised computer-assisted method in vivo. Pediatr Radiol (2003) 33: 104–109

Buchbeiträge/Bücher
Vergesslich K: Pediatric aspects of Doppler imaging of the venous system. In: Mostbeck GH (Hrsg.) Duplex and Color Doppler Imaging of the Venous System. Springer, Berlin, Heidelberg 2004
Vergesslich K: Die Hämodynamik des Portalkreislaufes bei Kindern. Eine Analyse mittels Doppler-Sonographie. Facultas Wien 1987 (**Habilitationsschrift**)

s. auch S. 141
danach in Wien S. 131

■■ **Jacques F. Schneider, Dr. med., seit 2006**
FA für Radiologie, Schwerpunkt Pädiatrische Radiologie und Diagnostische Neuroradiologie

Ausrichtung
der 45. Jahrestagung der GPR zusammen mit TAGM Huismann 2008 in Basel (S. 162)
Pediatric Radiology, Editorial Board seit 2011

Veröffentlichungen (Auswahl)
Huisman TA, Schneider JF, Kellenberger CJ, Martin-Fiori E, Willi UV, Holzmann D: Developmental nasal midline masses in children: neuroradiological evaluation. Eur Radiol (2004) 14: 243–249
Schneider JF, Vergesslich K: Maturation of the limbic system, revealed by MR FLAIR imaging. Pediatr Radiol (2007) 37: 351–355
Floemer F, Magerkurth O, Jauckus C, Lütschg J, Schneider JF: Klippel-Feil syndrome and Sprengel deformity combined with an intraspinal course of the left subclavian artery and a bovine aortic arch variant. Am J Neuroradiol (2008) 29: 306–307
Schneider JF, Floemer F: Maturation of the olfactory bulbs: MR imaging findings. Am J Neuroradiol (2009) 30: 1149–1152

Bern

— Jenner Kinderspital (seit 1862), erste Röntgeneinrichtung 1959,
— 1962 Inselspital, Universitätskinderklinik Bern, Röntgenabteilung,
— später Inselspital, Universitätsspital Bern, Universitätsinstitut für Diagnostische, Interventionelle und Pädiatrische Radiologie

> **Geschichtliche Entwicklung**
>
> Jenner Kinderspital gegründet 1862, erste Röntgeneinrichtung (2 Räume) 1959 unter dem Pädiater **Prof. E. Rossi**, selbst erfahren in Kinderradiologie. Nach Zuordnung zur Universität 1962 Umbenennung in Inselspital Bern, Universitätskinderklinik. 1978 Neubau der Kinderklinik (»Rossi-Palast«) mit 4 Räumen für die Röntgendiagnostik. Die Kinderradiologie wurde dem Universitätsinstitut für Radiologie zugeordnet (Giedion, A.: The History of Pediatric Radiology in Switzerland. In: Kaufmann HJ, Ringertz H, Sweet E (Eds.) The First 30 Years of the ESPR. The History of Pediatric Radiology in Europe. Springer, Berlin, Heidelberg 1993)

- **Jenner Kinderspital**

- - **Daniel Nusslé, Dr. med., 1959–1961**

als Pädiatrischer Assistent mit einem Jahr radiologischer Erfahrung verantwortlich für Röntgenuntersuchungen des Gastrointestinal- und Urogenitaltraktes.

Veröffentlichungen (Auswahl)
Bettex M, Nusslé D: Die Bedeutung der Miktionscystourethrographie im Kindesalter. Praxis (1961) 50: 613
Bettex M, Nusslé D: Le reflux vésico-urétéral en urologie infantile. Bibl Paediatr (1961) 78: 12
Bettex M, Stillhart H, Nusslé D: Über peptische Ösophagusstenosen bei Hiatushernien im Kindesalter. Helv Chir Acta (1961) 28: 594
Nusslé D, Barandun S, Witschi HP et al.: Déperdition intestinale de protéines plasmatiques chez l'enfant. Aspects étiologiques et pathogéniques. Helv Paediatr Acta (1961) Suppl. 10, 16: 1–79

danach in Lausanne S. 146 und danach in Genf S. 144

- **Inselspital, Universitätskinderklinik Bern, Röntgenabteilung,**
  Inselspital, Universitätsspital Bern, Universitätsinstitut für Diagnostische, Interventionelle und Pädiatrische Radiologie

- - **Heinz Tschäppeler, Dr. med., 1976–2002**

FA für Radiologie, Schwerpunkt Pädiatrische Radiologie (erster Titelträger)
Kinderradiologische Ausbildung bei Prof. O. Eklöf, Karolinska-Hospital, Stockholm und Prof. F. Silverman, Cincinnati
Gründungsmitglied der Schweizerischen Gesellschaft für Pädiatrische Radiologie (SGPR) 1978 in Bern (S. 135)

Mitglied
— im Vorstand der GPR als 2. Vorsitzender 1987–1992 (S. 7)
— der WHO Study group on the rational use of diagnostic imaging in paediatrics 1985–1986
— der WHO Pneumonia vaccine trial investigator's group 1991–2003

Ausrichtung
der 27. Jahrestagung der GPR und des 10. Pädiatrisch-Radiologischen Fortbildungskurses 1990 in Bern (S. 160)

Veröffentlichungen (Auswahl)

Eklöf O, Ringertz H, Tschäppeler H: Kidney size in children with unilateral urinary duplication. Acta Radiol Diagn (1976) 17: 626–630

Tschäppeler H, Fuchs WA: Angiographic diagnosis of abdominal trauma in children. Röntgenblätter (1977) 30: 302–308

Tschäppeler H, Fischedick AR: Benign pelvi-ureteral tumours in children. Ann Radiol (1983) 26: 199–202

Tschäppeler H: Urologic and vascular complications after renal transplantation in children. Ann Radiol (1983) 26: 210–215

Tschäppeler H: CT-evaluation of the pediatric mediastinum. Ann Radiol (1984) 27: 160–165

Tschäppeler H: Optimierungsmöglichkeiten in der Kinderradiologie. Schweiz Med Wochenschr (1988) Suppl 25: 30–34

Buchbeiträge/Bücher

Tschäppeler H: Pädiatrische Radiologie – Respirationstrakt, – Bewegungsapparat, – Zentrales Nervensystem. In: Fuchs WA (Hrsg.) Radiologie. Huber, Bern 1996

Tschäppeler H: Intraabdominelle Organe. In: Schuster W, Färber D (Hrsg.) Kinderradiologie 2, Bildgebende Diagnostik. 2. Aufl., Springer, Berlin, Heidelberg 1996

Tschäppeler H, Kalender WA: Computertomographie. In: Benz-Bohm G (Hrsg.) RRR Kinderradiologie, Thieme, Stuttgart 2005 (1. Aufl. 1997)

Tschäppeler H: Spiral-CT of the paediatric pancreas. In: Terrier F (Ed.) Spiral-CT of the abdomen. Springer, Berlin, Heidelberg 1999

▪ Inselspital, Universitätsspital Bern, Universitätsinstitut für Diagnostische, Interventionelle und Pädiatrische Radiologie

▪▪ Rainer W. Wolf, Dr. med., seit 2003

FA für Radiologie, Schwerpunkt Pädiatrische Radiologie
Leitender Arzt
Mitglied der Begleitgruppe der Abteilung Strahlenschutz des Bundesamtes für Gesundheit (BAG): »Optimierung des Strahlenschutzes bei dosisintensiven Untersuchungen in der Radiologie«

Ausrichtung

- des 4-Länder-Treffens (Österreich, Ostfrankreich, Schweiz, Süddeutschland) 2004 in Bern
- der Arbeitstagungen der Schweizerischen Gesellschaft für Pädiatrische Radiologie 2006, 2007 und 2010

Forschungs- und Qualitätssicherungsprojekt

DoseWatchers seit 2005 (Unterstützung durch BAG, Industrie und Inselspital) zur Erarbeitung von Dosis-Richtwerten für Röntgenuntersuchungen an Kindern und zur Einführung und Überprüfung von dosisreduzierenden Technologien in Kooperation mit dem Institut de Radiophysique Appliquée der Universität Lausanne.

Veröffentlichungen (Auswahl)

Wolf RW, Schultze D, Fretz C, Weissert M, Waibel P: Atypical herpes simplex encephalitis presenting as operculum syndrome. Pediatr Radiol (1999) 29: 191–193

Monnin P, Holzer Z, Wolf R, Neitzel U, Vock P, Gudinchet F, Verdun FR: An image quality comparison of standard and dual-side read CR systems for pediatric radiology. Med Phys (2006) 33: 411–420

Brosi P, Stuessi A, Verdun FR, Vock P, Wolf R: Copper filtration in pediatric digital X-ray imaging: its impact on image quality and dose. Radiol Phys Technol (2011) 4: 148–155

Poster

Brosi P, Wolf R, Vock P: DoseWatchers: A systemic approach to dose optimization. **Posterpreis SGR Basel 2007**

Wolf R, Brosi P: A systemic approach to dose optimization in pediatric digital X-ray imaging. RSNA Chicago 2009

Schiller R, Stranzinger E, Woermann U, Wolf R: PEDIRAD »Skelettröntgen«, an online pediatric skeletal radiology teaching file.
Posterpreis SGR Lugano 2010

Buchbeiträge/Bücher
Wolf R: Pädiatrische Radiologie. In: Kraemer R, Schöni MH (Hrsg.) Berner Datenbuch Pädiatrie. 7. Aufl. Huber, Bern 2007

Weitere Veröffentlichungen aus der Abteilung
Stranzinger E, Dipietro MA, Yarram S, Khalatbari S, Strouse PJ: Intramural and subserosal echogenic foci on US in large-bowel intussusceptions: prognostic indicator for reducibility? Pediatr Radiol (2009) 39: 42–46. **Andres-Giedion-Preis 2009**

Chur

- Kantonsspital Graubünden, Chur, Zentrales Röntgeninstitut, Radiologie, Kinderradiologie

- Gerold Reutter, Dr. med., seit 2007
FA für Radiologie, Schwerpunkt Pädiatrische Radiologie
Leitender Arzt

Ausrichtung
des 3-Länder-Treffens (Österreich, Schweiz, Süddeutschland) 2011 in Chur zusammen mit Friederike HA Prüfer

Genf

— 1961 Clinique Universitaire de Pédiatrie, Unité de Radiologie Pédiatrique,
— 1991 Hôpitaux Universitaires de Genève, Département de Radiologie, Unité de Radiopédiatrie

> **Geschichtliche Entwicklung**
>
> Clinique infantile (seit 1910), erste Röntgeneinrichtung Anfang der 50er Jahre. Unter dem leitenden Pädiater **Prof. F. Bamatter** Erneuerung der Röntgeneinrichtung 1958 mit privaten Mitteln und gegen den Widerstand der Radiologie (»Dezentralisierung«). **Erster Teilzeit-Kinderradiologe** war **Dr. Jean-Paul Rast**, der in pädiatrischer Ausbildung war und Erfahrung in Radiologie hatte. Ab 1959 kinderradiologische Ausbildung bei Prof. J. Lefèbvre in Paris, Prof. U. Rudhe in Stockholm und Prof. A. Lassrich in Hamburg. Trotz seiner Niederlassung kümmerte er sich weiterhin um die Pädiatrische Radiologie in der Clinique infantile und um die Planung der neuen Röntgenabteilung, die 1961 in der neuen Clinique de Pédiatrie eröffnet wurde. 1971 wurde **Prof. P. Ferrier** Nachfolger von Prof. F. Bamatter als Leiter der Pädiatrie und richtete erstmalig eine Stelle für einen Vollzeit-Kinderradiologen ein (Giedion, A.: The History of Pediatric Radiology in Switzerland. In: Kaufmann HJ, Ringertz H, Sweet E (Eds.) The First 30 Years of the ESPR. The History of Pediatric Radiology in Europe. Springer, Berlin, Heidelberg 1993)

- Clinique Universitaire de Pédiatrie, Unité de Radiologie Pédiatrique,
  Hôpitaux Universitaires de Genève, Département de Radiologie, Unité de Radiopédiatrie

- Daniel Nusslé, Prof. Dr. med., 1971–1993
zuvor in Lausanne S. 146 und zuvor in Bern S. 142
FA für Pädiatrie und Radiologie
Erster vollamtlicher Kinderradiologe in Genf

Auf Grund seiner Wissenschaftlichen Arbeiten Ernennung zum Prof. Chargé de Cours en Pédiatrie et Radiologie Pédiatrique 1971
G. Currarino, H. Taybi und F. Silverman, USA, verbrachten teilweise mehrmals ihr Sabbatical in l'Unité de Radiologie Pédiatrique unter D. Nusslé – Höhepunkte der Kinderradiologie in Genf.
Gründungsmitglied der Schweizerischen Gesellschaft für Pädiatrische Radiologie (SGPR) 1978 in Bern (S. 135)

Ausrichtung
− des 25. ESPR-Meeting mit Postgraduate Course 1988 in Montreux (s. Titelbild)
− des Symposiums de Radiologie Pédiatrique: Imageries nouvelles en Pédiatrie 1993 in Genf

Ehrenmitgliedschaften
ESPR und Société Bolivienne de Radiologie

Veröffentlichungen (Auswahl)
Nusslé D, Genton N, Bozic C: Functional radiological findings in Hirschsprung's disease and in other cases of dyschezia. Ann Radiol (1976) 19: 111–122
Lagier R, Nusslé D: Anatomie und Radiologie einer Knocheninsel. Fortschr Röntgenstr (1978) 128: 261–264
Musy PA, Roche B, Belli D, Bugmann P, Nusslé D, Le Coultre C: Splenic cysts in pediatric patients – a report of 8 cases and review of the literature. Eur J Pediatr Surg (1992) 2: 137–140
Barazzone C, Hofer M, Nusslé D, Suter S, Rochat T: Childhood tuberculosis at a Swiss university hospital: a 2-year-study. Eur J Pediatr (1993) 152: 805–809
Benador D, Benador N, Slosman DO, Nusslé D, Mermillod B, Girardin E: Cortical scintigraphy in the evaluation of renal parenchymal changes in children with pyelonephritis. J Pediatr (1994) 124: 17–20

Buchbeiträge/Bücher
Nusslé D: De quelques problèmes radiologiques en gastroentérologie pédiatrique. In: Rossi E (Hrsg.) Pädiatrische Fortbildungskurse für die Praxis. Vol. 30: Gastroenterologie im Kindesalter. Karger, Basel 1971

Hôpitaux Universitaires de Genève, Département de Radiologie, Unité de Radiopédiatrie

Sigrid Jéquier, Prof., MD, 1993–2002
1974–1993 Fellow of Royal College, University of Montreal, Associate Professor of Pediatric Radiology
FÄ für Radiologie, Schwerpunkt Pädiatrische Radiologie
Chef de Clinique

Veröffentlichungen (Auswahl)
Jéquier S, Bellini F, Mackenzie DA: Metaphyseal chondrodysplasia with ectodermal dysplasia. Skeletal Radiol (1981) 7: 107–112
Jéquier S, Kaplan BS: Echogenic renal pyramids in children. J Clin Ultrasound (1991) 19: 85–92
Jéquier S, Jéquier JC, Hanquinet S: Acute childhood pyelonephritis: predictive value of positive sonographic findings in regard to later parenchymal scarring. Acad Radiol (1998) 5: 344–353
Jéquier S, Jéquier JC, Hanquinet S, Le Coultre C, Belli DC: Hepatic vein Doppler studies: variability of flow pattern in normal children. Pediatr Radiol (2002) 32: 49–55
Jéquier S, Jéquier JC, Hanquinet S, Le Coultre C, Belli DC: Orthotopic liver transplants in children: change in hepatic venous Doppler wave pattern as an indicator of acute rejection. Radiology (2003) 226: 105–112
Jéquier S, Jéquier JC, Hanquinet S: Intraperitoneal fluid in children: normal ultrasound findings depend on which scan head you use. Pediatr Radiol (2003) 33: 86–91
Jéquier S, Hanquinet S, Bugmann P, Pfizenmaier M: Antenatal small-bowel volvulus without malrotation: ultrasound demonstration and discussion of pathogenesis. Pediatr Radiol (2003) 33: 263–265

Buchbeiträge/Bücher
Jéquier S: Spinaltrakt. In: Schulz RD, Willi UV (Hrsg.) Atlas der Ultraschalldiagnostik beim Kind. Thieme, Stuttgart 1990 (auch englische, italienische und spanische Auflage)
Jéquier S, Stoermann Chopard C, Terrier F: Néphrocalcinose et autres calcifications du parenchyme rénal. Encycl Méd Chir (Editions Scientifiques et Médicales Elsevier SAS, Paris), Radiodiagnostic – Urologie-Gynécologie, 34-180-A-10, 2002, 24 p.

▪▪ Sylviane Hanquinet, Prof. Dr. med., seit 2002
FÄ für Radiologie, Schwerpunkt Pädiatrische Radiologie
2007 Habilitation unter dem Radiologen Prof. C. Becker

Ausrichtung
des Symposiums Radiopédiatrie zusammen mit F. Terrier und S. Suter 2002 in Genf

Veröffentlichungen (Auswahl)
Hanquinet S, Spehl M, Christophe C, Toppet V, Perlmutter N: Indications and limitations of pelvic ultrasonography in young girls. J Belge Radiol (1987) 70: 537–542
Hanquinet S, Damry N, Dassonville M, De Laet MH, Perlmutter N: Gastric outlet obstruction: unusual ultrasonic findings in the pyloric and antral regions. Pediatr Radiol (1995) 25: S 163–166
Hanquinet S, Anooshiravani M, Poletti PA, Terrier F, Wacker P, Collier F: Massive spontaneous hematoma in children: radiologic pitfalls in differentiating between benign and malignant lesions. Med Pediatr Oncol (1998) 31: 173–174
Hanquinet S, Ngo L, Anooshiravani M, Garcia J, Bugmann P: Magnetic resonance imaging helps in the early diagnosis of myositis ossificans in children. Pediatr Surg Int (1999) 15: 287–289
Hanquinet S, Anooshiravani M: New developments in pediatric abdominal MRI. Rev Med Suisse (2010) 6: 376–379

s. auch S. 145

Lausanne

- Clinique infantile (seit 1916), Radiologie Pédiatrique, erste Röntgeneinrichtung 1965,
- Radiologie Pédiatrique, Institut Universitaire de Radiologie de l'Hôpital Cantonal,
- 1980 Centre Hospitalier Universitaire Vaudois (CHUV), Département de Radiologie Médicale, Unité Radiologie Pédiatrique

- **Clinique infantile, Radiologie Pédiatrique,**
  Radiologie Pédiatrique, Institut Universitaire de Radiologie de l'Hôpital Cantonal

▪▪ Daniel Nusslé, Dr. med., 1963–1971
zuvor in Bern S. 142
FA für Pädiatrie und Radiologie
Kinderradiologische Ausbildung bei Prof. J. Lefèbvre, Paris und bei Prof. U. Rudhe am Karolinska Hospital, Stockholm

> **Geschichtliche Entwicklung**
> Nach Beendigung seiner Facharztausbildung in Radiologie bei Prof. G. Candardjis wurde er als vollamtlicher Kinderradiologe eingesetzt. Mit Unterstützung des leitenden Pädiaters **Prof. Jaccottet** richtete er innerhalb der Clinique infantile 1965 die erste Röntgenabteilung ein. 1966 wurde er leitender Arzt für Kinderradiologie am l'Institut Universitaire de Radiologie de l'Hôpital Cantonal.

Kinderradiologische Einrichtungen: Ihre Entwicklung und Leitung

Gründungsmitglied
- der European Society of Pediatric Radiology (ESPR) 1963 in Paris
- der Société Francophone de Radiologie Pédiatrique 1965
- der Société Européenne de Gastro-Entérologie Pédiatrique et Nutrition 1965
- der Gesellschaft für Pädiatrische Gastroenterologie und Ernährung

Veröffentlichungen (Auswahl)
Nusslé D: Le diagnostic des anomalies de l'appareil urinaire chez l'enfant. **Thèse**, Berne 1963, Hallwag 191 et Praxis (1963) 52: 371, 402, 441, 517, 704, 739, 861, 929, 993.
Nusslé D, Delarue C: Valeur de la radiographie du thorax dans le syndrome de détresse respiratoire du nouveau-né. Rev Med Suisse Romand (1964) 84: 462–477
Nusslé D, Genton N: Anomalies fonctionnelles des uretères bifides. Etudes radiocinématographique après injection de l'opacifiant par voie veineuse. Ann Radiol (1965) 6: 203
Nusslé D, Savary M: Stridor dit bénign congénital et troubles de la déglutition chez nourrisson. Rev Med Suisse Romand (1968) 88: 516–525
Nusslé D, Genton N, Philippe P: Evolution clinique et radiologique des malpositions cardio-tubérositaires non opérées du nourrison. Helv Paediatr Acta (1969) 24: 145–159
Nusslé D: La cysto-uréthrographie mictionnelle par fluorographie à la caméra 70mm. Ann Chir Infant (1969) 10: 69–76

danach in Genf S. 144

- **Centre Hospitalier Universitaire Vaudois, Département de Radiologie Médicale, Unité Radiologie Pédiatrique**

Geschichtliche Entwicklung
CHUV beinhaltet die Departements Pädiatrie, Kinderchirurgie und Radiologie. Innerhalb der Radiologie standen zwei Untersuchungsräume ausschließlich für die Kinderradiologie zur Verfügung. Die Kinderradiologie wurde in Teilzeit von zwei **in Kinderradiologie ausgebildeten Radiologen** durchgeführt: **Dr. Jean Queloz und Dr. Michel Landry**. (Gledion, A.: The History of Pediatric Radiology in Switzerland. In: Kaufmann HJ, Ringertz H, Sweet E (Eds.) The First 30 Years of the ESPR. The History of Pediatric Radiology in Europe. Springer, Berlin, Heidelberg 1993).

■■ **Francois Gudinchet, Prof. Dr., seit 1988**
FA für Radiologie, Schwerpunkt Pädiatrische Radiologie
Médecin-adjoint, Professeur associé, Radiologie Pédiatrique
Kinderradiologische Ausbildung bei Prof. D. Lallemand und Prof. F. Brunelle, Paris
Erster vollamtlicher Kinderradiologe im CHUV
1993 Privat docent (Habilitation) unter dem Radiologen Prof. P. Schnyder auf Grund seiner Wissenschaftlichen Arbeiten, 1999 Professeur associé

Veröffentlichungen (Auswahl)
Gudinchet F, Brunelle F, Barth MO, Taviere V, Brauner R, Rappaport R, Lallemand D: MR imaging of the posterior hypophysis in children. Am J Roentgenol (1989) 153: 351–354
Gudinchet F, Naggar L, Ginalski JM, Dutroit M, Schnyder P: Magnetic resonance imaging of nontraumatic shoulder instability in children. Skeletal Radiol (1992) 21: 19–21
Gudinchet F: Importance of diagnostic imaging in the problems of asthma in childhood. Rev Med Suisse Romand (1994) 114: 223–226
Gudinchet F, Oberson JC, Frey P: Colour Doppler ultrasound for evaluation of collagen implants after endoscopic injection treatment of refluxing ureters in children. J Clin Ultrasound (1997) 25: 201–206

Schmidt S, Gudinchet F, Meagher-Villemure K, Maeder P: Brain involvement in haemolytic-uraemic syndrome: MRI features of coagulative necrosis. Neuroradiology (2001) 43: 581–585

Becciolini V, Gudinchet F, Cheseaux JJ, Schnyder P: Lymphocytic interstitial pneumonia in children with AIDS: high-resolution CT findings. Eur Radiol (2001) 11: 1015–1020y

Al-Qahtani S, Gudinchet F, Laswed T, Schnyder P, Schmidt S, Osterheld MC, Alamo L: Solid pseudopapillary tumor of the pancreas in children: typical radiological findings and pathological correlation. Clin Imaging (2010) 34: 152–156

Luzern

— Kinderspital Luzern, Kinderradiologie, erste Röntgeneinrichtung 1972,
— später Luzerner Kantonsspital, Institut für Radiologie, Kinderradiologie

Kinderspital Luzern, Kinderradiologie

Roger Kwasny, Dr. med., 1977–1995

FA für Radiologie
Kinderradiologische Ausbildung bei Dr. H. Tschäppeler, Bern
Erster vollamtlicher Kinderradiologe
Leitender Arzt

Veröffentlichungen (Auswahl)

Kwasny R, Voegeli E, Bachofen H: Iatrogenic segmental and lobar atelectasis during bronchography in children. Schweiz Med Wochenschr (1974) 104: 756–760

Kwasny R, Fuchs WA: Lymphographie bei malignen Ovarialtumoren. Fortschr Roentgenstr (1977) 126: 564–566

Voegeli E, Kwasny R, Hofer B: The value and limitations of sonography and angiography in the investigation of renal masses. Fortschr Roentgenstr (1980) 132: 55–62

Rumlova E, Kwasny R: Scrotal enlargement following healed meconium peritonitis. Z Kinderchir (1988) 43: 216–217

Luzerner Kantonsspital, Institut für Radiologie, Kinderradiologie

Jürg Caduff, Dr. med., seit 1996

FA für Radiologie, Schwerpunkt Pädiatrische Radiologie
Leitender Arzt

Veröffentlichungen (Auswahl)

Caduff JH, Fischer LC, Burri PH: Scanning electron microscope study of the developing microvasculature in the postnatal rat lung. Anat Rec (1986) 216: 154–164

Zeltner TB, Caduff JH, Gehr P, Pfenninger J, Burri PH: The postnatal development and growth of the human lung. I. Morphometry. Respir Physiol (1987) 67: 247–267

Berger TM, Caduff JH: Hemodynamic observations in a newborn with Parkes-Weber syndrome. J Pediatr (1999) 134: 513

Hacker HW, Winiker H, Caduff J, Schwoebel MG: Inflammatory tumour of the prostate in a 4-year-old boy. J Pediatr Urol (2009) 5: 516–518

St. Gallen

– Ostschweizer Kinderspital St. Gallen, erste Röntgeneinrichtung 1966,
– seit 1985 Institut für Radiologie, Kantonsspital St. Gallen, Abteilung für Radiologie, Ostschweizer Kinderspital

- **Institut für Radiologie, Kantonsspital St. Gallen, Abteilung für Radiologie, Ostschweizer Kinderspital**

▪▪ **Peter Waibel, Dr. med., seit 1985**
FA für Radiologie, Schwerpunkt Pädiatrische Radiologie
Kinderradiologische Ausbildung bei Dr. H. Tschäppeler, Bern
Erster vollamtlicher Kinderradiologe
Leitender Arzt

Ausrichtung
der 40. Jahrestagung der GPR zusammen mit G. Remsei 2003 in St. Gallen (S. 161)

Veröffentlichungen (Auswahl)
Morger R, Müller M, Sennhauser F, Waibel P: Congenital esophagostenosis. Eur J Pediatr Surg (1991) 1: 142–144
Feldges A, Wagner HP, Bubeck B, Kehrer B, Ries G, Schmid U, Waibel P: Recurrent mediastinal mass in a child with Hodgkin's disease following the successful therapy: a diagnostic challenge. Pediatr Surg Int (1997) 12: 613–617
Boltshauser E, Schneider J, Kollias S, Waibel P, Weissert M: Vanishing cerebellum in myelomeningocele. Eur J Paediatr Neurol (2002) 6: 109–113
Waibel P: Röntgenmorphologie bei entzündlichen Lungenerkrankungen im Kindesalter. Radiologe (2003) 43: 1090–1094
Schmidt S, Eich G, Hanquinet S, Tschäppeler H, Waibel P, Gudinchet F: Extra-osseous involvement of Langerhans'cell histiocytosis in children. Pediatr Radiol (2004) 34: 313–321

Winterthur

- **Kantonsspital Winterthur, Institut für Radiologie, Kinderradiologie**

▪▪ **Lisa Pfister-Goedeke, Dr. med., 1982–1987**
FÄ für Pädiatrie und Radiologie
Kinderradiologische Ausbildung und OÄ bei Prof. A. Giedion, Zürich (1976–1981)
OÄ in der Radiologie und Nuklearmedizin mit speziellem Tätigkeitsbereich Kinderradiologie

Ausrichtung
des Kinderradiologischen 3-Länder-Treffens (Österreich, Schweiz, Süddeutschland) 1983 in Winterthur

Veröffentlichungen (Auswahl)
Pfister-Goedeke L, Brunier E: Intrathoracic kidney in childhood with special reference to secondary renal transport in Bochdalek's hernia. Helv Paediatr Acta (1979) 34: 345–357
Pfister-Goedeke L, Braune M: Cyst-like defects following fractures in children. Pediatr Radiol (1981) 11: 83–86
Pfister-Goedeke L, Boltshauser E: Postnatal development of multicystic encephalopathy in a newborn infant. Ultrasound study of the evaluation of multiple cerebral infarctions. Helv Paediatr Acta (1982) 37: 59–65
Pfister-Goedeke L, Stauffer UG: Thyroid carcinoma in childhood. Prog Pediatr Surg (1983) 16: 29–37

■ ■ **Gertrud Remsei Bühler, Dr. med., seit 1998**
FÄ für Radiologie, Schwerpunkt Pädiatrische Radiologie

Ausrichtung
— der 40. Jahrestagung der GPR zusammen mit P. Waibel 2003 in St. Gallen
— eines 4-Länder-Treffens (Österreich, Ostfrankreich, Schweiz, Süddeutschland) in Winterthur

Zürich

— 1959 Kinderspital Zürich, Universitätskinderklinik, Röntgenabteilung,
— später Kinderspital Zürich, Universitätskinderkliniken, Abteilung Bilddiagnostik

Geschichtliche Entwicklung
Kinderspital Zürich seit 1874, Eröffnung des Kinderspital-Neubaus 1904 mit Röntgenraum und Dunkelkammer. **Oskar von Wyss**, der Leiter des Kinderspitals und Betreuer der Medizinischen Poliklinik sowie des Lehrstuhls für Hygiene, hatte bereits 1898 zusammen mit von Krönlein das Klinische Röntgeninstitut des Kantonspitals eingerichtet (aus der Antrittsvorlesung von Prof. A. Giedion 1968).

■ **Kinderspital Zürich, Universitätskinderklinik, Röntgenabteilung**

■ ■ **Andres Giedion, Prof. Dr. med., 1959–1990**
FA für Pädiatrie und Radiologie, Schwerpunkt Pädiatrische Radiologie
Kinderradiologische Ausbildung bei Prof. EBD Neuhauser, Boston
Assistent, Oberarzt, Leitender Arzt und ab 1978 Chefarzt
Erster vollamtlicher Kinderradiologe der Schweiz

Geschichtliche Entwicklung
— Eine gemeinsame Untersuchung (s.u. 1. Veröffentlichung) überzeugte in ihrer Ausführung den Kinderchirurgen **Prof. Grob** so sehr, dass die Patienten der Kinderchirurgie fortan nur noch von der Kinderradiologie betreut wurden.
Prof. G. Fanconi (1929–1962), selbst brillianter Interpret von Röntgenbildern, unterstützte großzügig die Ausbildung von A. Giedion und die Entwicklung einer modernen Röntgenabteilung (»**die Radiologie ist für die Entwicklung der Kinderheilkunde genauso bedeutsam wie die Biochemie**«). 1969 bekam das Spital im Rahmen eines Anbaus eine moderne Radiologische Abteilung und 1982 als Unfallzentrum ein **CT,** welches – da zunächst nicht voll ausgelastet – entsprechend der Vereinbarung mit **Prof. W. Fuchs** auch für Patienten des Universitäts-Departements für Radiologie genutzt wurde. Das **MRT** wurde von der Forschungsgruppe um den Pädiater **Dr. E. Martin** besonders zur Hirnforschung im frühen Kindesalter eingesetzt (Boesch C, Martin E: Combined application of MR imaging and spectroscopy in neonates and children: installation and operation of a 2.35-T system in a clinical setting. Radiology (1988) 168: 481–488). Die 1978 eingerichtete Chefarztposition für Kinderradiologie markierte das Ende der Kinderradiologie als »illegitimes Kind«. (Giedion, A.: The History of Pediatric Radiology in Switzerland. In: Kaufmann HJ, Ringertz H, Sweet E (Eds.) The First 30 Years of the ESPR. The History of Pediatric Radiology in Europe. Springer, Berlin, Heidelberg 1993)

1968 Habilitationsschrift über Zapfenepiphysen (s. 1. Buchbeitrag)
1973 Titularprofessur
1982 halbjähriges Sabbatical für Neuro-CT bei Derek Harwood-Nash, Dept. of Radiology, Hospital for Sick Children, Toronto,

Gründungsmitglied
- der European Society of Pediatric Radiology (ESPR) 1963 in Paris
- der International Skeletal Dysplasia Society (ISDS) 1999 in Baden-Baden

Ausrichtung
- der 7. Jahrestagung der GPR 1970 in Zürich (S. 158)
- des 14. ESPR-Meeting und 2. Postgraduate Course 1977 in Luzern
- mehrerer 4-Länder-Treffen (Österreich, Ostfrankreich, Schweiz, Süddeutschland) in Zürich seit Anfang der 70er Jahre
Pediatric Radiology, Editorial Board 1973–1987

Ehrenmitgliedschaften
ESPR, GPR, SGR, Society for Pediatric Radiology (SPR), Royal Irish Society of Radiology (RISR), Australasian Society of Pediatric Imaging (ASPI) und Toronto Society of Radiology (TSR)
Stiftung des Andres-Giedion-Preises

Veröffentlichungen (Auswahl)
Giedion A: Congenital high tracheoesophageal fistula of the H-type. Helv Paediatr Acta (1960) 15: 155–162
Giedion A: Soft tissue changes and radiological early diagnosis of acute osteomyelitis in early childhood. Fortschr Röntgenstr (1960) 93: 455–466
Giedion A, Müller WA, Molz G: Congenital lymphangiectasis of the lungs. A radiographically detectable cause of the respiratory distress syndrome in the newborn. Helv Paediatr Acta (1967) 22: 170–180
Giedion A, Holthusen W, Masel, LF, Vischer D: Subacute and Chronic »Symmetrical« Osteomyelitis. Ann Radiol (1972) 15: 329–342
Hall BD, Langer LO, Giedion A, Smith DW, Cohen MM Jr, Beals RK, Brandner M: Langer-Giedion syndrome. Birth Defects Orig Artic Ser (1974) 10: 147–164
Giedion A: Genetic Bone Disease: Radiologic Sight and Insight. **Edward Neuhauser Memorial Lecture**. Am J Roentgenol (1988) 151: 651–657
Giedion A, Prader A, Fliegel C, Krasikov N, Langer L, Poznanski A: Angel-shaped phalango-epiphyseal dysplasia (ASPED): identification of a new genetic bone marker. Am J Med Genet (1993) 47: 765–771
Giedion A: The weight of the fourth dimension for the diagnosis of genetic bone disease. Pediatr Radiol (1994) 24: 387–391
Giedion A: Phalangeal cone-shaped epiphyses of the hand: their natural history, diagnostic sensitivity, and specificity in cartilage hair hypoplasia and the trichorhinophalangeal syndromes I and II. Pediatr Radiol (1998) 28: 751–758

Buchbeiträge/Bücher
Giedion A: Zapfenepiphysen. Naturgeschichte und diagnostische Bedeutung einer Störung des enchondralen Wachstums. In: Glauner R, Rüttimann A, Thurn P, Vogler E (Hrsg.) Ergebnisse der Medizinischen Radiologie. Thieme, Stuttgart 1968. **Habilitationsschrift**
Giedion A: Konstitutionelle Skeletterkrankungen. In: Dihlmann W, Frommhold W (Hrsg.) Schinz, Radiologische Diagnostik in Klinik und Praxis. 7. Aufl., Thieme, Stuttgart 1991 (6. Aufl., 1981)
Giedion A (Hrsg.) Die Architektur der Davoser Alphütten. Scheidegger & Spiess, Zürich 2003

s. auch S. 117 und S. 137

- **Kinderspital Zürich, Universitätskinderkliniken, Abteilung Bilddiagnostik**

■■ **Ulrich V. Willi, Prof. Dr. med., 1990–2004**
FA für Pädiatrie und Radiologie, Schwerpunkt Pädiatrische Radiologie
Kinderradiologische Ausbildung bei Prof. A. Giedion, Zürich, bei Prof. J.A. Kirkpatrick und Prof. S.T. Treves (Pädiatrische Nuklearmedizin), Boston
Chefarzt
1993 Habilitationsschrift über Radionuklid-Miktionszystographie (s. 1. Buchbeitrag)
Vorstandsmitglied der ESPR 1974–2007
Liaison Officer der ESPR zum ECR 1998–2007
Gründungsmitglied der European Society of Urogenital Radiology (ESUR)
Organisation Pediatric Radiology des ECR 1993, 1995, 1997 in Wien

Ausrichtung
des 34. ESPR-Meeting und 20. Postgraduate Course 1997 in Lugano
Pediatric Radiology, Editorial Board 1991–2008
Seit Jahren radiologische Betreuung des Kinderspitals Kantha Bopha, Phnom Penh, Kambodscha (Stiftung Dr. med. Beat Richner)
Kinderradiologische Kurse in Armenien, der Ukraine und Moldawien

Ehrenmitgliedschaft
ESPR
Gold Medal Award ESPR

Veröffentlichungen (Auswahl)
Willi UV, Teele RL: Hepatic arteries and the parallel-channel sign. J Clin Ultrasound (1979) 7: 125–127
Willi UV, Lebowitz RL: The so-called megaureter-megacystis syndrome. Am J Roentgenol (1979) 133: 409–416
Willi UV, Reddish JM, Teele RL: Cystic Fibrosis: Its Characteristic Appearance on Abdominal Sonography. Am J Roentgenol (1980) 134: 1005–1010
Willi UV: Pediatric genitourinary imaging. Curr Opin Radiol (1990) 2: 909–917
Stiefel D, Willi UV, Sacher P, Schwöbel MG, Stauffer UG: Pitfalls in therapy of upside-down stomach. Eur J Pediatr Surg (2000) 10: 162–166
Wiesner W, Willi UV: Nonocclusive ischemic colitis in a 12-year-old girl: value of unenhanced spiral computed tomography. Int J Colorectal Dis (2001) 16: 55–57
Willi UV: Nephro-urologic ultrasound diagnosis in the child. Praxis (2002) 91: 610–616

Buchbeiträge/Bücher
Willi UV, Treves ST: Radionuclide Voiding Cystography. In: Treves ST (Ed.) Pediatric Nuclear Medicine. Springer, Berlin, Heidelberg, Tokyo 1985
Schulz RD, Willi UV (Hrsg.) Atlas der Ultraschalldiagnostik beim Kind. Thieme, Stuttgart 1990 (auch englische, italienische und spanische Auflage)

■■ **Thierry A.G.M. Huisman, Prof. Dr. med., 2005–2007**
FA für Radiologie, Schwerpunkt Pädiatrische Radiologie und Diagnostische Neuroradiologie
Chefarzt

Ausrichtung
— der Schweizer Symposien Pediatric Neuroradiology zusammen mit E. Martin 1998, 1999, 2001 und 2006 in St. Moritz,

- des 4. Schweizer Symposiums Pediatric Neuroradiology und des
- des 3. European Course of Pediatric Neuroradiology (ECPN) zusammen mit E. Martin 2003 in Giessbach, Interlaken
- der 45. Jahrestagung der GPR zusammen mit J.F. Schneider 2008 in Basel (S. 162)

Organisation

- des Symposiums Pediatric Radiology 2005 in Zürich
- des Programms Pediatric Neuroradiology, 31. Kongress der European Society of Neuroradiology (ESNR) 2006 in Genf

Veröffentlichungen (Auswahl)

Huisman TA, Lewi L, Zimmermann R, Willi UV, Deprest J: MRI of the feto-placentar unit after fetoscopic laser coagulation for twin-to-twin transfusion syndrome. Acta Radiol (2005) 46: 328–330

Huisman TA, Boltshauser E, Martin E, Nadal D: Diffusion Tensor Imaging in Progressive Multifocal Leucencephalopathy: Early Predictor for Demyelination? Ann J Neuroradiol (2005) 26: 2153–2156

Huisman TA, Loenneker T, Barta G et al.: Quantitative Diffusion Tensor MR Imaging of the brain: field strength related variants of Apparent Diffusion Coefficient (ADC) and Fractional Anisotropy (FA) scalars. Eur Radiol (2006) 16: 1651–1658

Huisman TA, Kubat SH, Eckhardt BP: The »dark cerebellar sign«. Neuropediatrics (2007) 38: 160–163

Huisman TA: Posterior fossa tumors in children. Differential diagnosis and advanced imaging techniques. Neuroradiol J (2007) 20: 449–460

Huisman TA, Kellenberger CJ: MR imaging characteristics of the normal fetal gastrointestinal tract and abdomen. Eur J Radiol (2008) 65: 170–181

Huisman TA: Fetale Hirnbildgebung. Radiologie up2date (2008) 1: 71–87

s. auch S. 141

Seit 2007 Medical Director and Professor of Radiology and Radiological Science, Division Pediatric Radiology, John Hopkins Hospital Baltimore

■■ **Christian J. Kellenberger, PD Dr. med., seit 2007**

FA für Radiologie, Schwerpunkt Pädiatrische Radiologie
Chefarzt
2009 Habilitation unter dem Ordinarius für Radiologie Prof. B. Marincek, Zürich: »Magnetic resonance evaluation of the pulmonary circulation in congenital heart disease«

Veröffentlichungen (Auswahl)

Kellenberger CJ, Yoo SJ, Büchel ER: Cardiovascular MR imaging in neonates and infants with congenital heart disease. Radiographics (2007) 27: 5–18. **Jacques Lefèbvre award der ESPR 2005**

Kaiser T, Kellenberger CJ, Albisetti M, Bergsträsser E, Valsangiacomo Buechel ER: Normal values for aortic diameters in children and adolescents – assessment in vivo by contrast- enhanced CMR-angiography. J Cardiovasc Magn Reson (2008) 10: 56

Müller L, Kellenberger CJ, Cannizzaro E et al: Early diagnosis of temporomandibular joint involvement in juvenile idiopathic arthritis: a pilot study comparing clinical examination and ultrasound to magnetic resonance imaging. Rheumatology (2009) 48: 680–685

Kellenberger CJ: Pitfalls in paediatric musculoskeletal imaging. Pediatr Radiol (2009) 39 Suppl 3: 372–381

Kellenberger CJ: Aortic arch malformations. Pediatr Radiol (2010) 40: 876–884

Epelman M, Daneman A, Kellenberger CJ et al.: Neonatal encephalopathy: a prospective comparision of head US and MRI. Pediatr Radiol (2010) 40: 1640–1650

Knobel Z, Kellenberger CJ, Kaiser C, Albisetti M, Bergsträsser E, Valsangiacomo Buechel ER: Geometry and dimensions of the pulmonary artery bifurcation in children and adolescents: assessment in vivo by contrast-enhanced MR-angiography. Int J Cardiovasc Imaging (2011) 27: 385–396

s. auch S. 153

Ausblick

1. Die diagnostische Kinderröntgenologie ist ein klar definierter Spezialzweig der modernen Medizin.
2. Alle modernen Universitätskinderkliniken sowie die regionalen oder städtischen Kinderspitäler sollten über die Dienste von Kinderröntgenologen verfügen.
3. Der personelle, räumliche, materielle und apparative Ausbau dieser Spezialinstitute ist eine zwingende Notwendigkeit.
4. Der Ausbildung während des Studiums, während der Assistentenzeit sowie des »postgraduate training« in pädiatrischer Röntgenologie sollte vermehrt Aufmerksamkeit geschenkt werden.
5. Die Möglichkeit, Assistenten, die sich in medizinischer Strahlenkunde (heute Diagnostischer Radiologie, Anmerkung der Autoren) ausbilden, periodisch in den Röntgeninstituten der Universitätskliniken mit Fragen der pädiatrischen Radiologie bekannt zu machen, verdient auch bei uns beachtet, diskutiert und realisiert zu werden.

(Schlussfolgerung der Habilitationsvorlesung »Die Diagnostische Kinderröntgenologie. Eine Standortbestimmung.« von Prof. Dr. H.J. Kaufmann am 30. April 1964 in Basel)

> Die durch alternative bildgebende Verfahren wie Sonographie und MRT in den letzten Jahren erreichte Senkung der medizinisch verursachten Strahlenexposition bei Kindern und Jugendlichen wird mit zunehmender struktureller und personeller Reduzierung der Kinderradiologie zunichtegemacht.
>
> In Zeiten mangelnder Resourcen hoffen wir daher, dass diese Chronik allen kinderradiologisch Tätigen Mut macht, intensiv weiter zu arbeiten und die Bedeutung ihres Faches offen zu vertreten. Dies betrifft insbesondere auch die Forschungsarbeit, die Nachwuchsförderung und den Europäischen Zusammenschluss.

Anhang

Jahrestagungen der Gesellschaft
für Pädiatrische Radiologie – GPR   – 158

Ehrenmitglieder der GPR   – 163

GPR und European Society
of Pediatric Radiology – ESPR   – 164

Jahrestagungen der Gesellschaft für Pädiatrische Radiologie – GPR

Tab. 7.1 Jahrestagungen der GPR

	Datum	Ort	Leitung	Hauptthemen
	1963 17.09.	Köln	M.A. Lassrich	Gründung der Arbeitsgemeinschaft für Pädiatrische Radiologie
1.	1964 17.09.	München	W. Schuster	Wissenschaftliche Vorträge
2.	1965 23.09.	Norderney	M.A. Lassrich E. Willich	Wissenschaftliche Vorträge
3.	1966 05.09.	Berlin		Untersuchungstechnik des Verdauungstraktes
4.	1967 09.10.	Wien	Melzer	Neuroradiologie
5.	1968 06.06.	Bonn	M.A. Lassrich	Harntrakt Offizielle Gründung der Arbeitsgemeinschaft für Pädiatrische Radiologie als e.V.
6.	1969 15./16.11.	Heidelberg	E. Willich	Unterer Harntrakt Organisation und Planung einer Pädiatrischen Röntgenabteilung
7.	1970 20.–22.11.	Zürich	A. Giedion	Mineralgehalt im kindlichen Skelett Knochenalter Festlegung des Namens auf Gesellschaft für Pädiatrische Radiologie – GPR
8.	1971 29.–31.10	Köln	K.-D. Ebel	Osteologie Schädel Nuklearmedizin
9.	1972 18./19.11.	Frankfurt a. M.	F. Ball	Neonatalröntgenologie Röntgendiagnostik angeborener Herzfehler
10.	1973 26./27.10.	Hamburg	W. Holthusen	Röntgendiagnostik in der Kinderchirurgie Technische Fortschritte einschl. Ultraschalldiagnostik
11.	1974 25./26.10.	Würzburg	G. Fuchs	Radiologische Probleme der sozialen und präventiven Pädiatrie Kinderurologie
12.	1975 24./25.10.	Wien	H.G. Wolf	Lungenveränderungen in der Intensivneonatologie Mineralstoffwechselstörungen des Skelettsystems
13.	1976 12./13.11.	Stuttgart	H. Hauke	Angiographie im Kindesalter Traumatologie
14.	1977 11./12.11.	Bad Nauheim	W. Schuster	Onkologie Colitis ulcerosa und M. Crohn Orthopädie
15.	1978 27./28.10.	München	D. Färber	Knochentumoren im Kindesalter Rheumatischer Formenkreis und Kollagenosen
16.	1979 19./20.10.	Krefeld	W. Kosenow	Radiologische Probleme in der pädiatrischen Intensivmedizin Röntgendiagnostik bei endokrinen Erkrankungen von Kindern und Jugendlichen

Jahrestagungen der Gesellschaft für Pädiatrische Radiologie – GPR

Tab. 7.1 Jahrestagungen der GPR (Fortsetzung)

	Datum	Ort	Leitung	Hauptthemen
17.	1980 17./18.10.	Münster	H.-J. von Lengerke	Fehldiagnose und Befundvalidität Röntgenologie der Hals-Nasen-Ohren-Region
18.	1981 16./17.10.	Berlin	H.J. Kaufmann	Neonatale Röntgendiagnostik (ohne Thorax) unter besonderer Berücksichtigung der US-Diagnostik und CT bei Neu- und Frühgeborenen Neuroradiologische Veränderungen bei malignen Erkrankungen
	15.10.			1. Pädiatrisch-Radiologischer Fortbildungskurs
19.	1982 22./23.10.	Basel	C. Fliegel	Röntgendiagnostik des kindlichen Skeletttraumas und seiner Folgezustände Diagnose und Therapie vaskulärer Erkrankungen im Kindesalter
	21.10.		R.D. Schulz	2. Pädiatrisch-Radiologischer Fortbildungskurs
20.	1983 30.09./01.10.	Stuttgart	R.D. Schulz	Ultraschalldiagnostik Radiologie der Kinderchirurgie Radiologie der Kinderorthopädie
	29.09.		C. Fliegel	3. Pädiatrisch-Radiologischer Fortbildungskurs
21.	1984 12./13.10.	Lübeck-Travemünde	E. Richter	Erkrankungen des Verdauungstraktes bei Kindern Pädiatrisch-gynäkologische Probleme »Efficacy« (Auswirkung) diagnostischer Strahlenanwendungen in der Kinderheilkunde (H. Fendel)
	11.10.		G. Benz-Bohm	4. Pädiatrisch-Radiologischer Fortbildungskurs
22.	1985 18./19.10.	Graz	H. Wendler	Normvarianten Chromosomenaberrationen (ohne M. Down) MRI in der Pädiatrie
	17.10.		R. Fotter	5. Pädiatrisch-Radiologischer Fortbildungskurs
23.	1986 10./11.10.	Tübingen	K. Nolte	Präoperative Diagnostik in der pädiatrischen Neurochirurgie Präoperative Diagnostik in der Kinderchirurgie, besonders in der pädiatrischen Urologie
	09.10.			6. Pädiatrisch-Radiologischer Fortbildungskurs
24.	1987 02./03.10.	Heidelberg	J. Tröger	Kontrastmittel Neue Konzepte – Sonographie Knochentumoren Knochenerkrankungen
	01.10.		B. Zieger	7. Pädiatrisch-Radiologischer Fortbildungskurs
25.	1988 23./24.09.	Kiel	H.-C. Oppermann	Prä- und postnatale Diagnostik von Nierenerkrankungen Abdominale Raumforderungen im Neugeborenen- und frühen Säuglingsalter
	22.09.		G. Kreller-Laugwitz	8. Pädiatrisch-Radiologischer Fortbildungskurs
26.	1989 06./07.10.	Den Haag	M. Meradji	Akutes Abdomen Gelenk- und Weichteildiagnostik
	05.10.		S. Robben	9. Pädiatrisch-Radiologischer Fortbildungskurs

◘ Tab. 7.1 Jahrestagungen der GPR (Fortsetzung)

	Datum	Ort	Leitung	Hauptthemen
27.	1990 21./22.09.	Bern	H. Tschäppeler	Bildgebung beim traumatisierten Kind Erkrankungen der Nieren
	20.09.			10. Pädiatrisch-Radiologischer Fortbildungskurs
28.	1991 04./05.10.	Köln	G. Benz-Bohm	Iatrogene Erkrankungen: Nachweis mit bildgebenden Verfahren Kindliche Malignome: Erforderliche Diagnostik heute
	03.10.			11. Pädiatrisch-Radiologischer Fortbildungskurs: Kernspintomographie im Kindesalter
29.	1992 16./17.10.	Nürnberg	M. Reither	Interventionelle Radiologie beim Kind Bildgebung der Thoraxregion
	15.10.			12. Pädiatrisch-Radiologischer Fortbildungskurs: Neue Entwicklungen der diagnostischen Bildgebung in der Pädiatrischen Radiologie
30.	1993 24./25.09.	Göttingen	W. Weigel	Neuropädiatrie Kinderurologie
	23.09.			13. Pädiatrisch-Radiologischer Fortbildungskurs: Trends in der Kinderradiologie
31.	1994 23./24.09.	Dresden	E. Rupprecht	Neonatologie Klinische Genetik
	22.09.			14. Pädiatrisch-Radiologischer Fortbildungskurs: Neues und Bewährtes in der Kinderradiologie
32.	1995 22./23.09.	Würzburg	A.E. Horwitz	100 Jahre Röntgenstrahlen Radiologie/Kinderradiologie – gestern, heute, morgen Der Spinalkanal
	21.09.		K. Schneider	15. Pädiatrisch-Radiologischer Fortbildungskurs: Strahlenschutz in der Radiologischen Diagnostik bei Kindern
33.	1996 04./05.10.	Mainz	R. Schumacher	Entzündung Funktion
	03.10.		G. Alzen	16. Pädiatrisch-Radiologischer Fortbildungskurs: Neues und Bewährtes in der Kinderradiologie
34.	1997 19./20.09.	Salzburg	P.H. Weiss-Wichert	Die Lungen Kindertraumatologie
	18.09.			17. Pädiatrisch-Radiologischer Fortbildungskurs: Die Klinik im Gespräch mit der Radiologie, die bildgebende Diagnostik im Gespräch mit der Klinik
	17.09.		K.H. Deeg	Refresher-Kurs: Cerebrale Dopplersonographie
35.	1998 25./26.09.	Berlin	B. Stöver	ZNS Spinalkanal Solide Tumoren
	24.09.			18. Pädiatrisch-Radiologischer Fortbildungskurs: Diagnostik des angeborenen Vitium cordis heute Duplexsonographie des Abdomens

Tab. 7.1 Jahrestagungen der GPR (Fortsetzung)

	Datum	Ort	Leitung	Hauptthemen
36.	1999 01./02.10.	Hannover	E. Schirg P. Schaefer	Kinderchirurgie Immunschwäche
	30.09.			19. Pädiatrisch-Radiologischer Fortbildungskurs: Durchleuchtung Metaradiologie Rheumatische und andere Gelenkerkrankungen
37.	2000 22./23.09.	Freiburg i/Br.	M. Uhl	Muskuloskelettale Radiologie MRT in der Kinderradiologie
	21.09.		J. Tröger	20. Pädiatrisch-Radiologischer Fortbildungskurs: MR-Urographie Echosignalverstärkte Miktionsurosonographie (MUS)-Update Muskelsonographie Kinderorthopädie
38.	2001 05./06.10.	Klagenfurt	H. Haselbach M. Sinzig	Gastrointestinaltrakt Orthopädie Neuroradiologie
	04.10.			21. Pädiatrisch-Radiologischer Fortbildungskurs: CT – Quo Vadis Strahlenschutz/Qualitätssicherung MRT – Neues aus Entwicklung und Technik
39.	2002 27./28.09.	Greifswald	H. Wiersbitzky	Onkologische Erkrankungen im Kindesalter Pädiatrische Endokrinologie
	26.09.			22. Pädiatrisch-Radiologischer Fortbildungskurs: Nuklearmedizinische Untersuchungen in der Pädiatrie
Der Pädiatrisch-Radiologische Fortbildungskurs ist seit 2003 in den Kongress integriert				
40.	2003 23.–25.10.	St. Gallen	P. Waibel G. Remsei	Gynäkologische Radiologie Skelettdysplasien Fortbildung: Abdomen Neuroradiologie Trauma (Skelett, Thorax) Thoraxsonographie
41.	2004 30.09.–02.10.	Groningen	A. Martijn	Wissenschaftliche Vorträge Fortbildung: Multidetektor-CT MRT des Herzens Gelenksonographie Nativröntgen der Lunge
42.	2005 22.–24.09.	Bonn	L. Schmidt R. Tietze	Wissenschaftliche Vorträge Fortbildung: 3 Tesla in Pädiatrischer Radiologie MR-Urographie im Kindesalter Neuentwicklung in der Sonographie Interventionelle Therapieverfahren in der Pädiatrie KM-Empfehlung für die Kinderradiologie

Tab. 7.1 Jahrestagungen der GPR (Fortsetzung)

	Datum	Ort	Leitung	Hauptthemen
43.	2006 28.–30.09.	Leipzig	W. Hirsch	Wissenschaftliche Vorträge Fortbildung: Pädiatrische Neuroradiologie Pränatale- und Neonatale Bildgebung Ganzkörper-Bildgebung Muskuloskelettale Bildgebung Gefäße und Thorax Abdomen- und Urogenitale Bildgebung
44.	2007 06.–08.09.	Kiel	C. Schröder J.D. Moritz	Wissenschaftliche Vorträge Fortbildung: Weichteiltumore Bildgebung in der Kindergynäkologie ESUR/ESPR Guidelines in der kindlichen Uroradiologie Kinderorthopädie Frakturen
45.	2008 18.–20.09.	Basel	J.F.L. Schneider T.A.G.M. Huismann	Wissenschaftliche Vorträge Fortbildung: Neuroradiologie Kardiovaskulär Uroradiologie Muskuloskelettal
46.	2009 24.–26.09.	Hamburg	K. Helmke	Wissenschaftliche Vorträge Fortbildung: Leber- und Nierentransplantation Weichteil-Tumore in Kopf- und Halsbereich Diagnostik der Lunge Gastroenterologie Neuro-Ophthalmologie
47.	2010 16.–18.09.	Graz	R. Fotter E. Sorantin M. Riccabona	Wissenschaftliche Vorträge Fortbildung: Kontroversielles in der kinderradiologischen Bildgebung Angeborene Herzerkrankungen und ihre Folgeerkrankungen im Jugend- und Erwachsenenalter Neues und Bewährtes Kindesmisshandlung
48.	2011 08.–10.09	München	K. Schneider	Das Neugeborene und der junge Säugling Fortbildung: Gehirn, Thorax, Skelett
	07.09			Zwei Vorsymposien: Update Dopplersonographie im Kindesalter und Dosis in der Pädiatrischen Radiologie

Ehrenmitglieder der GPR in chronologischer Reihenfolge der Ernennung

Lutz Schall
Karl Gefferth, Ungarn
Hans Ewerbeck
Eberhard Willich
M. Arnold Lassrich
Klaus-Dieter Ebel
Helmut Fendel
Andres Giedion, Schweiz
Herbert J. Kaufmann
Morteza Meradji, Niederlande
Werner Schuster
Helge Haselbach, Österreich
Irmgard Greinacher
Dieter Hörmann
Wilhelm Kosenow
Chris R. Staalman, Niederlande
Reinhard Schulz
Fritz Ball
Helmut Kemperdick
Gabriele Benz-Bohm
Richard Fotter, Österreich
Ingmar Gaßner, Österreich

GPR und European Society of Pediatric Radiology – ESPR

Ehrenmitglieder der ESPR (GPR-Mitglieder)

Tab. 7.2 Ehrenmitglieder der ESPR (GPR-Mitglieder)

1964	Lutz Schall, Deutschland
1979	M. Arnold Lassrich, Deutschland
1982	Andres Giedion, Schweiz
1983	Eberhard Willich, Deutschland
1988	Herbert J. Kaufmann, Deutschland
1989	Klaus-Dieter Ebel, Deutschland
1989	Helmut Fendel, Deutschland
1991	Daniel Nusslé, Schweiz
1993	Wilhelm Holthusen, Deutschland
2000	Peter Kramer, Niederlande
2006	Morteza Meradji, Niederlande
2006	Ulrich V. Willi, Schweiz
2007	Gabriele Benz-Bohm, Deutschland
2007	Richard Fotter, Österreich
2008	Ingmar Gaßner, Österreich
2009	Ernst Richter, Deutschland
2009	Reinhard Schumacher, Deutschland
2009	Jochen Tröger, Deutschland

Kongresspräsidenten der ESPR (GPR-Mitglieder)

Tab. 7.3 Kongresspräsidenten der ESPR (GPR-Mitglieder) und Kongressorte

1967		Herbert J. Kaufmann	Basel
1968		M. Arnold Lassrich	Hamburg
1977		Andres Giedion	Luzern
1979		Klaus-Dieter Ebel	Köln
1980		The Dutch Group of Pediatric Radiologists (DGPR): Botenga, Bröker, Jonkers, Kramer, Meradji, Staalman	Den Haag
1988		Daniel Nusslé	Montreux
1990		Helmut Fendel	München
1995		Peter P.G. Kramer	Utrecht
1997		Ulrich V. Willi	Lugano
2004		Jochen Tröger	Heidelberg
2006	International Pediatric Radiology	Richard Fotter, ESPR (George A. Taylor, Society of Pediatric Radiology, USA)	Montreal

European Courses of Pediatric Radiology – ECPR

◘ Tab. 7.4 ECPR von GPR-Mitgliedern ausgerichtet

1996	Gabriele Benz-Bohm Ernst Richter	Köln
2000	Richard Fotter	Graz
2003	Ernst Martin-Fiori Thierry A.G.M. Huisman	Zürich
2007	Reinhard Schumacher	Mainz
2009	Rick R. van Rijn Anne M.J.B. Smets Eline E. Deurloo	Amsterdam

Personenverzeichnis

Adjalley, V. Georges   30
Aeissen, Karin   66
Althoff, Hugo   55
Alzen, Gerhard   14, 46
Asmussen, Maren   65

Ball, Fritz   41, 43
Beek (Erik), F.J.A.   118
Beer, Meinrad   103
Bens, Gerhard   93
Benz-Bohm, Gabriele, geb. Benz   70
Berger, Günther   47
Beron, Gerhard M.   101
Berthold, Hans-Hellmut   18
Berthold, Lars D.   59
Blickman, Johan G.   114
Bliesener-Harzheim, J. Artur   72
Boller, Brigitta   130
Born, Mark   28
Botenga, Allard S.J.   111, 113
Böttger, Sabine   43
Böwing, Bernhard   36
Brandner, Marco (†)   137
Braune, Margarete   65
Brinkmann, Hildegard   29
Bröker, Frits H.L.   112
Brunier, Elisabeth   38
Bruns, Hans Albert   53
Buchholz, Michael   79
Bures, Vladimir (†)   104
Buttenberg, Helmut   12
Bützler, Hans Otto (†)   69

Caduff, Jürg   148

Darge, Kassa   102
Demant, Andre   94
Diehm, Theo   84
Drews, Konrad   99

Ebel, Henrike   28
Ebel, Klaus-Dieter   69, 71
Ebert, Markus   94
Eich, Georg F.   138
Elsner, Klaus   100
Emons, Dieter (†)   27
Engelbrecht, Volkher   15
Engelcke, Gabriele H. A.   59, 140
Ewerbeck, Hans   69, 71

Färber, Dieter   88
Fastnacht-Urban, Elisabeth   79
Fendel, Helmut (†)   86, 98
Fink, Michael   125
Fliegel, Christian P.   140
Förster, Anita   103
Fotter, Richard   123
Friedmann, Gerd   69
Fuchs, Georg (†)   101

Galle, Bernd   56
Gaßner, Ingmar   125
Giedion, Andres   150
Glöbl, Herbert J.   30
Greinacher, Irmgard   81
Grundner, Hans-Georg   84
Gubler (Didi), F.M.   109
Gudinchet, Francois   147

Hahn, Gabriele   34
Hahn, Helmut   89
Hanquinet, Sylviane   146
Haselbach, Helge   126
Hauke, Helmut   27, 96
Hayek, Hubert   57
Heim, Peter   79
Heinrichs, Thomas   80
Heise, Ulrike   65
Helmke, Knut   54, 56
Hendriks, Jan H.C.L.   113
Heyer, Christoph M.   26
Hiener, Ursula   90
Hirche, Ulrich (†)   93
Hirsch, Wolfgang   51, 76
Hitge-Boetes, Carla H.B. (†)   114
Hochberger, Othmar   131
Hofmann, Volker   13, 50
Höhn, Wolfram   78
Holthusen, Wilhelm (†)   55, 56
Hörmann, Dieter   75
Hörmann, Marcus   130, 132
Horwitz, A. Eldad   66, 73, 101
Hübner, Dolores, geb. Duque-Reina   15, 95
Hueck, Erika   65
Huisman, Thierry A.G.M.   152

Jablonka, Karsten   30
Janssen, Folker   25

Jéquier, Sigrid 145
Jonkers, Andries (†) 112

Kaufmann, Herbert J. (†) 21, 139
Kellenberger, Christian J. 153
Kellner, Maximilian W. 73, 102
Kemperdick, Helmut 35
Klemm, Tilman 40
Klingmüller, Volker 85
Koecher, P. H. 56
Körber, Friederike, geb. Speckamp 71
Kosenow, Wilhelm 73
Kramer, Peter P.G. (†) 117
Krepler, Paul 129
Krogmann, Mathilde 66
Kunze, Christian 51
Kursawe, Renate 23, 25
Kwasny, Roger 148

Lakatos, Karoly 66, 93, 130
Lameer, Carel 107
Landry, Michel 147
Lardenoije-Bröker, Susanne W.J. 114
Lassrich, M. Arnold (†) 52
Leenen, Andreas 48, 57
Lemburg, Barbara 34
Lemm, Gunther 63
Lequin, Maarten H. 116
Longin, Andreas 40
Lotz, I. 75

Madani-Pontius, Neshat 17
Martijn, Albert 112
Maurer, Kathrin 126
Menke, Jan 48
Mentzel, Hans-Joachim 64
Meradji, Morteza 115
Michl, Wolfgang 16
Möllers, Martin 26
Moritz, Jörg D. 67

Nemec, Heimo 129
Neumann, Grit 80
Nievelstein, Rutger-Jan A. 118
Nitz, Inna 22
Nolte, Klaus (†) 99
Nusslé, Daniel 142, 144, 146

Oberschulte-Beckmann, Dietrich 95
Oppermann, Hans-C. 67, 68
Otto, Sylke 50

Pärtan, Gerald 132
Peitz, H. Gerd 76
Penn, William H.A.M. 113
Pfister-Goedeke, Lisa 149
Piroth, Werner 104
Povysil, Brigitte 127
Preuß, Hans-Joachim 12

Queloz, Jean 147

Rast, Jean-Paul 144
Reinwein, Helmuth 43
Reither, Marbod 66, 92
Remsei Bühler, Gertrud 150
Reutter, Gerold 144
Richter, Ernst 53, 55
Riebel, Thomas 20, 22, 25
Ritter, Raimo (†) 73
Robben, Simon G.F. 113, 116
Roggenkamp, Klaus 32
Rohrschneider, Wiltrud K. 77
Rompel, Oliver 38, 92
Rupprecht, Edgar 33
Rupprecht, Thomas 18, 37

Schaefer, Elke 58, 137
Schaefer, Peter 59
Schäfer, Jürgen F. 100
Schall, Lutz 28, 69, 98
Schaper, Jörg 35, 39
Schenk, Jens-Peter 63
Schiborr, Manfred 91
Schiefer, Anna 92
Schirg, Eckart 58
Schmid, Franz 60
Schmidt, Helga (†) 42
Schmidt, Lutz-Rainer 94
Schmidt, Susanne 25
Schmitz-Stolbrink, Annette 32
Schneider, Jacques F. 141
Schneider, Karl 87
Schröder, Cornelia 68
Schulz, Reinhard D. 34, 96, 97
Schumacher, Reinhard 82

Schuster, Werner   36, 45, 86
Schweiger, Bernd   39
Seibel, Erika   29
Siebert, P.   56
Sinzig, Maria   127
Smets, Anne M.J.B.   109
Sommer, Bernd   17
Sönksen, Sabine   58, 78
Spiegelberg, Eva   49
Spors, Birgit   25
Staalman, Chris R.   108
Staatz, Gundula   15, 37, 83
Stölben, Alexander   101
Stolowsky, Rolf-B.   20
Stöver, Brigitte   23, 24
Struwe, Friedrich Ernst   44
Swoboda, Walter   129

Theobald-Hormann, Iris, geb. Theobald   58, 91
Thiemann, Hans-Heinrich   50
Tiedemann-Holscher, Herma C.   111, 113
Tietze, Rainer   28, 94
Tröger, Jochen   62, 82
Tschäppeler, Heinz   142

Uetz, Norbert   74
Uhl, Markus   44

van Engelshoven, Jos M.A.   113
van Rijn, Rick R.   110
Verbeke, Jonathan I.M.L.   110
Vergesslich-Rothschild, geb. Vergesslich, Klara A.   131, 141
Vinz, Hans-Peter   94
Vogt, Susanna   64
Vollert, Kurt   17
von Kaehne, Helmut   30
von Laer-Markees, Marina   77
von Lengerke, Hans-Jürgen   21, 90
von Rohden, Ludwig   80

Wagner, Sabine   81
Waibel, Peter   149
Weigel, Willehard   48
Weiß-Wichert, Peter H.   128
Wendler, Hermann   123
Wiersbitzky, Helga   49
Wiesbauer, Peter(†)   129

Willi, Ulrich V.   152
Willich, Eberhard   29, 60
Winkielman, Janusz   39
Winkler, Peter   97
Witta, Marcus (†)   137
Wolf, Hans-Georg   130
Wolf, Rainer W.   143
Wündisch, Gerhard F.   18
Wunsch, Rainer   31

Zieger, Birgit   100
Zonderland, Harmien M.   111, 113
Zwad, Hans-Dieter   78, 79

Städteverzeichnis

Aachen 14
Aarau 137
Amberg 15
Amsterdam 108
Augsburg 16
Bad Homburg 17
Bad Honnef 17
Basel 138
Bayreuth 17
Berlin 19
Bern 141
Bielefeld 25
Bochum 26
Bonn 27
Bremen 28
Chur 144
Darmstadt 30
Datteln 30
Den Haag 111
Dortmund 32
Dresden 32
Düsseldorf 34
Erlangen 36
Essen 38
Esslingen 40
Frankfurt a. M. 40
Freiburg i. Br. 43
Genf 144
Gießen 45
Görlitz 47
Göttingen 48
Graz 123
Greifswald 49
Groningen 112
Halle/Saale 50
Hamburg 52
Hannover 58
Heidelberg 60
Heilbronn 63
Innsbruck 125
Jena 64
Karlsruhe 65
Kassel 65
Kiel 66
Klagenfurt 126
Köln 68
Krefeld 73
Lausanne 146

Leiden 113
Leipzig 74
Leverkusen 76
Linz 127
Lörrach 77
Lübeck 78
Lüdenscheid 79
Ludwigshafen 77
Luzern 148
Maastricht 113
Magdeburg 79
Mainz 81
Mannheim 84
Marburg 84
München 85
Münster 90
Nijmegen 113
Nürnberg 91
Oldenburg i. O. 93
Ravensburg 93
Regensburg 94
Rotterdam 115
Salzburg 128
Schwerin 94
St. Augustin 94
St. Gallen 149
Stolberg 95
Stuttgart 95
Tübingen 98
Ulm 100
Utrecht 117
Villingen-Schwenningen 100
Wien 129
Wiesbaden 101
Winterthur 149
Wittlich 101
Wuppertal 103
Würzburg 101
Zürich 150

MIX
Papier aus verantwortungsvollen Quellen
Paper from responsible sources
FSC® C105338

If you have any concerns about our products,
you can contact us on
ProductSafety@springernature.com

In case Publisher is established outside the EU,
the EU authorized representative is:
Springer Nature Customer Service Center GmbH
Europaplatz 3, 69115 Heidelberg, Germany

Printed by Libri Plureos GmbH
in Hamburg, Germany